AF533552

Philosophische Psychotherapie

Martin Poltrum, Univ.-Doz. Dr., Studium der Philosophie und Pädagogik in Innsbruck, Wien und Sevilla. Diplomkrankenpfleger. Psychotherapeut. 2003 Promotion. 2014 Habilitation mit vorliegender Arbeit an der Sigmund Freud PrivatUniversität Wien (Venia Docendi für das gesamte Gebiet der Psychotherapiewissenschaften). Stv. Vorstand des Instituts für Sozialästhetik und psychische Gesundheit der Sigmund Freud PrivatUniversität Wien. Generalsekretär der European Society of Aesthetics and Medicine. Monographien: Musen und Sirenen. Ein Essay über das Leben als Spiel. Lengerich/Berlin 2013; Klinische Philosophie. Logos Ästhetikus und Philosophische Therapeutik. Berlin 2010; Schönheit und Sein bei Heidegger. Wien 2005; Chefredakteur und Herausgeber von Rausch. Wiener Zeitschrift für Suchttherapie; Nationale und internationale Vortragstätigkeit. Zeitschriftenaufsätze und Buchbeiträge an der Schnittstelle von Philosophie, Psychotherapie und Ästhetik – siehe dazu: www.philosophiepraxis.com.

Martin Poltrum

Philosophische Psychotherapie

Das Schöne als Therapeutikum

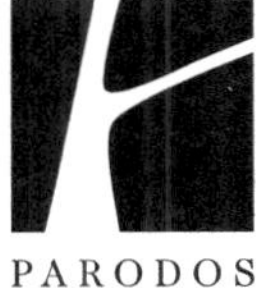

PARODOS

Bibliografische Information der Deutschen Nationalbibliothek
Die Deutsche Nationalbibliothek verzeichnet diese Publikation in der Deutschen Nationalbibliografie; detaillierte bibliografische Daten sind im Internet über http://d-nb.ddb.de abrufbar.

Druck: Print Group Sp. z o.o., Stettin
Printed in Poland

ISBN: 978-3-938880-82-1

www.parodos.de

Habilitationsschrift an der Sigmund Freud PrivatUniversität Wien

Gedruckt mit freundlicher Unterstützung des Landes Vorarlberg

Meiner Schwester Doris Lerch, die sich rührend
um unseren Vater kümmerte, in Dankbarkeit zugeeignet

Inhalt

Vorwort 9

Einleitung 11

I. Metahermeneutik: Philosophie und Psychotherapie 41

1. Psychoanalytische Tiefenhermeneutik 45
2. Daseinsanalytische Hermeneutik der Eigentlichkeit 49
3. Existenzanalytische Hermeneutik des Sinns 55
4. Das Schöne als Therapeutikum 62

II. Ästhetik: Philosophische Psychotherapie 65

1. Arten der Evidenz 66
2. Zur Leistungskraft des Schönen 67
   - 2.1. Der Beitrag der Schönheit zur Erkenntnis der Wahrheit 67
   - 2.2. Das Ästhetische als Freiheitsimpuls und Stimulans des Lebens 68
   - 2.3. Kunst und Schönheit als Versprechen des Glücks 69
3. Ästhetik als Therapeutik 70
4. Zur ästhetisch-anästhetischen Phänomendialektik 72
5. Sinnlichkeit und Sinnlosigkeit 74
6. Eros statt Logos 76
7. Vergessenheit des Schönen 78
8. Von der Anamnese zur platonischen anamnesis 81
9. Das Schöne als Antwort auf die Frage der Theodizee 84
10. Ästhetisch-hermeneutische Psychiatrie 86

III. Klinisches Philosophieren mit Patienten 88

1. Veränderungserwartung und Salutogenese 88
2. Philosophie als Psychotherapie 89
3. Kognitive Selbstmedikation und noetische Ressource 94
4. Philosophie und Suizid 98

IV. Reiz und Rührung. Cinematherapie in der Suchtbehandlung 103

1. Bewegende Bilder und Stimmungen 103
2. Kinotherapie zur Zeit des Stummfilms 109
3. Wirkmechanismen der modernen Kinotherapie 114
4. Cinematherapie im Anton Proksch Institut 117
5. Philosophische Kinotherapie: Filmbeispiele 119
   - 5.1. Wie im Himmel (R.: K. Pollak, Schweden 2004) 119
   - 5.2. Und täglich grüßt das Murmeltier (R.: H. Ramis, USA 1993) 120
   - 5.3. Zusammen ist man weniger allein (R.: C. Berri, Frankreich 2007) 121
   - 5.4. American Beauty (R.: S. Mendes, USA 1999) 122
   - 5.5. Eat Pray Love (R.: R. Murphy, USA 2010) 126
6. Reiz und Rührung: Die Tränen des Odysseus 130

V. Eutopie, Dystopie, Kolonie. Utopisches Denken in der Psychotherapie 133
1. Kleine Ontologie der Utopie 134
2. Wirklichkeit und Möglichkeit 136
3. Ideologie und Utopie 138
4. Docta spes, Freud und das Unbewusste der anderen Seite 141
5. Medizinische Utopien und Dystopien 147
6. Psychotherapie als Entkolonialisierung und utopische Neubesetzung 152

VI. Musen und Sirenen. Orpheus als Psychotherapeut 157
1. Fragmente der Mythenbewertung 157
2. Phänomenologische Mythenexegese 160
3. Der Musenanruf 163
4. Musen und Sirenen 165
5. Odysseus und Orpheus 167
6. Orpheus, Sisyphos und Narziss 169
7. Mythopoetische Psychopathologie 172
8. Dichtung als Therapeutikum 174

VII. Die großen Philosophen als Psychotherapeuten 177
1. Nietzsche als Diagnostiker, Patient und Psychotherapeut 177
1.1. Gesundheit, Krankheit, Genesung 178
1.2. Einsamkeit, Stimmungsschwankungen, Krankheitssymptome 187
1.3. Ressourcendiagnostik. Nietzsches noogene Ressourcen 193
2. Schiller und Kant. Das Spiel mit der Schönheit 203
3. Platons Transzendental- und Höhenpsychologie 209
4. Logos-Therapie in der Philosophie der Stoa 216
4.1. Das Tragische. Antike und Moderne 216
4.2. Stoische Ruhe, Seelenfrieden, Gelassenheit 219

VIII. Lebenstempo, Arbeit und Burnout. Pathologien der Spätmoderne 222
1. Arbeit im Wandel der Zeit 225
2. Soziale Beschleunigung 237
3. Strukturwandel der Subjektivität 243
4. Mode und Diagnose 246
4.1. Nervöse Zeiten. Modediagnose Neurasthenie 248
4.2. Modediagnose Burnout. Erschöpfung am Ende der Moderne 253
4.3. Symptompool. Legitimation der Symptome durch die Kultur 260
5. Entschleunigung, Verlangsamung und das Schöne als Therapeutikum 263

Bibliografie 271

Bildstrecke: Le mystère des roches de kador, Léonce Perret, 1912 307

Vorwort

Die vorliegende Arbeit wurde im Jahr 2014 an der Sigmund Freud Privat Universität Wien als Habilitationsschrift angenommen und dem Autor dieser Zeilen damit die Venia Docendi für das gesamte Gebiet der Psychotherapiewissenschaft verliehen. Inhaltlich kommt mit der Publikation dieser Untersuchung eine Denk- und Erfahrungsbewegung von mehr als zwanzig Jahren zum Abschluss: die Synthese aus einem zehnjährigen Studium der Philosophie, in dem die Beschäftigung mit der Philosophischen Ästhetik allmählich ins Zentrum des Erkenntnisinteresses rückte, und meine mehr als zehnjährige Erfahrung als Psychotherapeut. Teilüberlegungen dieser Schrift mit dem Titel *Philosophische Psychotherapie. Das Schöne als Therapeutikum* sind bereits in anderen Zusammenhängen erschienen und sollen dem Leser meiner Arbeiten angezeigt werden.[1]

An dieser Stelle möchte ich mich ausdrücklich bei Ulf Heuner bedanken, der mit seinem einzigartigen Parodos Verlag mit Sitz in Berlin eine sehr wichtige Arbeit für die geisteswissenschaftliche Auseinandersetzung mit dem Feld der Psychiatrie und Psychotherapie leistet sowie mir als Freund, Verleger und

1 Abschnitt I.–III. der vorliegenden Arbeit sind weitgehend ident mit der Schrift *M. Poltrum (2010) Klinische Philosophie. Logos Ästhetikus und Philosophische Therapeutik.* Genauen Lesern wird auffallen, dass der Begriff der Klinischen Philosophie aufgegeben und durch den der Philosophischen Psychotherapie ersetzt wurde. Der geänderte Leitbegriff zeigt an, dass es nun auch eine Philosophische Psychotherapie gibt, in welcher die propädeutischen Überlegungen der Klinischen Philosophie ausdifferenziert und erweitert wurden. Abschnitt IV. erschien unter dem Titel: *M. Poltrum (2012) Reiz und Rührung. Cinematherapie in der stationären Suchtbehandlung, In: M. Poltrum et al. (Hg.), Rausch. Wiener Zeitschrift für Suchttherapie, Heft 3/2012, Themenschwerpunkt: Film und Sucht, Pabst Science Publishers Verlag: Lengerich/Berlin/Bremen/Miami, 128–147.* Abschnitt V. und VI. erschienen in: *M. Musalek, M. Poltrum (Hg.) (2011) Ars Medica. Zu einer neuen Ästhetik in der Medizin.* Abschnitt VII., Kapitel 1. erschienen in: *K. Brücher, M. Poltrum (Hg.) (2013) Psychiatrische Diagnostik. Zur Kritik der diagnostischen Vernunft.* Abschnitt VII., Kapitel 2.–4. erschien in: *M. Poltrum (2013) Musen und Sirenen. Ein Essay über das Leben als Spiel.* Abschnitt VIII., stellt die überarbeitete Fassung und Synthese folgender Beiträge dar: *Beschleunigung des Lebenstempos - Arbeit und Burnout. Zur Pathologie der Spätmoderne,* In: *M. Musalek, M. Poltrum (Hg.) (2012) Glut und Asche - Burnout. Neue Aspekte der Diagnostik und Behandlung; Moderne und postmoderne Modediagnosen. Neurasthenie und Burnout,* In: *K. Brücher, M. Poltrum (Hg.) (2013) Psychiatrische Diagnostik. Zur Kritik der diagnostischen Vernunft.* Mitberücksichtigt und verwiesen wurde in der vorliegenden Arbeit auf Publikationen, die für unseren Themenkreis relevant und bis August 2015 erschienen sind.

Lektor sehr viele wichtige Anregungen gab und nicht zuletzt die Möglichkeit eröffnete, eine Reihe von Schiften zu publizieren.

Martin Poltrum
Wien im März 2016

Einleitung

Die Seele ist ein sehr komplexes und ausdifferenziertes Organ. So vielschichtig, dass sich im Laufe der Jahrhunderte verschiedene Wissenschaften um sie bemühten. Die erste Wissensdisziplin, die sich im Abendland für die Auslegung der Psyche interessierte und für therapeutische Angelegenheiten der menschlichen Innenwelt zuständig wähnte, war die Philosophie. Die Psyché – ψυχή, psyche –, die man frei nach Aristoteles und den alten Griechen am besten mit dem Begriff „Weltoffenheit" charakterisiert, denn die Seele ist ja nichts anderes als die Öffnung, durch welche die Welt da ist, war für die alten Philosophen ein Gegenstand theoretischen und praktischen Fragens. Theoretisch interessierten sich z.B. die Platoniker und viele andere für die Unsterblichkeit der Seele, oder im Falle der antiken Rhetorik und Sophistik war es vor allem die Thymopsyche, welche das Erkenntnisinteresse auf sich zog, da ein Rhetor, der sein Publikum überzeugen wollte, durch seine Rede Stimmungen erzeugen musste, die dazu führten, dass das Gesagte seine volle Stimmigkeit und Beglaubigung erhielt. Dazu waren Kenntnisse der Affektseele notwendig. Neben theoretischen Erkenntnisinteressen war die Philosophie aber auch praktisch, seelsorgerisch bzw. beraterisch für die Psyche zuständig. Die großen Philosophen der Vergangenheit gehören damit zu den ersten Psychotherapeuten des Abendlandes. Therapie – θεραπεία, therapeia (Dienen, Pflegen, Hochachten) –, der Seele dienlich sein, konnte vieles, und fast jede Philosophenschule der Antike hat Überlegungen angestellt, was denn das Wichtigste für die Entfaltung der Seele sei und wie Störungen und Irritationen der Psyche – der Weltoffenheit – beseitigt werden können. So war für die Stoa, die eine psychotherapeutische Wirkungsgeschichte von fast einem halben Jahrtausend entfaltete und damit zweifelsohne zu einer der wirkmächtigsten Psychotherapieschulen der Vergangenheit gehörte, klar, dass es elementar ist, die Affekte zu zügeln, sich nicht von jedem Gefühl tyrannisieren zu lassen und dass Hyperemotionalität tunlichst zu vermeiden sei. Emotionale Gelassenheit, Seelenruhe und einen kühlen Kopf konnte man als Stoiker vor allem auch darum bewahren, weil deren Kosmologie, die integraler Bestandteil ihrer Psychologie war, davon ausging, dass hinter allen Erscheinungen ein gütiger Logos walte, der die Dinge gerecht und maßvoll regle. Im psychologischen Jargon der 1980er-Jahre hätte man gesagt, dass die Weltsicht der Stoa eine sehr große salutogenetische Komponente habe.[2] Antike Psychologie und Psychotherapie, das ist nahezu ein Grundzug aller Schulen dieser vergangenen Zeit, waren gemäß der metaphysischen Beheimatung dieser Epoche immer auch zugleich Transzendentalpsychologie, in der die Überzeugung vorherrschte, dass sich letztlich alle menschlichen Angelegenheiten innerhalb einer metaphysisch beglaubigten Ordnung und eines Kosmos abspielen.

Für Epikur und seine Anhänger, die gerne im Garten philosophierten, war die Lust das höchste Gut und dasjenige, was der Seele guttut. Dabei darf man die epikureische Lust, die Hedone – ἡδονή, hedone (Freude, Vergnügen, Lust, Genuss) –, nicht falsch verstehen. Es geht dabei nicht um eine primitive Lustfixierung, keinen entsublimierten Hedonismus, der unfähig wäre, einen phasenweise notwendigen Lustaufschub zu vollziehen. Das Gegenteil ist der Fall. Es geht im verfeinerten Hedonismus Epikurs eher um die Einsicht, dass jede Situation verschiedene Lustmöglichkeiten bietet und es wichtig ist, die höherwertigere und nachhaltigere Lustmöglichkeit der trivialen und eindimensionalen Lustbefriedigung vorzuziehen. Eines der höchsten Ideale dieses ethischen Hedonismus war die Ataraxia – die Seelenruhe – die eintritt, wenn die Lustwahl und Lustbilanzierung ausgeglichen ist. Wenn dies der Fall ist, dann tritt auch die Eudaimonia, die Glückseligkeit ein.

Die Eudaimonia – εὐδαιμονία (wörtlich „einen guten Dämon habend") –, das Gespräch mit dem guten Dämon in der Seele zu pflegen, so könnte man die Erfahrung übersetzen, die sich in diesen Begriff eingeschrieben hat, war in der Antike eine entscheidende Sache. Das Gespräch mit dem inneren Dämon, dem Daimonion, dem Archetyp des inneren Weisen, dem höheren Selbst oder was auch immer für Namen im Laufe der Zeit erfunden wurden, war für Sokrates, den Lehrer Platons, sein ganzes Leben lang wegweisend. „Die weissagende Stimme, die sich sonst gewöhnlich in mir regt, die dämonische, hat sich in der ganzen frühen Zeit sehr oft und auch bei ganz unwichtigen Dingen bemerkbar gemacht, wenn ich im Begriff stand, etwas Verkehrtes zu tun." (Platon 1993, 35 f.)

Eine ähnliche Figur findet sich in der christlichen Philosophie, in der theologischen Deutung des Gewissens. Aus christlich theologischer Sicht ist das Gewissen eine Art Organ, eine Art Raum, eine Kammer im Seeleninnenraum des Menschen, die mindestens zwei Eingänge hat. Durch die eine Tür

2 Vgl. diese Arbeit Abschnitt VII, Kapitel 4.–4.2.

tritt der menschliche Geist und durch die andere Pforte der göttliche Geist. Im Seeleninnenraum des Menschen findet dann ein Gespräch, eine Art Beratungsgespräch zwischen dem menschlichen und dem göttlichen Geist statt, was denn in dieser oder jener Situation zu tun oder zu lassen sei.

Phänomenologisch ist das Gewissen zunächst nichts anderes als eine sprechende Stimme. Eine Stimme, welche die Eigentümlichkeit hat, dass sie erstens nur für einen ganz bestimmten Menschen hörbar ist, und zweitens eine Stimme, die so nahe spricht, dass es den Anschein hat, dass die Stimme auch aus dem Ort spricht, den sie anspricht. Sprecher und Angesprochener scheinen im Phänomen des Gewissens zusammenzufallen. Dieses Naheverhältnis hat den Philosophen Martin Heidegger dazu geführt, dass er die These aufgestellt hat, dass sich in der Stimme des Gewissens die Möglichkeit des eigentlichen Seinkönnens melde und der Ruf des Gewissens eine Art Aufruf zur Eigentlichkeit bzw. Authentizität sei. „Die eindringliche Analyse des Gewissens enthüllt es als *Ruf*. Das Rufen ist ein Modus der *Rede*. Der Gewissensruf hat den Charakter des *Aufrufs* des Daseins auf sein eigenstes Selbstseinkönnen (…). (…) Dem Gewissensruf entspricht ein mögliches Hören." (Heidegger 1927, 269) Wer die Stimme des Gewissens zu hören vermag, der hat große Chancen, dass er das Eigentliche seiner Existenz nicht verfehlt. Wer hingegen mehr auf die öffentliche Auslegung des „anonymen Man" und das *Gerede* hört (ebd. 271), wer eine Nullachtfünfzehn-Durchschnittsexistenz seinen ureigensten Lebensmöglichkeiten vorzieht, dem, so ließe sich dieses Verfallen der Existenz im Lichte der heideggerschen Daseinsanalyse interpretieren, wird wahrscheinlich immer wieder durch drückend melancholische Befindlichkeiten und Lebensgrundgestimmtheiten angezeigt werden, dass er an seinen Möglichkeiten und seinem eigentlichen Leben vorbeilebt. Entweder man hört auf den Aufruf zur Eigentlichkeit – die Stimme des Gewissens – oder man überhört diesen Ruf und „verfehlt" seine Existenz. Hören hat in der Daseinsanalyse damit eine existenzielle Dimension und Bedeutung. Im eigentlichen Hören findet der Mensch heraus, wo sein Platz im Leben ist, wo er hingehört und wem er zugehört. Daseinsanalytische Psychotherapie heißt hören lernen.

Für Theologen war Heideggers existenzphilosophische Deutung des Gewissens als Ruf aus dem menschlichen Subjekt an das menschliche Subjekt eine ähnlich große Provokation wie die psychologistische Deutung des Gewissens durch Paul Rée (1885), Friedrich Nietzsche (1993a) und Sigmund Freud (1923, 1924). Für den Begründer der Psychoanalyse sind in die Stimme des Gewissens, das er ja bekanntlich als Über-Ich deutet – das vor allem bei der Überwindung des Ödipuskomplexes entsteht (vgl. Freud 1924, 353) –, die von vergangenen Interaktionspartnern abgelösten Sprachfragmente einsedimentiert. Eltern, Lehrer und Bezugspersonen aller Art finden sich auf der Tonspur des Gewissens, dem Über-Ich. Im besten Fall wird das Ich durch die Leistungen des Über-Ichs gestärkt, und in ungünstigen Konstellationen wird das Ich durch ein hypertrophes bzw. sadistisches Über-Ich geschwächt (vgl. Freud 1923, 320; Freud 1924, 351). Wenn die wichtigen Interaktionspartner überzogene, neurotische Forderungen an den Zögling herangetragen haben und diese im Laufe der Lerngeschichte verinnerlicht wurden, ist das Über-Ich wahrscheinlich hart und streng. Das Über-Ich, das ja bekanntlich alkohollöslich ist, spielt bei der Genese von Suchterkrankungen eine nicht unwesentliche Rolle.

Was in der psychologistischen Deutung des Gewissens (Rée, Nietzsche, Freud) und in der daseinsanalytischen Interpretation des Gewissens (Heidegger) als Aufruf zur Eigentlichkeit von theologischer Seite als Provokation empfunden wurde, ist die Tatsache, dass die über Meditation und Besinnungen aller Art laut werdende Stimme, die im Inneren des Menschen zu vernehmen ist, als Stimme gedeutet wurde, die vom Menschen stammt. Sei es nun vom individuellen Subjekt, das sich zu eigentlicheren Existenzmöglichkeiten aufruft (Heidegger), oder als intersubjektives Sediment der Interaktionsgeschichte (Freud). Zweifelsohne gibt es die von Heidegger und Freud beschriebenen Phänomene, das ist nicht das, woran sich christliche Philosophen und Theologen stoßen. Der Stein des Anstoßes ist die Behauptung, dass die beim Lauschen auf die Innenwelt zu vernehmenden Phänomene nur menschliche Phänomene sind. Eine christliche Theologie, wahrscheinlich jede andere Theologie auch, kann nicht unterschreiben, dass das Gespräch mit der innersten Stimme der Seele ein rein menschliches Selbstgespräch ist und in der Stimme des Gewissens nicht auch die Transzendenz spricht.[3] Würde sie das tun, dann würde Theologie zur Psychologie oder Religionspsychologie werden und ihren Gegenstand preisgeben.

Streng phänomenologisch gedacht – und alles nichtphänomenologische Denken ist Spekulation und damit nicht Wissenschaft – ist es nicht zulässig

3 Vgl. zur existenzanalytischen Deutung des Gewissens in dieser Arbeit den Abschnitt I, Kapitel 3.

zu sagen, woher die sprechende Stimme stammt, oder sie einem Subjekt zuzuschreiben, sei es einem menschlichen – einem höheren Selbst oder dem Über-Ich – oder einem göttlichen Subjekt. Der einzige, phänomenologisch negativ gesprochen, haltbare Befund, gesetzt, dass das Gewissen überhaupt ein psychotherapeutisch ernst zu nehmendes Phänomen ist, ist der, dass es keinen Sinn machen würde, wenn in der Stimme des Gewissens Sprecher und Angesprochener ein und dieselbe Entität wären. Denn was soll eine Person von sich selbst erfahren, was sie nicht ohnehin schon von sich selber weiß, wenn sie zu sich selber spricht? Die zu hörende Stimme wäre, ironisch gesprochen, dann nur mehr unter pathologischen Gesichtspunkten interessant. Es lägen dann nach Kurt Schneider Symptome ersten Ranges vor, somit deutliche Zeichen für eine schizophrene Entwicklung. Das Positive einer wie auch immer „innerlich" zu vernehmenden Stimme, das war für die Griechen und Sokrates klar, kann sich „bemerkbar" machen, wenn einer im Begriff ist, „etwas Verkehrtes zu tun" (Platon 1993, 35 f.). Die „Stimme des inneren Weisen", die „Stimme der Transzendenz", der „Aufruf" des höheren Selbst „zur Eigentlichkeit" oder was sonst noch für Namen im Laufe der Geschichte für das erfunden wurden, was christliche Philosophen als „Stimme des Gewissens" deuteten, kann und soll psychotherapeutisch genutzt werden.

Aus der Diagnostik der Zuschreibungen, die die innere Stimme im Laufe der Zeit bekommen hat, aus der Analyse der Subjektsubstitute, welche der Stimme zugrunde gelegt wurden, lassen sich sehr klar und eindeutig das jeweilige Weltverhältnis und der Weltbezug der jeweiligen Zeit ablesen. In einer Zeit, in der es viele Götter und Dämonen gibt, gute und böse, ist die innere Stimme ein guter Dämon, der zu einem spricht und einen berät. In einer christlich monotheistischen Weltauslegung ist die sprechende Stimme im Seeleninnenraum des Menschen der den Menschen ansprechende und aufrufende Gott. In einer postmetaphysisch säkularen Welt wird die Stimme, die im Gewissen zum Menschen spricht, auch dem Menschen zugeschrieben, da es in anthropozentrischen Zeiten nichts anderes mehr gibt, das aus dem Inneren des Menschen sprechen könnte, als der Mensch selbst. Phänomenologisch sind alle drei Auslegungen gleichermaßen unhaltbar. Das Wesen einer sprechenden Stimme, einer ansprechenden Stimme – im Phänomen des Gewissens fühlt sich der Angesprochene ja angesprochen – ist das, dass der Angesprochene ja nicht schon im Vorhinein weiß, was der Sprechende sagt und sagen möchte, sonst wäre die Stimme sinnlos, das Gehörte von vornherein bekannt. Weil es sich mit der Rede des „inneren Weisen“ oder des Gewissens aber genau umgekehrt verhält, es also eine Stimme ist, die es zu hören gilt, muss eine phänomenologische Psychotherapie dieses Phänomen ernst nehmen. Darüber hinaus zeigen auch die Exerzitien des Hörens, die seit Jahrhunderten kultiviert werden und den Einkehrenden Winke geben, welche Entscheidungen sie treffen sollen, welche Wendungen sie ihrem Leben geben sollen und wie dieses oder jenes zu sehen ist, überdeutlich, dass das Lautwerden der inneren Stimme durch Stille und Einkehr mehr sein muss als eine akustische Halluzination.

Wenn Philosophie Liebe zur Weisheit ist, dann hat eine *Philosophische Psychotherapie* auch die Aufgabe, ihre Patienten in Kontakt mit ihrem „inneren Weisen“ zu bringen, sie wieder zu lehren, dass es in ihnen eine Stimme gibt, die es zu hören gilt und die dann im besten Fall, wenn das Gespräch mit dem „inneren Weisen“ gelingt, das zur Sprache und zur Welt bringt, was zur Sprache und zur Welt kommen möchte.

Darüber hinaus, und das sollte dieser Exkurs zum Gewissen für diese Einleitung leisten, ist es interessant zu zeigen, dass die Zuordnung der phänomenologisch unzuordenbaren inneren Stimme, die entweder den Göttern und Dämonen, dem einen Gott oder dem menschlichen Subjekt zugeordnet wurde, den drei großen epochalen Zuordnungsschemata entspricht, die wir in der abendländischen Philosophiegeschichte kennen.

Ähnliche Zuordnungen hat das Phänomen des Schönen im Laufe der Denkgeschichte erfahren, das in dieser Schrift im Zentrum der Überlegungen steht. In der Seinsauslegung und für die Seinsphilosophie der Antike war klar: In der Schönheitserfahrung werden das Sein selbst und der Kosmos in seiner ureigensten Form, Ordnung und Vollkommenheit sichtbar. Einer Zeit, die alles Sein als Geschaffensein von einem höchsten Gott erfährt, zeigt sich in der Schönheitserfahrung die Herrlichkeit des einen Gottes und seine Güte, da er den Menschen über das Schönheitserleben an dieser Herrlichkeit teilhaben lässt (Balthasar 1961). In einer postmetaphysischen, säkularen Zeit, in der alles nicht klassisch objektive und messbare Sein als subjektiv erachtet wird, ist das Schöne nichts mehr, das *in* der Welt vorkommt, sondern Anschauungsweise des menschlichen Subjekts (vgl. Poltrum 2005). So wie die Stimme des Gewissens in der säkularisierten Welt als rein menschliche Angelegenheit gedeutet wird, so wird in der säkularisierten Moderne das Sein der Schönheit durch das Betrachtersubjekt in die Welt gebracht, gemäß der oft gehörten Aussage, Schönheit liege im Auge des Betrachters. Da für jeden etwas anderes schön ist, wird in der Moderne behauptet, es sei klar, dass das menschliche Subjekt das Schöne in die Welt bringt. Man kann sich dann noch fragen, ob es so etwas wie den kleinsten gemeinsamen Nenner des Urteils „das ist schön" unter den vielen Betrachtersubjekten gibt – eine Frage, die Kant interessiert hat, – und dann intersubjektive Bestimmungen des Geschmacksurteils herauslösen. Nichtsdestotrotz bleibt es aber dabei, das Sein der Schönheit, so sieht es die Moderne, ist keine objekthafte Bestimmung, sondern eine subjektive – eine individuell subjektive oder intersubjektive. Das Sein der Schönheit, so die Moderne, stammt vom Menschen. Das Betrachtersubjekt stattet ein wie auch immer geartetes neutrales Etwas mit dem Prädikat schön aus. Streng phänomenologisch ist diese Theorie unhaltbar, da der primäre Vorgang im Schönheitserlebnis die Erfahrung des Schönen ist – das Schöne trifft vorreflexiv und unvordenklich – und die Zuordnung woher das Sein der Schönheitserfahrung stammt, ist sekundär und nachträglich. In den Zuordnungen des Ursprungs des Seins der Schönheit – Kosmos, Gott, Mensch – zeigt sich das jeweilige Weltbild einer Epoche. Jede Ursprungszuordnung setzt aber das Wahrnehmen des „Gesprungenen", in dem Fall die einen anspringende Wahrnehmung der Schönheit, immer schon voraus. Die epochalen Ursprungszuordnungen der Phänomene haben für Philosophen einen diagnostischen Wert. Wollte man die säkularisierte Moderne oder die epochalen Ontologien in klinischen Termini benennen, was hier für die Absicht der Verdeutlichung des Gesagten geschehen soll, dann ließe sich die Verortung und Zuordnung der Stimme des Gewissens als auch des Seins der Schönheit folgend gliedern: vornarzisstische, narzisstische und postnarzisstische Epoche. In einem vornarzisstischen Weltverhältnis gibt es Menschen, Götter und Wesen aller Art. In der Schönheit zeigen Götter die Herrlichkeit der Welt und lassen die Menschen daran teilhaben. In einer narzisstischen Epoche haben neben dem Menschen keine metaphysischen Entitäten mehr Platz. Gemäß der Umkehrung der Imaginatio-Dei-These durch Feuerbach (1841) und jene, die ihm darin folgten (Marx 1843/44, 208 f.; Nietzsche 1988c, 185 f.; Freud 1927, 158), bildet nicht Gott den Menschen nach seinem Ebenbild, sondern Gott wird zu einem Erzeugnis der menschlichen Einbildungskraft. Eine ähnliche Deontologisierung erfahren das Gewissen und das Sein des Schönen. Für die Stimme des Gewissens und für das Sein der Schönheit bedeutet das dann: Beides sind Gebilde, die der Mensch macht. In einem narzisstischen Weltverhältnis hat die Schönheit maximal den Sinn, dass über das Schönheitserlebnis etwas Angenehmes erlebt wird, und im besten Fall werden dann über das Erleben des Angenehmen die Gemüts- und Lebenskräfte gestärkt (Kant 1996, 133 u. 165; Nietzsche 1988a, 47), aber eine wirkliche Erkenntnis wird über die Schönheitserfahrung nicht vermittelt. Eine Hauptüberzeugung dieser Schrift und der mehr als zehnjährigen psychotherapeutischen Erfahrung des Autors dieser Zeilen ist, dass über die Erfahrung der Schönheit Erkenntnis vermittelt wird. In der Erfahrung der Schönheit liegt ein existenzielles Wahrheitsmoment, das unbedingt für psychotherapeutische Belange zu nutzen ist. In einer postnarzisstischen Weltauslegung, welche die Erkenntnisse postmodernen Philosophierens umsetzt oder, bescheidener formuliert, phänomenologische Grundeinsichten an die Auslegung der Schönheitserfahrung heranträgt, ist es nicht mehr möglich, dem Sein der Schönheit ein Subjekt zu unterstellen – Kosmos, Gott, Mensch –, dafür aber umso interessanter sich zu fragen, was denn die Erfahrung des Schönen zu denken und zu erfahren gibt.

Meine Hauptthese ist die, dass sich das Phänomen des Schönen – wie sonst kein anderes Phänomen – auszeichnet, um als Leitphänomen für psychotherapeutische Interventionen zu fungieren. Diese These soll in der vorliegenden Arbeit historisch, durch Rückgriff auf die Tradition der Philosophischen Ästhetik, systematisch, durch eigene phänomenologische Analysen der Schönheitserfahrung (vgl. auch Poltrum 2005), und durch die Darstellung meiner praktischen Tätigkeit als „Klinischer Philosoph" und „Philosophischer Psychotherapeut" im Anton Proksch Institut – einer der größten Suchtkliniken in Europa – ausgewiesen werden. Der Untersuchungsgegenstand dieser Arbeit und die gewählten thematischen Zusammenhänge gebieten dabei folgende Methodentrias: Phänomenologie, tiefenhermeneutische Analyse und deskriptive Evaluation. Gemäß dem husserlschen und heideggerschen Phänomenologieverständnis hat eine seriöse Untersuchung die aktuellen Vormeinungen und theoretischen Vorurteile, die ein Phänomen verstellen, einzuklammern und durch die historische Kontextualisierung und Herleitung der theoretischen Phänomen-Engführungen die Phänomene freizusetzen und ursprünglicher auszulegen. Husserl hat die Idee einer Einklammerung der verstellenden Vormeinungen durch den Begriff und die Sache der Epoché thematisiert (Husserl 1992, 138, 157, 180). Heidegger hat ergänzt, dass es nicht genüge, sich nur die gängigen Meinungen und theoretischen Vorentscheidungen anzusehen und sie dann einzuklammern, sondern das gesuchte Phänomen müsse im Durchgang durch die Interpretationsgeschichte des jeweiligen Phänomens historisch so exakt angeeignet werden, dass neue, Phänomen-nähere Interpretationen offengelegt werden können und nicht Teile der eingeklammerten Interpretationsgeschichte bei der Hintertür als unausgewiesene Voraussetzung wieder hereinkommen (Heidegger 1923/24). Allzu oft wird heute altes und vergangenes Wissen, weil nicht wirklich angeeignet, dann als neues ausgegeben und die unphänomenologischen Vorentscheidungen werden dabei mitgeschleppt. Da dies im nach Neuem gierenden Wissensbetrieb alle tun, fällt das meistens auch keinem auf. Die systematische Aneignung einer Sache bedarf der systematischen Aufarbeitung der Auslegungsgeschichte zu einem Phänomen. Dies zu leisten, dies für die Erfahrung des Schönen zu leisten, ist die Aufgabe der tiefenhermeneutischen Analyse vergangener Interpretationen zum Phänomen der Schönheit. Wenn beide Schritte geleistet und vollzogen sind, phänomenologische und tiefenhermeneutische Freilegung des Schönen, kann das freigelegte Phänomen gesehen werden und daraufhin befragt werden, was es im klinischen Kontext zu leisten imstande ist. Mittels deskriptiver Evaluation ist es möglich zu zeigen, was die Erfahrung des Schönen für eine *Philosophische Psychotherapie* leistet. Die Schönheitserfahrung ist eine existenzielle Wahrheitserfahrung, welche dem Menschen Lebensorientierung und Seinssicherheit vermittelt.

In Platons Philosophie oder besser gesagt therapeutischem Programm, wovon in der vorliegenden Arbeit noch ausführlich berichtet wird, ist es die Erfahrung des Schönen, welche die Seele mit dem Leben versöhnt und das Leben erst eigentlich lebenswert macht. Die Erfahrung des Schönen vermag kraft des Glanz- und Lichtcharakters des Schönen Wirklichkeitsbereiche zu beleuchten, die ohne diese Erfahrung im Dunkeln bleiben würden. Weil das Schöne „höchst klar Erscheinendes und höchst Liebenswertes“ ist, vermag es die höhere Ordnung der Dinge sichtbar zu machen, die Lebensideale transparent zu halten und die ethischen Belange zu regeln. Ethik und Ästhetik, Lebensorientierung und Schönheitserfahrung waren im antiken und christlichen Abendland für lange Zeit untrennbar verbunden. Das ändert sich in der Moderne. In Kierkegaards „Entweder – Oder“ (1843) lesen wir: „Das Ethische ist etwas ganz anderes als das Ästhetische (...). (...) Entweder muß man ästhetisch leben, oder man muss ethisch leben.“ (ebd. 717) Der Homo Ästhetikus ist bei Kierkegaard jener, für den primär der Genuss wichtig ist, der Mensch, der ständig getrieben auf der Suche nach stimmungsgeladenen Augenblicken ist, der Mensch, der den Sensationen hinterherjagt und ständig neue Reize braucht (vgl. Thurnher 2002, 52). Paradigmatisch ist dieser Menschentypus in Kierkegaards Don Juan versinnbildlicht, der sich für die schnelle und möglichst unkomplizierte Lust interessiert und nach der Befriedigung dieser Lust bereits der nächsten Gelegenheit hinterherjagt (vgl. Liessmann 1999, 55 ff.). Bei Camus ist Don Juan dann jener, der das Gefühl der Sinnlosigkeit und des Absurden durch die Erotik kompensiert und übertüncht (vgl. Camus 1991, 61–67). Ganz anders ist bei Kierkegaard die ethische Lebensform charakterisiert. In der Ethik geht es um Ernst, Nachhaltigkeit, Tiefe, Pflicht und Verantwortung. In Kierkegaards Existenzdialektik ist das Ethische mehr wert als das Ästhetische, wobei letztlich beide Lebensformen dann im religiösen Existenzstadium aufgehoben und überwunden sind. Wir halten fest, und allein das interessiert uns hier für den Augenblick: Kierkegaard trennt zwischen Ethik und Ästhetik. Weil Kierkegaard sowohl das Ethische als auch das Ästhetische verstellt und verkürzt betrachtet, muss er beide trennen und einander entgegensetzen. Das Ethische ist in seiner vormodernen Fassung mehr als nur das, was Pflicht, Vernunft oder Verantwortung gebieten, und das Ästhetische ist viel mehr als der nur stimmungsgeladene Augenblick, der wiederholt werden muss. Ethik und Ästhetik sind in der Erfahrung des Schönen versöhnt. Das scheint Kierkegaard andererseits aber auch noch zu wissen, könnte er in „Entweder – Oder" sonst sagen: „Erst dann, wenn man das Leben ethisch betrachtet; erst dann also gewinnt es Schönheit." (ebd. 847 f.)

Ethik und Ästhetik sind einerseits zu trennen und andererseits besteht über die Erfahrung der Schönheit eine Verbindung zwischen beiden Bereichen.

Bei Nietzsche, dem Enfant terrible der europäischen Philosophie, der, wie er sagt, mit dem Hammer philosophiert, finden sich dann endgültig die zertrümmerten Bruchstücke des antik-christlichen Topos der Einheit des Wahren, Schönen und Guten. „An einem Philosophen ist es eine Nichtswürdigkeit zu sagen: das Gute und das Schöne sind eins: fügt er gar noch hinzu ‚auch das Wahre', so soll man ihn prügeln. Wir haben die Kunst, damit wir nicht an der Wahrheit zugrunde gehen." (Nietzsche 1980, 500) Das Ästhetische, das Schöne und die Kunst haben nach dieser Auskunft nichts mehr mit dem Wahren und Guten gemein, im Gegenteil, die Wahrheit kann manchmal unangenehm und hässlich sein, und gut und gerecht scheint es in der Welt ebenfalls nicht zuzugehen. Als Rechtfertigung für das Ja zum Leben scheiden das Wahre und Gute aus, umso mehr sind die Welt und das Leben, wenn schon nicht gut und gerecht, dann aber wenigstens phasenweise schön. Nietzsches Formel dazu: „ – denn nur als *ästhetisches Phänomen* ist das Dasein und die Welt ewig gerechtfertigt: –" (1988, 47).

Ein weiterer Philosoph der Moderne, der aus der Entzweiung von Ethik und Ästhetik denkt, ist Schiller, welcher der Zeit, in der er lebte, folgende Diagnose stellte: Die Aufklärung mit ihrem Rationalismus und der Forderung nach Pflichterfüllung hat zwei Extremvarianten von Menschen hervorgebracht. Den einen, der die Vernunftbetonung so ernst nimmt, dass er ständig Pflicht ruft, der das Leben durchrationalisiert und damit erstickt, der auf die Einhaltung der Form bedachte und dem „Formtrieb" gehorchende Buchhalter und Verwalter des Seins. Schiller nennt ihn den Barbaren – ein Begriff, der heute einen anderen Sinn hat –, dessen Leben aber im tiefsten Grunde lahmt und „Erschlaffung" ist. Das andere Zerrbild ist der Wilde, der sich um nichts kümmert als um bloßen Lustgewinn, ohne Verantwortungsbewusstsein dem „sinnlichen Trieb" folgt und an Ungehobeltheit, „Rohigkeit" zu viel hat. Verklemmter, neurotischer Geistmensch auf der einen, naturbelassener Bauer oder Prolet auf der anderen Seite. Im „Spieltrieb", in der spielerischen Erfahrung der Schönheit, so Schiller, sind Sinnlichkeit und Geist, Wilder und Barbar, Triebgesteuerter und Erschlaffter miteinander versöhnt. Die spielerische Erfahrung der Schönheit, denn die Schönheitserfahrung hat sehr viel mit der Spielerfahrung zu tun (vgl. Poltrum 2013), das war Schillers Überzeugung, mache den Menschen erst menschlich und human. „(…) der Mensch soll mit der Schönheit *nur spielen*, und er soll *nur mit der Schönheit* spielen. Denn, um es endlich auf einmal herauszusagen, der Mensch spielt nur, wo er in voller Bedeutung des Worts Mensch ist, und er ist nur da ganz Mensch, wo er spielt. Dieser Satz (…), er wird, ich verspreche es Ihnen, das ganze Gebäude der ästhetischen Kunst und der noch schwierigern Lebenskunst tragen." (Schiller 1795, 63)

Wir halten fest: In der Moderne, bei Kierkegaard, Nietzsche und Schiller sind sich Ethik und Ästhetik *zunächst* entgegengesetzt. Wenn es jedoch um so etwas wie Lebensorientierung, Ausrichtung des Lebens nach einem entscheidenden und wichtigen Prinzipium geht, wenn es um die Frage geht, wonach man seine Lebensführung ausrichten soll, dann spielt die „tiefenästhetische" (Welsch 1993, 13–47) Erfahrung des Schönen eine entscheidende und vermittelnde Rolle. Wenn man das altgriechische Wort „Ethos“ mit „Aufenthalt“ (Heidegger 1946c, 356) übersetzt, dann würden Kierkegaard, Nietzsche und Schiller keinen Augenblick zögern, Ethik und Ästhetik nicht entgegenzusetzen, da alle drei davon überzeugt waren, dass es für die Lebensorientierung des Menschen elementar sei, auf das Schöne zu setzen und sich von der Erfahrung des Schönen auf- und anhalten zu lassen. Einfach hat es da Wittgenstein, der einmal lapidar bemerkte: „Ethik und Ästhetik sind Eins.“ (Wittgenstein 1993, 83)

Dem Schönen wurde in den unterschiedlichsten ästhetischen Theorien und Philosophien des Abendlandes oft eine Schlüsselfunktion zuerkannt, wenn es um so etwas wie die Versöhnung mit der Welt oder um die Veredelung des Menschen ging. Darin zeigt sich nicht zuletzt die hermeneutische Wirkungsgeschichte der platonischen Metaphysik des Schönen. Wenn die Griechen vom Schönen handeln, z.B. Platon, bei dem das Schöne eine ausgezeichnete Rolle spielt, dann diente diese Besinnung einer besonderen Form der Erkenntnis und Lebenspraxis. Das Schöne ist nämlich Spur des Guten und macht durch sein funkelndes Leuchten auch das Wahre zugänglich. Das mittelalterliche Denken kennt die Einheit von verum, bonum und pulchrum. Ethik, Ästhetik und der Einblick in die letzten Wahrheiten gehörten in der europäischen Philosophietradition Tausende von Jahren zusammen. Wenn man sich die Geschichte der Philosophischen Ästhetik ansieht und sich vor Augen führt, welche Großleistungen auf das Konto des Schönen gehen, dann wundert es, dass die Psychotherapie nicht Teil der geistes- und kunstwissenschaftlichen Fakultäten geworden ist. Das Schöne und das Ästhetische haben eine therapeutische Dimension, daran gibt es keinen Zweifel, wenn man die großen Philosophen der abendländisch-europäischen Denktradition befragt. Was leistet das Schöne? Das Schöne enthüllt das Wahre und das Gute (Platon), es zeigt die harmonische Ordnung, den Kosmos und den Glanz der Dinge (Pseudo-Dionysius Areopagita), es ist eine der transzendentalen Bestimmungen Gottes (Thomas von Aquin), in der Schönheit scheint die Welt in ihrer Vollkommenheit (Baumgarten), bei Kant ist das Schöne „Symbol des Sittlichguten“ (Kant 1996, 234 u. 297), und bei Schiller ist das Schöne über seine Analogie zum Phänomen der Freiheit bzw. durch seine „Freiheitsähnlichkeit“ jene Gestalt, die über die ästhetische Erziehung des Menschen das Humane in die Welt bringt. (Schiller 1997; Habermas 1986, 95–103) Im ästhetischen Platonismus bei Hölderlin ist das Schöne die Instanz, in welcher sich das Numinose zeigt. (Hölderlin 1982; 1982a, 339 f., 367 u. 379) Bei Schelling wird durch die unendliche Interpretation, welche das schöne und gelungene Kunstwerk erlaubt, das Unvordenkliche, das Unendliche erfahrbar. (Schelling 1991, 113) Bei Hegel ist das Kunstschöne, als „sinnliches Scheinen der Idee", vorübergehender Aufenthaltsort und Anschauungsmedium des zu sich selbst kommenden, absoluten Geistes (Hegel 1992, 114). Doch nicht nur in der idealistischen Ästhetik ist die Ausgezeichnetheit des Schönen verbürgt. Auch in nihilistischer bzw. pessimistischer Perspektive wird den ästhetischen Phänomenen ein Rechtfertigungsgrund zum Leben abgerungen. Die Erfahrung des Schönen leistet eine zeitweilige Erlösung vom Leiden am Dasein, sagt Schopenhauer. Die ästhetischen Werte sind die einzigen Werte, die dem Nihilismus und der Sinnlosigkeit des Daseins standhalten und damit das eigentliche Stimulans des Lebens, lesen wir bei Nietzsche. (Nietzsche 1988a, 47; Heidegger 1989, 11–255, insb. 86) In der Hermeneutik ist die Reflexion auf das Schöne ebenfalls zentral. In „Wahrheit und Methode" zeigt Gadamer, dass das Phänomen des Schönen und das Phänomen des Verstehens wesensverwandt sind. Der Vorschein des Schönen und das Einleuchten des Verständlichen phänomenalisieren sich über das Licht des Ästhetischen. (Gadamer 1965, 458 f.; 1964) In Heideggers Bemühungen nach der Kehre wird das Geschehen der Wahrheit als Unverborgenheit und das Ereignis des Schönen als ein analoger Vorgang gedeutet. (Heidegger 1994b, 69) Bei aller Differenz zwischen hermeneutischer Ästhetik und jener der Frankfurter Schule wird auch hier das Ästhetische an zentraler Schnittstelle verortet. Bei Herbert Marcuse hat das Ästhetische die Funktion, einer dem Realitätsprinzip verfallenden Kultur durch das Aufrechterhalten eines möglichen, zu verwirklichenden ästhetischen Universums kritisch ein Korrektiv entgegenzuhalten. (Marcuse 1979, 150–170) Bei Adorno wahrt ästhetische Identität das verdinglichte und unterjochte Nichtidentische (Adorno 1995, 14), denn im Kunstwerk und durch die ästhetische Einstellung wird das Andere, Fremde, das „Nichtidentische", das in der verwalteten Welt zugerichtet und verstümmelt wird, aufbewahrt und gerettet. Kunst ist „Vorschein" einer möglichen, besseren und anderen Welt (Bloch), das Schöne – es ließen sich noch sehr viele affirmative Bezüge anführen – ist damit dasjenige Therapeutikum und Prophylaktikum, das unbedingt auch für die Psychotherapie, insbesondere für eine *Philosophische Psychotherapie* fruchtbar gemacht werden muss. Daran führt kein Weg vorbei.

Damit wird aber das Schöne bzw. das Ästhetische in der philosophischen Besinnung von Platon bis Bloch immer dann aufgegriffen, wenn es um eine Leistung geht, die in einem erweiterten Sinne therapeutisch ist, wenn unter Therapie, wie das Wort ursprünglich sagt, so etwas wie Dienst, Pflege verstanden wird. Vom Schönen und vom Ästhetischen ist immer dann die Rede, wenn es um die Versöhnung mit dem Leben und um einen Dienst am Leben, um eine Pflege der schönen und bejahenswerten Dinge des Lebens geht. (vgl. Musalek u. Poltrum 2011) Durch die deskriptive Evaluation meiner „Vorlesung zur Lebenskunst" (Philosophievorlesung für Patienten) und des von mir entwickelten „Cinematherapieprogramms" zu zeigen, wie diese Erfahrung im klinischen Kontext erzeugt und eingesetzt werden kann, ist Teil dieser Publikation.

Die Erfahrung des Schönen, der die großen Philosophen eine therapeutische Dimension zusprechen, leistet innerhalb der Psychotherapie die Rückgewinnung dessen, was man als Urvertrauen bzw. Seins- oder Daseinssicherheit bezeichnen könnte. Auf eigentümliche Weise ist ein Wesenszug vieler psychopathologischer Störungen der, dass die „Weltoffenheit", die Psyché, getrübt ist. Neben unterschiedlich ausgeprägten Graden des Freiheitsverlustes und des Verlustes der „natürlichen Selbstverständlichkeit" (Blankenburg 1971, Blankenburg 2012, 76–80), ist es ein Wesensmerkmal psychischer Beeinträchtigungen, dass das „gestörte" menschliche Subjekt hyperintentional und hyperreflexiv in sich selber kreist. Eingesperrt in die eigene Innenwelt steht der, dem die „natürliche Selbstverständlichkeit" abhanden gekommen ist, im Innenraum seines Seelenzimmers und blickt nur mehr hin und wieder hinaus in die Welt. Da der psychisch beeinträchtigte Mensch nicht mehr durch das Fenster seiner Seele in die Offenheit der Welt blicken kann und damit seine Weltoffenheit getrübt ist, bleibt sein Blick gleichsam an der Glasscheibe zur Welt hängen und betrachtet in einem hyperintentionalen Akt die Verunreinigungsspuren am Fenster zur Welt. Der psychisch Gestörte verliert die Durchsicht und den Durchblick auf die Welt draußen, jenseits der Scheibe. Psychische Störungen sind immer gekennzeichnet durch den Verlust der Selbsttranszendenz, durch den Verlust der Selbstdurchsichtigkeit. Das Hängenbleiben des Blicks an den Verunreinigungsspuren des Fensters und das hyperintentionale oder hyperreflexive Festgehaltenwerden durch innerpsychische Phänomene – ob es sich nun um wiederkehrende traumatische Erinnerungen, um Ruminationen, Denk- oder Handlungszwänge, um die Zentrierung des Lebens um eine Sucht oder fixe Idee, um depressives Grübeln oder phobisches Bedrohtsein handelt, um nur ein paar Phänomene anzudeuten – ist immer Zeichen des Verlustes der natürlichen Selbstverständlichkeit und Symptom einer temporal geschrumpften Weltoffenheit. Wer vom Andrang und der Aufdringlichkeit eines Phänomens derart festgehalten wird, dass er nur mehr eingeschränkt sehen kann, was sich jenseits des Fensters abspielt, der muss indirekt darauf hingewiesen werden, dass es draußen vor der Scheibe unter Umständen spannendere Dinge zu sehen gibt als die hyperintentionale Beobachtung des verunreinigten Fensterglases. Die Erfahrung des Schönen hat von jeher diesen Hinweischarakter. Durch die selbstvergessene Hingabe an die Erfahrung des Schönen wird von jeher die natürliche Selbstverständlichkeit, die gute und natürliche Selbstvergessenheit zurückgewonnen.

Eine *Philosophische Psychotherapie*, welche sich für diese Rückeroberung in theoretischer wie praktischer Hinsicht einsetzt, zählt damit explizit zu den ressourcenorientierten Psychotherapien. So wie eine Wunde nicht vom toten Gewebe her heilt, sondern von den gesunden und intakten Zellen, so ist es die Überzeugung der *Philosophischen Psychotherapie*, dass Seelenbehandlung primär bedeutet, die Seele zu ihren Ressourcen, zu ihren lebendigen Quellen zurückzuführen. Die Schönheitserfahrung ist von jeher die Quelle, aus der das Leben ein bedingungsloses und radikales Ja zum Leben schöpft. Neben der alten, von jeher bestehenden Orientierung jeglicher Psychotherapie an den Ressourcen der Patienten und der in der jüngeren Vergangenheit explizit hervorgehobenen Neuorientierung der Psychotherapie an ressourcenorientierten Interventionen (Grawe 2000, 34–39) dürfte es der Verdienst der *Philosophischen Psychotherapie* sein, erstmals und umfassend im Rahmen einer Reihe von nationalen und internationalen Kongressen[4] und vor allem im

4 12th International Conference for Philosophy & Psychiatry, Lissabon 2009; 23 rd European Conference on Philosophy of Medicine and Health Care, Tübingen 2009; 2. Deutscher Suchtkongress, Köln 2009; 16. Suchttherapietage, Hamburg 2010; 4. Deutscher Suchtkongress, Frankfurt am Main 2011; Second World Congress of Art Therapies, Budapest 2011; Kongress der Deutschen Gesellschaft für Psychiatrie, Psychotherapie, Psychosomatik und Nervenheilkunde, Berlin 2008-2015; Jahrestagung der Österreichischen Gesellschaft für Psychiatrie und Psychotherapie, Gmunden 2010-2012; World Psychiatric Association International Congress, Vienna 2013 u. Madrid 2014; Advanced Studies Seminar on Aesthetics and Mental Health, St. Catherine's College, Oxford 2014; 23rd European Congress of Psychiatry, European Psychiatric Association, Vienna 2015.

Rahmen dieser Schrift, die Wichtigkeit und Rolle der *ästhetischen und noetischen Ressourcen* für die Sache der Psychotherapie herauszuarbeiten.

Pierre Janet, der große Gegenspieler Freuds und wahrscheinlich eine der geheimen Inspirationsquellen Freuds (vgl. Ellenberger 1970), des Erfinders der modernen Psychotherapie, hat das Wesen der Psychotherapie einmal sehr treffend mit dem Begriff „mentale Desinfektion" charakterisiert. In Bezug auf die Ressourcenorientierung hat Janet schon 1919 in seinen „Médications psychologiques" gemeint: „Wahrscheinlich wird man eines Tages wie bei einem großen Unternehmen die Bilanz und den Haushalt eines Geistes aufstellen können. Dann wird der Psychiater in der Lage sein, geringe Ressourcen gut zu nutzen, indem er unnütze Ausgaben vermeidet und die Anstrengung exakt auf den richtigen Punkt ausrichtet; er wird noch mehr tun: Er wird den Kranken beibringen, ihre Ressourcen zu vermehren, den Geist zu bereichern." (Janet bei Ehrenberg 2008, 60) Philosophie, das ist wahrscheinlich das Einzige, das sich mit absoluter Bestimmtheit über diese vielschichtige Wissensdisziplin sagen lässt, war immer, um den charmanten Begriff Janets zu gebrauchen, eine Art „mentales Desinfektionsmittel". Im Rahmen der wieder an Aktualität gewonnenen Rückbesinnung auf ressourcenorientierte psychotherapeutische Verfahren in den letzten Jahren scheint es, dass vor allem die *ästhetischen und noetischen Ressourcen* vielversprechend und wegweisend sein könnten, wenn es darum geht, das durch mannigfaltige Ursachen „erschöpfte Selbst" (Ehrenberg 2008) wieder an die Quellen der Lebendigkeit zu führen. Mit der Betonung der Erfahrung des Schönen für die Psychotherapie betritt die *Philosophische Psychotherapie* theoretisches und therapeutisches Neuland.

Eine *Philosophische Psychotherapie* interessiert sich für eine bestimmte Schnittmenge aus Philosophie und Psychotherapie und wird sich daher u. a. der vergleichenden Psychotherapieforschung bedienen. Verglichen werden antike und moderne Konzepte der Philosophie und Interventionen der modernen Psychotherapie. (vgl. Rieken et al. 2011, 1–21) Dass nicht von jeder philosophischen Überlegung therapeutische Wirkungen ausgehen und die Philosophie neben der Verwaltung tradierten Lebenskunstwissens auch viele andere Gegenstandsgebiete und Aufgaben hat (Metaphysik, Ontologie, Erkenntnis- und Wissenschaftstheorie etc.) braucht hier ebenso wenig betont zu werden wie die Tatsache, dass das gesamte Gebiet der Psychotherapie und psychotherapeutischen Techniken, die im Laufe der Jahrhunderte eine unglaubliche Ausdifferenzierung erfahren haben, weiter reicht, als das im Rahmen dieser Studie Ausgearbeitete zu leisten vermag. Eine *Philosophische Psychotherapie* versteht sich maximal als Ergänzung zu den bestehenden Techniken und Verfahren der Psychotherapie. Allerdings, und das soll hier auch betont werden, um eine nicht unwesentliche Ergänzung und Erweiterung des Bestandes des psychotherapeutischen Wissens und, das soll ebenfalls hervorgehoben werden, um eine therapieschulenübergreifende Ergänzung und Erkenntnis, wie ich meine.

Wenn man sich die Frage stellt, die 2012 am Kongress der Österreichischen Gesellschaft für Psychiatrie und Psychotherapie und 2011 am Kongress der Deutschen Gesellschaft für Psychiatrie, Psychotherapie und Nervenheilkunde heftig debattiert wurde, ob wir vermehrt eine störungsspezifische Psychotherapie brauchen und diese Frage mit den Überlegungen zu einer *Philosophischen Psychotherapie* konfrontieren, dann ist klar, dass unsere *Philosophische Psychotherapie* eine störungsunspezifische Psychotherapie ist und für sehr viele bzw. nahezu alle psychischen Erkrankungen anzuwenden ist. Wenn man recht bedenkt, was eine störungsspezifische Psychotherapie überhaupt fordert, bzw. was der epistemologische Hintergrund und die leitenden Grundvorstellungen dieser Forderung eigentlich sind, dann heißt störungsspezifisch behandeln nichts anderes als Symptombehandlung. Psychische Symptome sollen spezifisch wegtrainiert werden und kausalgenetische Zusammenhänge, die im Hinter- und Untergrund der Symptomatik liegen, kommen dabei nicht mehr in den Blick. Das mag den weltweit dominierenden atheoretischen Diagnosesystemen (DSM, ICD) entgegenkommen, heißt aber, wie mittlerweile namhafte nationale und internationale Kritiker zu Recht anmerken, dass ein akausaler und atheoretischer Zugang zu psychischen Störungen zu einer Verarmung des psychopathologischen Wissens und damit zur Schrumpfung des psychotherapeutischen Tiefenverstehens von Störungen führt. (vgl. Brücher u. Poltrum 2013) Verschiedene Symptomatiken und Erkrankungen – Sucht, Zwang, Essstörung, Depression etc. – können dieselbe Ursache haben, und wenn nur störungsspezifisch interveniert wird, dann kann sehr leicht passieren, was wir bei Suchterkrankungen sehr oft beobachten, dass es nämlich zur Verschiebung, Verlagerung und anderen Symptomwahl ein und derselben psychodynamischen Problematik kommt.

Im Falle von Suchterkrankungen kommt es, wenn kausalgenetische Zusammenhänge unbeachtet und unbehandelt bleiben – ohne dass kausalgenetische Zusammenhänge natürlich eindimensional und monokausal gesehen werden dürfen –, nicht selten zum Phänomen der Suchtverschiebung. Eine behandelte Opiatabhängigkeit verschiebt sich zum Alkoholabhängigkeitssyndrom oder zur Medikamentenabhängigkeit oder hin zu einer wie auch immer gearteten Verhaltenssucht, wenn die der Störung zugrunde liegenden Konflikte unbehandelt bleiben. Gerade das Beispiel der Suchterkrankungen zeigt sehr deutlich, dass psychische Störungen sehr komplexe Phänomene sind, die sich mannigfach verschieben und überlagern können. Oft finden wir nämlich im Hintergrund von Suchterkrankungen Persönlichkeitsstörungen, komplexe Traumatisierungen, Angststörungen, Depressionen und sehr viele andere Komorbiditäten, die erst im Rahmen der Suchtentwöhnung und Suchtlangzeitbehandlung zum Vorschein kommen, da sie durch die Sucht, im Sinne der Selbstmedikation der Ursprungsstörung, larviert waren (vgl. Springer 2013). Psychotherapeutische Interventionen dürfen nie *nur* symptomatisch und in diesem Sinne störungsspezifisch sein.

Eine *Philosophische Psychotherapie* ist also nicht störungsspezifisch, sie ist aber auch keine kausale Therapie in dem Sinne wie z.B. die Psychoanalyse oder die Existenzanalyse als kausale Therapien auszuweisen sind (Freud 1916/17, 419 f.; Frankl 2002a, 147 ff.). Als ressourcenorientierte Behandlung geht sie davon aus, dass das Wesen der psychischen Störung im autologen Selbstvollzug und in der permanenten Aktualisierung bzw. im Vollzugsgeschehen der Störung zu suchen ist. So wie Jean Martin Charcot, der „Napoleon der Neurosen" (Ellenberger 1970, 151), das Wesen der traumatischen Neurose in der „traumatischen Autosuggestion" sah und damit darauf hinweisen wollte, dass nach dem ursprünglich passiven Erleiden des Traumas das traumatisierte Subjekt in einem autosuggestiven, quasiaktiven Akt das Trauma reproduziert, festhält und wiederholt – auch wenn dies unbewusst geschehen mag – so gehen ressourcenorientierte Interventionen letztlich implizit davon aus, dass durch die permanente Besinnung auf die Ressourcen allmählich etwas wiedererinnert, gefunden und entdeckt wird, was die Aufmerksamkeitsleistung des psychisch beeinträchtigten Subjekts auf die heilen Dinge des Lebens lenkt und dass dadurch die Wunden, Verletzungen und anderen Irritationen, die ansonsten in einem autosuggestiven Akt festgehalten und durch aufmerksamkeitsgerichtete Energiezufuhr im Bewusstsein am

Leben erhalten und nahezu gezüchtet werden, von selbst verschwinden und abklingen.

> „Charcot ist bekanntlich die Schlüsselfigur für die moderne Definition der Hysterie: Als er mit Patienten konfrontiert wird, die bei Unfällen einen Schock davongetragen haben, zeigt er, dass ihre anscheinend neurologischen Symptome in Wirklichkeit hysterische Konversionen sind. Aber wenn es keine Verletzung gibt, was ruft dann die Symptome hervor? Als er diese Phänomene mit Lähmungen vergleicht, die durch Suggestion oder Hypnose bei Hysterikern erzeugt werden, kommt er zu dem Schluss, dass es sich um Phänomene traumatischer Autosuggestion handelt, die psychische oder geistige Lähmungen hervorrufen. (...) Amnesie, mystische Ekstase oder die Lähmung eines Glieds sind (pathologische) Reaktionen des Subjekts auf einen Schock, den es erlitt, indem es sich nach dem Modell der Hypnose selbst etwas suggerierte." (Ehrenberg 2008, 56 f.)

Das Wesen der Störung, das ließe sich verallgemeinernd sagen und sollte durch den Verweis auf Charcot und die Idee der traumatischen Autosuggestion illustriert werden, ist das Weiterführen des zunächst passiv hereingebrochenen Störenden durch das beeinträchtigte, gestörte Subjekt. In der Sprache der modernen, temporalen, an Heidegger geschulten Ontologie: Das Wesen (nominal) der Störung ist das *Wesen* (verbal) – das Walten, das Geschehen, das Sich-Ereignen, das Vollziehen – der Störung. Das Wesen der Störung ist nichts anderes als das temporale Anwesend-Halten des Störenden. Anders formuliert: Das Sein der psychischen Störung – eingeschränkt gesprochen, sehr vieler psychotherapeutisch behandelbarer Störungen – besteht in der Negation der psychischen Gesundheit und hat außerhalb der Negation der psychischen Gesundheit kein eigenständiges, positives Sein. Der menschliche Geist – wir verwenden diesen alten, heute vielleicht pathetisch anmutenden Begriff hier aus phänomenologischen Gründen ganz bewusst (vgl. dazu Schott et al. 1974, 154–207), auch mit der Gefahr, unmodern und unwissenschaftlich zu wirken – der menschliche Geist ist im Falle neurotischer Störungen, und das ist seit jeher das Kerngeschäft der Psychotherapie, auch wenn die klassische Neurosendiagnostik durch das DSM-Projekt zersplittert und unkenntlich gemacht wurde (vgl. Ehrenberg 2008, 208 f.; Spitzer 1983, 13), der Geist ist im Falle der Neurose der *Ort*, an dem die Therapie interveniert, das *Ziel* der Therapie, indem er ex- oder implizit gelenkt, geführt oder selbstentdeckerisch aktiviert wird, und der Geist ist in einem gewissen Sinne die *Ursache* der Störung, indem er durch eine pathologische Aufmerksamkeitsleistung das Störende „reproduziert“ und festhält. Womit natürlich keinesfalls gesagt werden soll, dass es nicht neuronale Korrelate der geistigen Akte gibt und keinesfalls die neurobiologische Wirkung und Sinnhaftigkeit pharmakologischer Interventionen auf die Stimmungen und Kognitionen in Zweifel gezogen werden sollen. Die Psychopharmakotherapie psychischer Störungen ist nur nicht Gegenstand dieser Untersuchung.

Eine *Philosophische Psychotherapie*, welche an die „mentalen Desinfektionsmittel“ der europäischen Philosophietradition erinnern möchte, versteht sich – da es auch sehr viele philosophische Überlegungen in dieser Tradition gibt, die im klinischen Kontext kontraindiziert sind, – daher auch als ein Unternehmen, das über weite Strecken „Medikamentenentwicklung“ betreiben muss. Da selten ein philosophisches System als Ganzes oder die gesamte Philosophie eines Denkers im klinischen Kontext eingesetzt werden kann, hat eine *Philosophische Psychotherapie* therapieaffine Philosopheme aus den Schatzkisten der abendländischen Philosophie auszuwählen und zusammenzustellen. Ein explizit für klinische Zusammenhänge entwickeltes „philosophisches Medikament“ wäre zum Beispiel die von uns entwickelte *Philosophische Kinotherapie* (siehe dazu Abschnitt IV. dieser Arbeit – Reiz und Rührung. Cinematherapie in der Suchtbehandlung). Doch bevor wir in dieser Einleitung den genauen Gang der Untersuchung erläutern und auf die einzelnen Hauptteile, Abschnitte und Kapitel der Studie eingehen, noch ein paar Worte zur Wahl der „thematischen“ und „operativen Begriffe“.

> „Die Begriffsbildung der Philosophie zielt intentional ab auf solche Begriffe, in welchen das Denken sein *Gedachtes* fixiert und verwahrt. Diese nennen wir die ‚thematischen Begriffe‘. (…) Aber in der Bildung der thematischen Begriffe *gebrauchen* die schöpferischen Denker *andere Begriffe* und *Denkmodelle*, sie *operieren* mit intellektuellen Schemata, die sie gar nicht zu einer *gegenständlichen* Fixierung bringen. Sie denken *durch* bestimmte Denkvorstellungen *hindurch* auf die für sie wesentlichen theoretischen Grundbegriffe hin. Ihr begriffliches Verstehen bewegt sich in *einem Begriffsfeld*, in einem *Begriffsmedium*, das sie selber gar nicht in den Blick zu nehmen vermögen. Sie verbrauchen mediale Denkbahnen, um das Gedachte ihres Denkens hinzustellen. Das so *umgängig Verbrauchte*,

> *Durchdachte*, aber nicht eigens *Bedachte* eines philosophischen Denkens nennen wir die operativen Begriffe. Sie sind – bildlich gesprochen – *der Schatten einer Philosophie.*“ (Fink 1957, 185 f.)

Jetzt ist es natürlich nicht so, dass nur die Philosophie mit thematisch unaufgelösten Begriffen operiert, sondern das Wesen jeder wissenschaftlichen Untersuchung ist es, dass nicht jeder Begriff eigens geklärt wird, sondern nur die entscheidenden Leitbegriffe thematisch fixiert werden. Daher werden auch in dieser Arbeit nur die notwendigen Grundbegriffe in thematische Begriffe übergeführt. Einer der leitenden Hauptbegriffe dieser Untersuchung ist der Begriff der „ästhetischen Erfahrung“. Im Ästhetikdiskurs der letzten Jahre ist er aus vielen verschiedenen Gründen zu einer Art Leitbegriff avanciert. Der Begriff sagt zunächst, dass eine Ästhetik, die auf der Höhe der gegenwärtigen Diskurse argumentieren möchte, vom Begriff der Erfahrung auszugehen hat und dass sich gegenwärtige Besinnungen zur Ästhetik nicht in einer Kunstphilosophie, nicht in einer Theorie des Schönen oder in einer allgemeinen Wahrnehmungstheorie erschöpfen. Die ursprüngliche Hinwendung zum Begriff der ästhetischen Erfahrung war kunsttheoretisch motiviert (vgl. Küpper u. Menke 2003, 9), da die moderne Kunst einen so erweiterten Kunstbegriff inaugurierte und voraussetzte, dass eine Kunsttheorie, die diesen Entwicklungen nicht hinterherhinken wollte, nicht mehr vom Werkcharakter des Kunstwerkes ausgehen konnte, den sie in ihren Leitbegriffen aber immer noch voraussetzte. Eine ganze Reihe von Unterscheidungen aus der voravantgardistischen Kunst – zum Beispiel die Scheidung von Künstler, Kunstrezipient und Kunstwerk oder die Opposition von Werk und Umgebung, von Kunst und Leben, Gestaltung und Zufall, Stil und Beliebigkeit – oder die den außeralltäglichen Raum der Kunst markierenden, die Kunst vom Alltag abhebenden Symbole, der Sockel der Plastik, der Rahmen des Bildes, die Rampe des Theaters, wurden mit den Impulsen der historischen Avantgarde, und wieder aufgegriffen durch die Neoavantgarde, in Frage gestellt. Die Orte, die traditionell der ästhetischen Rezeption vorbehalten waren – Konzerthaus, Theater, Galerie, Museum, Buch – wurden negiert und als Austragungsorte für das, was Kunst sein soll, verweigert (vgl. Bürger 1974; Poltrum 2005, 115; Heuner 2008). Wenn so unterschiedliche Dinge wie das *Ready-made* von Duchamp, die *Schießbilder* von Niki de Saint Phalle, Arnulf Rainers *Selbstübermalungen*, Yves Kleins *Anthropometrie* (1960), dessen Erklärung, ganz Paris sei für einen Tag ein Kunstwerk (der Himmel, die

Straßen, alle Ereignisse an diesem Tag), das *Orgien-Mysterien-Theater* eines Hermann Nitsch oder Marina Abramović's Performance *The Artist is present* (2010) zu den ästhetischen Aktivitäten und Strategien der modernen und postmodernen Kunst gehören, dann ist der einzige Angelpunkt für eine Theorie, die diese äußerst unterschiedlichsten künstlerischen Statements noch einigermaßen in einem kunsttheoretischen Diskurs bzw. mit einem zentralen Begriff zu fassen vermag, der Begriff der ästhetischen Erfahrung. Wenn aber nicht mehr der Werkbezug oder der Gegenstandsbezug Auskunft darüber gibt, wann Kunst folgt, sondern es die Art und Weise ist, wie wir dem, was als Kunst gilt oder gelten möchte, begegnen, nämlich durch die ästhetische Erfahrung, dann kann diese Erfahrungsweise prinzipiell auch Gegenständen entgegengebracht werden, die nichts mit Kunst zu tun haben oder in die Region der Kunst fallen möchten. Denn es gibt sehr viele Erfahrungen, die der Kunsterfahrung ähnlich sind, aber nichts mit Kunst im traditionellen Sinn zu tun haben.

> „Eine Ästhetik, die vom Begriff der Erfahrung ausgeht, kann nicht auf eine Theorie der Kunst zentriert bleiben. Denn sobald die Werke der Kunst aus der Perspektive ihrer Erfahrung in den Blick genommen worden waren, musste deutlich werden, dass es eine Vielzahl nicht-künstlerischer Gegenstände gibt, an denen sich Erfahrungen machen lassen, die mit den an Kunstwerken gemachten hinreichend viel gemeinsam haben, um sie unter demselben Begriff des Ästhetischen einzuordnen. Die ursprünglich kunsttheoretisch motivierte Wendung zur ästhetischen Erfahrung hat daher zu einer grundlegenden Reorganisation, oder eher zu einer grundlegenden Öffnung und Pluralisierung, des Feldes der Ästhetik geführt; Design, Mode, Körpertechniken, Medien, Natur – all dies gehört nun auch dazu." (Küpper u. Menke 2003, 9)

Die in der vorliegenden Arbeit leitende Idee ist die Erkenntnis, dass es sich bei der Psychotherapie – vor allem dann, wenn in der Behandlung so etwas wie Verstehen, Neuverstehen des Lebens, Horizonterweiterung, Neuschreibung der Biografie, Neurosendekonstruktion etc. gelingt – um einen Erfahrungstypus handelt, der in die Kategorie und den Begriff der ästhetischen Erfahrung fällt. (vgl. Callender 2006; Poltrum u. Heuner 2015; Gödde et al. 2015) Es gibt also außer der Kunst noch eine ganze Reihe anderer ästhetischer Phänomene, und die Psychotherapie, das wird diese Arbeit zeigen, ist eines davon. Im Begriff der ästhetischen Erfahrung liegt auch, dass der Erfahrungsbegriff nicht einen neutralen Begriff der Wahrnehmung, Registration, Rezeption, Kenntnisnahme einer Information oder eines Datums meint, sondern Erfahrung im Begriff der ästhetischen Erfahrung meint „eine Weise, sich in der Welt zu orientieren" (Küpper u. Menke 2003, 11). Wenn man nun versucht, dem Wesen des Begriffes der ästhetischen Erfahrung näherzukommen – was nicht Gegenstand dieser Untersuchung ist, jedoch bei der Frage nach der Spezifität der psychotherapeutisch-ästhetischen Erfahrung eine gewisse Rolle spielt (vgl. Zirfas 2015, 59–71) –, dann geht einem das, was eine ästhetische Erfahrung zum Denken und Anschauen gibt, nicht an irgendeiner beliebigen ästhetischen Erfahrung auf, sondern nur an einer ganz ausgezeichneten ästhetischen Erfahrung, wie Günther Pöltner in treffender Weise in seiner phänomenologischen Ästhetik festhält (Pöltner 2008, 17). So wie einem das, was das Wesen eines guten, heilenden Gesprächs ausmacht, nicht durch jedes beliebige Gerede aufgeht, sondern wohl nur an den ausgezeichneten Gesprächen, in denen Erkenntnis und Horizonterweiterung durch das Zur-Sprache-Gebrachte stattfindet, so geht einem das, was ästhetische Erfahrungen leisten, nur an einer ganz speziellen und herauszuhebenden ästhetischen Erfahrung auf: der Erfahrung des Schönen.

> „Nicht an jeder beliebigen, sondern an den hohen und großen Erfahrungen kann uns aufgehen, was es heißt, eine Erfahrung zu machen, die gemeinhin als ästhetisch bezeichnet wird. Freilich sind es nicht besonders gekennzeichnete, ‚ästhetische Objekte', die uns eine ‚ästhetische' Erfahrung verbürgen. Was die Chance einer wirklichen Erfahrung eröffnet, ist einerseits die Art und Weise, wie sich uns die Dinge zeigen, und andererseits unsere Offenheit, sich auf dieses Sich-Zeigen einzulassen. Man kann mit etwas ‚ästhetisch Wertvollem' zu tun haben, ohne dass es zu einer wirklichen ‚ästhetischen' Erfahrung kommt, wie sich umgekehrt eine solche Erfahrung durchaus an der Präsenz von Unscheinbarem entzünden kann. Freilich: Welche Erfahrung eine ‚große' und ‚hohe' ist und welche nicht – dafür gibt es keine außerhalb der Erfahrung liegenden Kriterien. Für die Ermittlung solcher Kriterien, mit deren Hilfe die gesuchte Erfahrung identifiziert werden könnte, wäre ja wiederum die entsprechende Erfahrung vorausgesetzt. Aber nochmals: Daß die gesuchte Erfahrung Kunsterfahrung und also die *Kunst* das maßgebliche ästhetische Phäno-

men ist, das darf eine philosophische Ästhetik gerade nicht fraglos voraussetzen." (Pöltner 2008, 17)

Für Günther Pöltner ist klar, dass die Erfahrung des Schönen, die sich an hohen Gegenständen, aber auch an scheinbar bedeutungslosen entzünden kann – die auch nicht an sichtbar Wahrnehmbares geknüpft ist, ein Gespräch, eine Beziehung etc. kann schön sein –, die Erfahrung darstellt, von der die Philosophische Ästhetik auszugehen hat. Wenn man heute den Diskurs über das Schöne bzw. die Erfahrung des Schönen aufnimmt, dann wird man von verschiedenen Seiten kritisch unter die Lupe genommen. Gerade Kunsttheoretiker, die die ästhetische Erfahrung der Kunst als die entscheidende ästhetische Erfahrung betrachten, neigen dazu, wenn man von der Rolle und Bedeutsamkeit der Schönheitserfahrung redet, anzunehmen, man argumentiere nicht ganz auf der Höhe der Zeit oder würde ein vormodernes Ästhetikverständnis privilegieren. In der von uns gegründeten *European Society of Aesthetics and Medicine* (bestehend seit 2005, siehe dazu: Musalek u. Poltrum 2011, 9 f.) wurden dazu einige heftige Debatten geführt. Eingewendet wurde von kunsttheoretischer Seite, dass die Kunst ja spätestens mit der Moderne und ihren avantgardistischen Entgrenzungen nicht mehr schöne Kunst sein wolle und dass die Reflexion auf das Schöne apolitisch und kitschig und daher nicht up to date sei. Von medizinischer Seite wurden andere Bedenken ins Treffen geführt: Erstens war oft zu hören, da Schönheit im Auge des Betrachters liege und subjektiv sei, lasse sich durch die ästhetische Erfahrung keine allgemeingültige Erkenntnis gewinnen. Zweitens wurde darauf verwiesen, dass sich Schönheitsideale im Laufe der Geschichte verändern und z.B. die Modelle der Barockzeit (siehe Rubens) sich erheblich von den heutigen Laufstegmodels unterscheiden. Was schön sei, so wurde geschlossen, sei subjektiv und historisch relativ. Drittens wurde behauptet, Schönheitsideale hätten etwas Stacheliges, denn all jene, die nicht in das Idealbild fallen, würden indirekt durch den vergleichenden Blick auf das Ideal diskriminiert und abgewertet. Viertens wurde schließlich geschlossen, werde man durch die Beschäftigung mit dem Schönen geblendet, diese lenke nur vom Übel und den Missständen der Gegenwart ab, es sei sogar in einem gewissen Sinn unethisch, sich angesichts des Schrecklichen und des Elends in der Welt mit dem Schönen zu beschäftigen. Die vier Argumente stimmen unter der Prämisse der neuzeitlichen Subjektphilosophie, die das Schöne vom Menschen her denkt. Im Ausgang der hermeneutischen Phänomenologie Heideggers muss man der Gegenwart die Diagnose „Subjektivierung des Schönen" (Gadamer 1960), „Schönheitsvergessenheit" (Poltrum 2005) und „Marginalisierung des Schönen" (Pöltner 2008) vorhalten. Was die ästhetische Erfahrung der Psychotherapie ist und für die Behandlung des Homo patiens zu leisten vermag, ist Gegenstand der vorliegenden Untersuchung.

Der Gang der Untersuchung gliedert sich in acht Abschnitte. Der erste Abschnitt (Metahermeneutik: Philosophie und Psychotherapie) behandelt, vermittelt durch den Zentralbegriff der Hermeneutik – der in den drei für diese Arbeit maßgebenden Psychotherapierichtungen, der Psychoanalyse, der Daseinsanalyse und der Existenzanalyse, operativ und thematisch wird –, die allzu oft verschleierte Tatsache, dass die psychoanalytische „Tiefenhermeneutik" (Habermas 1973, 267 f.; Lorenzer 2000, 309) die daseinsanalytische Hermeneutik der Eigentlichkeit (Binswanger, Boss) und die existenzanalytische Hermeneutik des Sinns (Frankl) implizit und explizit philosophische Theoreme im Hintergrund ihrer Theoriebildung haben und daher für die von uns auszuarbeitende *Philosophische Psychotherapie* besonders affin und fruchtbringend sind. Im zweiten Abschnitt (Ästhetik: Philosophische Psychotherapie) geht es im Wesentlichen um die Klärung der Grundbegriffe und um den ersten systematischen Aufweis, warum die ästhetische Erfahrung des Schönen psychotherapeutisch zu nutzen ist. In den darauf folgenden Abschnitten (III. Klinisches Philosophieren mit Patienten; IV. Reiz und Rührung. Cinematherapie in der Suchtbehandlung) wird gezeigt, wie die ästhetische Erfahrung im klinischen Kontext im eigens dafür entwickelten Therapieprogramm am Anton Proksch Institut zum Einsatz kommt. Seit 2003 arbeite ich als „Klinischer Philosoph" bzw. „Philosophischer Psychotherapeut" mit Patienten, welche die Hauptdiagnose einer Abhängigkeitserkrankung haben, im Gruppen- und Einzelsetting psychotherapeutisch zu unterschiedlichen philosophischen Themen. Die daraus gewonnenen Erfahrungen und einige Daten zu einer von uns durchgeführten Pilotstudie sollen dazu präsentiert werden. Im ebenfalls eigens von mir entwickelten Kinotherapieprogramm und den dazugehörigen Gruppen- und Einzelnachbesprechungen zur Kinotherapie bzw. in meiner „Philosophischen Großgruppe", in der einzelne Filmszenen philosophisch-therapeutisch behandelt werden, arbeite ich seit mehreren Jahren daran, vermittelt durch Filme oder einzelne Filmszenen, psychotherapeutische Veränderungsprozesse einzuleiten. Seit 2009 – ca. sechs bis acht

Monate im Jahr – wird jeweils einmal pro Woche, am „Kinodienstag", in einem der großen Seminarräume des Anton Proksch Instituts über Großbildleinwand ein Film gezeigt und am darauffolgenden Tag bzw. unmittelbar nach der Filmvorführung nachbesprochen. Ziel unserer Bemühungen ist es, mit einer Reihe ausgewählter Filme (vgl. Poltrum 2009/1, 47–52), welche über die Handlungsvollzüge der Filmprotagonisten eine „gelingende Lebensveränderung" zeigen, und durch die gezielte Nachbesprechung einzelner Schlüsselszenen „positiv auf die Veränderungserwartung" (Grawe 2000) der Patienten Einfluss zu nehmen. Indem über Filme gelingende Lebensveränderungen der Protagonisten exemplarisch gezeigt und die dahinter liegenden Sinnmotive besprochen werden, lässt sich auf die Sinndimension menschlichen Seins verweisen und die Hoffnung auf ein schönes Leben induzieren.

Filme können im Rahmen der Kinotherapie in der gesamten Länge gezeigt und dann nachbesprochen werden oder, wie wir es im Rahmen unserer „Philosophischen Großgruppe", unserer „Vorlesung zur Lebenskunst" (Philosophievorlesung für Patienten) seit Herbst 2011 praktizieren (ca. 45–60 Teilnehmer pro Sitzung), durch geschnittene und ausgewählte Filmszenen in der Länge von fünfzehn bis dreißig Minuten appliziert werden. Der Vorteil ausgewählter Filmszenen ist der, dass nach wenigen Minuten eine geeignete Gestimmtheit und affektive Rührung erzeugt wird, um dann ein philosophisches Thema medikamentenähnlich zu verabreichen. Die vielleicht augenscheinlichste Einflusssphäre der Cinematherapie, das zeigen die Erfahrungen mit der Kinotherapie am Anton Proksch Institut, ist die Beeinflussung der Stimmungen der Rezipienten. Es ließe sich dabei die These aufstellen, dass kinotherapeutische Interventionen nicht nur direkt die Stimmungen der Patienten beeinflussen, sondern dass gezielt ausgewählte Filme medikamentenähnliche Effekte haben. Effekte als „mood-stabilizer" – wenn man so möchte. Drückende Grundstimmungen, in denen Patienten das Vertrauen in sich und die Welt verloren haben, können durch Filme, die Protagonisten zeigen, welche ihr Leben im Durchgang durch eine Krise meistern, temporal gehoben werden. Das kann so weit gehen, dass die vermittelte und durch cineastische Interventionen erzeugte Gestimmtheit der Aufgehobenheit eine temporale, emotionale Behausung schafft. Erstaunlich ist dabei, dass nicht erst die moderne Kinotherapie diese Zusammenhänge entdeckt hat, sondern dass es bereits seit der Ära der Stummfilmzeit Versuche zur Nutzung der Kinotherapie im psychiatrischen Kontext gegeben hat und einen medizinischen und psychotherapeutischen Diskurs über die Idee, das Medium Film als Therapeutikum einzusetzen.

Im fünften Abschnitt (Eutopie, Dystopie, Kolonie. Utopisches Denken in der Psychotherapie) wird das blochsche Prinzipium „Hoffnung", die Rolle des Wünschens, Sehnens, Tagträumens und utopischen Denkens, und sein Stellenwert für die *Philosophische Psychotherapie* geklärt. Mit Ernst Bloch, dem Großmeister des Utopiediskurses wird darauf verwiesen, dass jede Form des utopischen Denkens – ein Begriff, der hier affirmativ verwendet wird – innerhalb der Dialektik von Wirklichkeit und Möglichkeit arbeitet. Das ist für die Psychotherapie vor allem auch darum interessant, weil eine Diagnostik der Ressourcen immer auch Möglichkeitshorizonte, Möglichkeiten der Lebensneugestaltung zu eröffnen hat. Im utopischen Denken geht es um die Eröffnung von solchen Möglichkeiten, die auch real werden können, um das, was Ernst Bloch als „konkrete Utopie" bezeichnet hat. Während Freud primär vom Nachttraum handelt, vom Nicht-mehr-Bewussten, vom Unbewussten, das aus der Verdrängung resultiert und in die Vergangenheit weist, spricht Bloch von der Wichtigkeit des Tagtraumes, vom utopischen Noch-nicht-Bewussten, und vom Unbewussten der anderen Seite, das in die Zukunft deutet und anzeigt, was Erscheinung und real werden möchte. Utopien – Topos heißt Ort, Utopie, U-Topos oder A-Topos bedeutet Nicht-Ort, Noch-nicht-Ort – lassen sich in Eutopien, in gute Orte, und in Dystopien, schlechte, negative Orte, einteilen. Psychotherapie hat immer auch mit dem Aufsuchen von realen oder imaginären Eutopien und Dystopien zu tun und kann als Entkolonialisierung – die Kolonie wäre der Gegenbegriff zur Utopie – negativ besetzter Orte verstanden werden. Ferner wird in diesem Kapitel auch auf das topologische Denken Heideggers (vgl. Poltrum 2005, 47–87), auf Foucaults Überlegungen zu den „Heterotopien" (Foucault 1966) eingegangen und argumentiert, dass eine *Philosophische Psychotherapie* vor allem die guten und sicheren Orte der Vergangenheit, Gegenwart und Zukunft im Fokus zu haben hat. Wenn die guten und schönen Orte des Lebens aufgesucht werden, dann wird Psychotherapie zur „Topophilie" (Bachelard 1987, 25).

Im sechsten Abschnitt (Musen und Sirenen. Orpheus als Psychotherapeut) wird das Hauptmedium der Psychotherapie, die Sprache, zum Gegenstand der Reflexion. Immer dann, wenn Psychotherapie wirkt, hat das etwas mit dem Wesen der Sprache und mit dem Wesen des Dichterischen zu tun. Bereits Anna O. hat von der *talking cure* gesprochen, Freud von der Wunder-, Zauber- und Heilkraft der Worte (Freud 1890, 17) und Shakespeare hat gemeint: „Gib Worte deinem Schmerz: Gram, der nicht spricht, presst das beladne Herz bis dass es bricht." (vgl. Lang 2000, 112) Eine tiefere Phänomenebene markierend, stellte Freud einst die Frage: „Wie wird etwas bewusst? (...) Und die Antwort (...) durch Verbindung mit den entsprechenden Wortvorstellungen." (Freud 1923, 289) Symptome, das ist ja die bahnbrechende Idee der Psychoanalyse gewesen, vergehen „mit dem Wissen um ihren Sinn" (Freud 1917, 311). Bei diesem Wissen um den Sinn des Symptoms handelt es sich um einen Akt der Versprachlichung. Einem Symptom wird eine Bedeutung verliehen, eine Erzählung und Narration entsteht, die in der Lage ist, den bösen Zauber des Symptoms zu brechen. Im Lichte der strukturalen Psychoanalyse stellt sich der Zusammenhang zwischen Symptom, Versprachlichung und Zeitlichkeit neu dar. Etwas wird dann zum Symptom, wenn es nie bedeutsames Zeichen war, nie versprachlicht wurde oder aber so versprachlicht wurde, dass sich immer wieder dieselbe Erzählung wiederholt. Symptome sind Zeichen, die immer wieder in denselben bedeutungsverleihenden Akten denselben Sinn, denselben einsinnigen und einengenden Sinn erhalten. Die Neuverknüpfung und Neugenerierung von Bedeutung, das freudsche Verschwinden des ‚Symptoms mit dem Wissen um seinen Sinn', stellt dann aber streng genommen eine Bedeutungsintention dar, die aus der Zukunft und nicht aus der Vergangenheit her rührt. In der strukturalen Psychoanalyse stellt sich dieser Zusammenhang folgend dar: „das Symptom stellt eine verstümmelte, verzerrte Spur dar, das Fragment einer Wahrheit, die aber nicht schon im Vorhinein in der Tiefe des Unbewussten auf uns wartet, sondern erst am Ende des psychoanalytischen Prozesses konstruiert sein wird. Der Sinn des Symptoms wird von der Analyse nicht aufgedeckt, sondern konstruiert." (Žižek 1991, 9) Damit sind wir aber bei dem, was der Begriff der Poiesis immer schon meinte. Platon hierzu: „Du weißt doch, dass Dichtung (ποίησις, poiesis) etwas gar Vielfältiges ist. Denn was nur für irgendetwas Ursache wird, aus dem Nichtsein in das Sein zu treten, ist insgesamt Dichtung." (Platon 205c) Psychotherapie ist in diesem ontologischen Sinn Dichtung und Orpheus, der berühmteste Sänger und Dichter der Antike, kann dann, quasi als „Lehrtherapeut", von dem moderne Psychotherapeuten einiges lernen können, befragt werden. In der Begegnung des Orpheus mit den Sirenen und in der Überlebensstrategie, die Orpheus angesichts der tödlichen Verführung durch den Gesang der Sirenen wählt, liegen darüber hinaus einige Motive verborgen, die psychotherapeutisch zu beleuchten und zu verwerten sind. Im Rahmen des Orpheus-Programms des Anton Proksch Instituts, in dem philosophische und ästhetische Therapiekonzepte integraler Bestandteil des Rehabilitations- und Behandlungsprogramms sind, wird unseren Suchtpatienten seit Jahren (12.000 Patienten werden pro Jahr behandelt, 10.000 ambulant und 2.000 stationär) die Geschichte von Orpheus und den Sirenen erzählt, da in dieser Erzählung das Wesen der Suchtbehandlung und das Wesen des Ausstiegs aus der Sucht thematisch wird. Narrationen sind für Patienten essenziell, um ihre individuelle Geschichte in einer größeren, archetypischen Erzählung wiederzufinden. Das zu bewerkstelligen, ist von jeher die Aufgabe des Mythos.

Im siebten Abschnitt (Die großen Philosophen als Psychotherapeuten) wird gezeigt, dass „Philosophie (…) als Heil- und Hilfsmittel im Dienste des wachsenden, kämpfenden Lebens angesehen werden (…)" kann (Nietzsche 1886, 284) und die großen Philosophen immer auch Psychotherapeuten waren. Durch eine exemplarische Studie zu Friedrich Nietzsche, dem großen Inspirator Freuds (Kaiser-El-Safti 1987; Figl 1996; Gasser 1997), soll gezeigt werden, wie ästhetische und noetische Ressourcen aussehen können und wie Philosophie so etwas wie eine „kognitive Selbstmedikation" sein kann. Der „innere Weise" oder der „innere Therapeut", den jeder Mensch in sich trägt, tritt oft als guter Gedanke, wohltuende Vorstellung oder tröstende Kognition auf und im Falle von Philosophen, die an psychischen, körperlichen und/oder existenziellen Problemen leiden, oft in Form derer Philosophie. Die Philosophie eines Denkers kann somit *auch* als autotherapeutische Medikation fungieren. Im Falle Nietzsches, der an vielen Beschwerden und Gebrechen laborierte, übernimmt die Figur des Zarathustra autotherapeutische Funktionen. Anders gesagt: Der Archetyp des „inneren Heilers" begegnet Nietzsche in Gestalt des Zarathustra. Doch Nietzsche ist nicht nur sein eigener Therapeut, sondern dadurch, dass die mannigfaltigen Leiden des Philosophen Nietzsche auch mit dem Leiden am Geist der Zeit, in der er lebte, zu tun haben, z.B. dem Zusammenbruch der Metaphysik, ist Nietzsche auf vielen verschiedenen Ebenen gleichzeitig Diagnostiker, Patient und Psychotherapeut in einer Person. Neben Nietzsche wird in diesem Abschnitt auch auf seinen großen Gegenspieler Platon eingegangen und ergänzend zu Nietzsches „Entlarvungspsychologie" bzw. Freuds „Tiefenpsychologie" die „Höhen- und Transzendentalpsychologie“ Platons vorgestellt. Weiters werden die therapeutischen Implikationen der Ästhetik Friedrich Schillers und der Philosophie der Stoa in diesem Abschnitt behandelt.

Im letzten Teil der Studie (Lebenstempo, Arbeit und Burnout. Zur Pathologie der Spätmoderne) wird eine uralte Tradition der Philosophie aufgenommen: die Tradition der philosophischen Diagnostik. Die großen Philosophen haben sich immer als Diagnostiker ihrer Zeit verstanden und, wenn sie feststellten, dass in ihrer Zeit etwas aus dem Lot geraten ist, auch als Therapeuten der jeweiligen Pathologie des Zeitgeistes. Im abschließenden Beitrag dieser Arbeit soll es vor allem um eine philosophische Diagnostik gehen, um den Versuch, im Blick auf das Burnout-Phänomen etwas vom Geist oder Ungeist der Zeit zu erfahren, herauszufinden, was denn für die Spätmoderne, in der wir leben, charakteristisch ist. Eine meiner Thesen ist, dass sich in manchen psychopathologischen Störungen die Symptome der „Pathologie des Zeitgeistes“ (vgl. Frankl 1996, 193–198) ganz besonders deutlich zeigen. Insbesondere das Burnout-Syndrom scheint sich in besonderem Maße dazu zu eignen, den objektiv schwer zu fassenden Symptomen der Gegenwartskultur nachzugehen. Um dies ausführlich tun zu können, wird die Ideengeschichte der Arbeit rekonstruiert, werden Parallelen zwischen der ersten Modediagnose der Moderne, der Neurasthenie, und der postmodernen Modediagnose Burnout gezogen und die Strategien der Entschleunigung und der Kunst des Verweilens thematisiert, die allesamt Strategien darstellen, um der Beschleunigung des Lebenstempos in der Spätmoderne etwas entgegenzusetzen.

Wo es aber um Langsamkeit, Entschleunigung und die Kunst des Verweilens geht, da kommt die Erfahrung des Schönen ins Spiel, denn das Schöne verlangt den langsamen und verweilenden Blick, um zum Vorschein zu kommen. Damit schließt sich der hermeneutische Gang der Untersuchung und kehrt an seinen Anfang zurück: dem Schönen als Therapeutikum.

I. Metahermeneutik: Philosophie und Psychotherapie

Seit geraumer Zeit wird von verschiedenster Seite der Ruf laut, die Geisteswissenschaften mögen sich wieder verstärkt um lebenspraktische Relevanz bemühen. Es häufen sich die Versuche, die Wichtigkeit der *Humanities*, insbesondere der Philosophie, für das Leben zur Geltung zu bringen. Beginnend in den 1980er Jahren in Deutschland und den USA und seitdem ausgewachsen zu einer internationalen Bewegung behauptet sich Philosophie als alternative Form der Individualberatung im Nahefeld von Psychotherapie, Lebensberatung und Coaching (vgl. Ruschman 1999). Philosophische Praxis (Marquard 1989, 1307) bzw. *Philosophical Counseling* wurde so zu einer interessanten Ergänzung von Therapie und Beratung. Sie wird meist von akademisch gebildeten Philosophen ausgeübt und versteht sich als „professionell betriebene philosophische Lebensberatung“ in der „Praxis eines Philosophen.“ (ebd.) Mittlerweile haben sich die meisten Philosophischen Praktiker in verschiedenen nationalen und internationalen Gesellschaften zu Berufsverbänden zusammengeschlossen. Doch nicht nur in diesem Sektor wurde die lebenspraktische Relevanz der Geisteswissenschaften unter Beweis gestellt, sondern auch im engeren medizinischen Kontext gibt es die Forderung, die gegenwärtig in Hochkonjunktur befindliche Orientierung an einer *Evidence-based Medicine* durch eine die Geisteswissenschaften mitreflektierende Medizin zu ergänzen. Im angelsächsischen Raum laufen diese Bemühungen unter dem Code *Medical Humanities*. (vgl. Evans 2001) Gerade die Medizin ist durch ihr Arbeitsfeld, in dem Krankheit, Leid und Tod alltägliche Grundphänomene sind, nicht nur mit ethischen Fragen konfrontiert, die sich mittlerweile in Bio-, Medizin-, Pflege- und Psychotherapieethik widerspiegeln (Hutterer-Krisch 2001, Langenbach 1999, Pöltner 2003, 67–80, Pöltner 2002, Körtner 2004) sondern hat es vor allem mit Menschen zu tun, die sich in diesen Grenzsituationen (Jaspers 1994, 201–255) befinden. Während es gegenwärtig im Diskursfeld der *Medical Humanities* darum geht, Philosophie, Religion, Musik, Literatur, Film, Kunst etc. in die Medizin und Therapie einzubeziehen bzw. die Bedeutsamkeit dieser den Geisteswissenschaften zugerechneten Disziplinen für die Medizin zu reflektieren, war es zur Zeit der Entstehung der Psychotherapie vor allem die Philosophie, genauer gesagt die Willensmetaphysik, welche vermittelt über die Psychoanalyse in der Medizin etwas über den Menschen zu sagen hatte. (vgl. Kaiser-El-Safti 1987, Figl 1996, Nagl et al. 1997, Marquard 1987) Damit wurde aber auch, wie noch zu zeigen sein wird, erstmals die Hermeneutik in der Medizin relevant. Vor allem in der zweiten Hälfte des vergangenen Jahrhunderts waren es dann Existenzphilosophie und Phänomenologie, von denen im Bereich der Psychiatrie bzw. der Psychotherapie einige Impulse zur Neuorientierung ausgingen. Hier wäre der Einfluss der phänomenologischen Wertlehre, insbesondere jener Max Schelers (Scheler 1916), auf die Entwicklung und Entstehung der Logotherapie und Existenzanalyse Viktor E. Frankls ebenso zu nennen (vgl. Frankl 1995, 42; Spielberg 1985, 55–70; Batthyány 2005) wie die Wirkung der Phänomenologie Edmund Husserls und vor allem jener Martin Heideggers auf Ludwig Binswanger (Binswanger 1962, Artl u. Zenka 1992) und Medard Boss (Heidegger 1994 u. Boss 1999) und die dadurch entstandene Psychotherapierichtung der Daseinsanalyse (Vetter 1992). Als neueste Versuche, von phänomenologischer Seite her die Philosophie der Psychotherapie zu befruchten, dürften wohl die von Rolf Kühn unternommenen Bemühungen gelten, Psychotherapie im Lichte der französischen Lebensphänomenologie Michel Henrys Grund zu legen (vgl. dazu: Kühn u. Stachura 2005, Funke u. Kühn 1994, Kühn 1995). Ebenfalls von hoher Aktualität sind in diesem Zusammenhang die Arbeiten von Wilhelm Schmid, der ausgehend von der im Spätwerk Michel Foucaults explizierten Idee einer *Ästhetik der Existenz* die historisch gewordene Arbeitsteilung von Philosophie und Psychotherapie neu überdenkt. Schmid hat mit einer Reihe von Untersuchungen zu einer neuen Lebenskunst dieses Diskursfeld begründet (Schmid 1998, 2000a, 200b, 2005) und darauf verwiesen, dass man in der Antike Philosophie immer schon als therapeutisch orientierte Lebensweise verstand. Diese lebenspraktische Ausrichtung der Philosophie wanderte später in christliche spirituelle Praxis ab und ging der europäischen Philosophie seit ihrer Etablierung an den spätmittelalterlichen Universitäten weitgehend verloren. In der modernen Psychotherapie wird das alte Lebenskunstwissen der Tradition wiederbelebt:

> „Das brachliegende Feld der philosophischen Lebenskunst wird im 20. Jahrhundert stattdessen von Psychologie, Psychotherapie und Psychoanalyse bestellt, und es entstehen neue Philosophien, in denen sich einige Lebenskunstmotive wieder finden." (Schmid 1998, 38)

Es ist sicher kein Zufall, dass in Zeiten kultureller Umbrüche, in Zeiten des Fragwürdigwerdens von Traditionen das Bedürfnis nach Lebenswissen erwacht, sei es jetzt explizit als Thema einer philosophischen Lebenskunst wie bei Foucault oder Schmid, kanalisiert in hermeneutisch orientierten Psychotherapien wie Psychoanalyse, Daseinsanalyse, Logotherapie/Existenzanalyse oder in der internationalen Bewegung des *Philosophical Counseling*. Nach Lebenskunst wird immer dann gefragt, wenn sich das Leben nicht mehr von selbst versteht, in welcher psychischen oder kulturellen Situation dies auch immer sein mag (vgl. Gödde u. Zirfas 2014). Was jedoch bei einer Analyse des Lebenskunstdiskurses und jenes des Philosophical Counseling auffällt, die in einer Reihe sehr interessanter Abhandlungen (vgl. Poltrum 2010, 11, Anm 15.) durchgeführt worden ist, ist die Tatsache, dass sich Philosophie zwar mittlerweile sehr gut im außeruniversitären Feld, in philosophischen Praxen etablieren konnte, es jedoch kaum Bemühungen gibt, Philosophie auch institutionell im Bereich der Medizin, mit Ausnahme medizinethischer Reflexion, zu verankern. Die einzigen mir bekannten Versuche sind diejenigen Wilhelm Schmids, der sporadisch an einer Zürcher Klinik für diverse Patientenanliegen als philosophischer Praktiker und Gesprächspartner zur Verfügung steht (vgl. Schmid 2002), bzw. mein eigener Versuch im Anton Proksch Institut, einer der größten und führenden Suchtkliniken in Europa, mit einer philosophischen Gruppentherapie und philosophischen Sprechstunde, die ersten empirischen Erfahrungen mit der Wirkung von *Klinischer Philosophie* bzw. *Philosophischer Therapeutik* zu machen.

Aus Kenntnis dieser Diskursfelder bzw. aus eigenen Erfahrungen als *Klinischer Philosoph und Psychotherapeut* ist die Idee einer klinisch relevanten *Philosophischen Psychotherapie* entstanden. Es wäre denkbar und wünschenswert als Normalität, dass jedes Spital ab einer gewissen Bettenzahl einen Philosophen anstellt. Was würde dieser Philosoph tun? Er wäre einerseits Ansprechpartner für Patienten, die gerade durch Krankheit, Leid, Tod und andere Grenzsituationen ein metaphysisches Bedürfnis haben bzw. von Fragen bedrängt werden, welche traditionell in der Philosophie verhandelt werden, und andererseits wäre er für die Ärzteschaft *der* Berater bei medizin-, psychotherapie- und pflegeethischen Problemstellungen. Eine weitere Arbeitsaufgabe des *Klinischen Philosophen* wäre die Institutionalisierung von Vorlesungen zur Lebenskunst – im Anton Proksch Institut gibt es solche Vorlesungen seit 2007 – da es gerade in Spitälern, durch die Situation des

Krankseins bedingt, ein vermehrtes Interesse an Lebenswissen gibt. Doch nicht jede Philosophie scheint mir im klinischen Kontext geeignet zu sein, gibt es doch genügend Philosophien, welche beispielsweise den „Freitod" als ethisch erlaubt ansehen. Solche Philosophien sind im klinischen Kontext – vor allem wenn es sich z.B. bei Suchtpatienten um die zweitgrößte Risikogruppe in Bezug auf Suizidalität handelt – geradezu kontraindiziert. Auch scheinen Philosophien mit pessimistischen Weltbildern in klinischen Kontexten, in denen Leid ohnedies an der Tagesordnung steht, wenig geeignet zu sein. Soll ‚Philosophie als Arzneimittel wirken' (Kant), dann müsste es sich um ressourcenorientierte Philosophien handeln. Wahrscheinlich sind nicht einmal die einzelnen philosophischen Entwürfe als ganze zu gebrauchen, sondern nur Teile davon für klinische Kontexte nutzbringend. So gibt es z.B. sehr viele Einsichten in der Philosophie Martin Heideggers, welche unbedingt in eine klinische Philosophie aufgenommen werden müssten, etwa die Dialektik von Eigentlichkeit/Uneigentlichkeit, der ganze Heidegger als Baustein einer klinischen Philosophie wäre jedoch problematisch, vor allem seine spätere, depressiv-pessimistisch anmutende Seinsgeschichte wäre im klinischen Kontext unangebracht. Ebenso gäbe es bei Plato einiges zu holen, der ganze Plato wäre aber untauglich, z.B. seine Soma-Sema-Lehre hätte in einer *Philosophischen Psychotherapie* nichts verloren. Es ginge also darum, die Philosophiegeschichte und die dort gewonnenen Einsichten bzw. Teile der einzelnen philosophischen Systeme auf Brauchbarkeit für eine klinische Philosophie zu befragen. Die ersten Schritte in diese Richtung sollen mit dieser Schrift geleistet werden. Vorweg soll hier nur soviel angedeutet werden, dass der Verdacht, die existenzanalytische und daseinsanalytische Psychotherapie könnten bei diesem Unternehmen als Metatheorie einer *Philosophischen Psychotherapie* fungieren, sich mehr und mehr erhärtet. Warum, das wird noch zu zeigen sein. Mittlerweile ist die Geschichte der Psychotherapie (vgl. Ellenberger 1970), von ihren Anfängen bis zu ihren innovativen Neuerungen in der Gegenwart, nicht nur kaum noch zu überblicken bzw. sind die im EU-Vergleich notwendigen Voraussetzungen der Ausbildung und Ausübung dieses Berufes so unterschiedlich, dass es problematisch ist, von *der* Psychotherapie zu sprechen – von *der* Philosophie, welche bei bestimmten psychopathologischen Störungen therapieaffin wäre, ganz zu schweigen. Um der unproduktiven Gefahr zu entgehen, ein heterogenes Feld mit dem anderen zu vermengen, ist eine solche Arbeit thematisch einzugrenzen. Es wird uns daher im ersten Abschnitt dieser Studie um philosophische Implikationen psychotherapeutischer Konzepte gehen und um die Klärung der hermeneutischen Grundannahmen einzelner psychotherapeutischer Schulen und philosophischer Theorien. Denn bei aller Heterogenität zwischen der lebenspraktischen Kompetenz der Philosophie und den therapeutischen Bemühungen der Psychotherapie, scheint mir der kleinste gemeinsame Nenner beider Disziplinen in der Sorge um das Wohl der Seele zu liegen. Philosophie und Psychotherapie bemühen sich seit jeher um das Verstehen und Neuverstehen des Lebens und wurzeln daher in einer Hermeneutik der Existenz. Wobei vor allem die analytisch verfahrenden Therapien Psychoanalyse, Daseinsanalyse und Logotherapie/Existenzanalyse Beachtung finden werden. Dass vor allem diese Richtungen der philosophischen Reflexion und Analyse zugänglich gemacht werden, hängt nicht nur mit dem philosophischen Fundament und der Nähe dieser Therapien zu philosophischen Fragestellungen zusammen, seien die jeweiligen anthropologischen Grundkonzepte, metaphysischen Vorentscheide, erkenntnistheoretischen Implikationen dieser Therapien – z.B. die willensmetaphysischen, (vgl. Kaiser-El-Safti 1987; Figl 1996; Marquard 1987; Vetter et al. 1988) hermeneutischen (vgl. Ricoeur 1974; Lorenzer 2000; Holzhey-Kunz 2001 u. 2002; Holm-Hadulla 1997) und phänomenologischen (vgl. Helting 1999; Spielberg 1985, 55–70; Batthyány u. Zsok 2005) Fundamente – nun expliziert oder nicht, sondern vor allem mit der Fragerichtung meiner Untersuchung, welche im Folgenden entfaltet werden soll.

1. Psychoanalytische Tiefenhermeneutik

Von Seiten der Psychoanalyse bzw. der epistemologischen Reflexion auf diese Therapierichtung wird betont, dass es sich bei dieser Psychotherapie um eine spezifisch angewandte Hermeneutik handelt. Freuds große Innovation, mit welcher er die Psychopathologie seiner Zeit reformierte, war der Aufweis, dass neurotische Symptome einen zu dechiffrierenden Sinn haben. „Eines Tages machte man die Entdeckung, dass die Leidenssymptome gewisser Nervöser einen Sinn haben. Daraufhin wurde das psychoanalytische Heilverfahren begründet.“ (Freud 1986, 79; Freud 1955, 282–301) Entsprechend dieser Ansicht ist es nicht verwunderlich, zahlreiche Metaphern in Freuds Œuvre zu finden, in denen die Arbeit des Analytikers mit jener des Sprachforschers verglichen wird, geht es doch in beiden Bemühungen darum, verhüllten Sinn „aus einer uns fremden Ausdrucksweise in die unserem Denken vertraute" zu übersetzen. (Freud 1986c, 62) Dabei ist die Annahme, dass es sich bei der Psychoanalyse um eine Hermeneutik handelt, nicht so eindeutig wie dies auf den ersten Hinblick aussehen mag. Vor allem Paul Ricœur hat mit seinem Freudbuch gezeigt, dass sich Freuds Werk „von Anfang an als eine gemischte, sogar zwiespältige Rede" darstellt, als eine Rede, die „bald Aussagen über – einer Energetik unterworfene – Kräftekonflikte macht, bald Aussagen über – einer Hermeneutik unterworfene – Sinnbeziehungen." (Ricœur 1974, 79) Das psychoanalytische Strukturmodell, die metaphorische Rede vom „psychischen Apparat" bzw. die Deutung des Intrapsychischen als Dynamik von gegenläufigen Kräften – von Es, Ich und Über-Ich – legt eine auf dem Modell der Energie- und Kräfteverteilung ansetzende und damit eine hermeneutische Perspektive ausschließende Naturalisierung des Psychischen nahe. Ricœur lässt jedoch keinen Zweifel, dass „die Psychoanalyse eine Hermeneutik ist." (ebd. 80) Zu einem ähnlichen Schluss kommt Jürgen Habermas in „Erkenntnis und Interesse". Freud begründe eine von „tiefenhermeneutischen" Prämissen getragene Humanwissenschaft, sehe darin aber eine Naturwissenschaft. Dieser von Habermas als „szientistisches Selbstmissverständnis" (Habermas 1973, 300 ff.) bezeichnete epistemologische Irrtum Freuds lag auch daran, dass es für die damalige Zeit unüblich schien, ja für Freud selbst eigenartig anmuten musste, Leistungen, die traditionell der Naturwissenschaft, sprich der Medizin vorbehalten waren, nämlich Krankheiten zu heilen, auf dem Hintergrund eines hermeneutischen Verstehensmodells, welches in den Geisteswissenschaften beheimatet ist, zu interpretieren. Freud, der Naturwissenschaftler und Neurologe, war sogar der Meinung, dass die Wirkung der Psychotherapie irgendwann durch die der Pharmakotherapie zu ersetzen sein wird. „Die Zukunft mag uns lehren, mit besonderen chemischen Stoffen die Energiemengen und deren Verteilung im seelischen Apparat direkt zu beeinflussen; (…) vorläufig steht uns nichts besseres zu Gebote als die psychoanalytische Technik." (Freud 1986e, 108) Dennoch, auch wenn Freud seine eigene Leistung im Lichte eines epistemologischen Irrtums interpretierte, erkennt Habermas klar, dass es sich bei der Psychoanalyse um eine Hermeneutik, genauer um eine „Tiefenhermeneutik" (Habermas 1973, 267 f.) verborgenen Sinns handelt. Dabei fasst Habermas die Differenz zwischen philologischer und psychoanalytischer

Hermeneutik vor allem vom unterschiedlichen Status her, den Sinnverzerrungen, Auslassungen bzw. Sinnentstellungen haben. Die den Sinn trübenden Auslassungen und Entstellungen von Texten, welche die philologische Kritik zu beheben versucht, gehen auf zufällige *externe Einwirkungen* zurück. Dabei haben die Sinnentstellungen, welche die philologische Hermeneutik beseitigt, keinen „systematischen Stellenwert." (ebd. 265) Das ist bei der Psychoanalyse anders. Hier gehe es gerade darum, die Sinnentstellungen von Träumen, Fehlleistungen und die in „unsinnigen" Symptomen manifestierten unbewussten Intentionen, d.h. die unbewussten Motive der Verstümmelung von Sinnzusammenhängen *als solche* zu erfassen. Die Sinnverzerrungen, mit welchen es der Psychoanalytiker zu tun hat, schreiben sich von unbewussten, *internen Einwirkungen* des Subjekts her und enthalten damit bewusste Intentionen überschreitenden Sinn. „Dilthey hatte die lebensgeschichtliche Erinnerung als Bedingung möglichen hermeneutischen Verstehens begriffen und damit das Verstehen an bewusst Intendiertes gebunden. Freud stößt auf systematische Trübungen der Erinnerung, die ihrerseits Intentionen zum Ausdruck bringen; diese müssen dann aber den Bereich des subjektiv Vermeinten transzendieren." (ebd. 266) Habermas deutet dann konsequenterweise das analytische Unternehmen, Unbewusstes in Bewusstes zu verwandeln, als Erkenntnis, die zum Typus der Selbstreflexion gehöre (ebd. 280) apostrophiert der Psychoanalyse richtigerweise die Intention der Aufklärung (ebd. 309) und kennzeichnet die Leistung der Analyse als „Tiefenhermeneutik". Für den Psychoanalytiker Alfred Lorenzer, der zur Entstehungszeit von „Erkenntnis und Interesse" eng mit Habermas zusammenarbeitete, stellt sich der Kern der neurotischen Sinndeformation – denn psychopathologische Phänomene präsentieren sich ja auf den ersten Blick als sinnwidrig, z.B. das zwanghafte Wiederholen von Handlungen – als „Zerstörung von Sprachspielen" dar. Damit wird auch für ihn die Hermeneutik, die er ebenfalls als „Tiefenhermeneutik" (Lorenzer 2000, 38) fasst, bedeutsam. In „Sprachzerrstörung und Rekonstruktion" geht es Lorenzer darum, „den klassischen psychoanalytischen Prozess" entgegen anderer Annahmen als „hermeneutisches Verfahren auszuweisen." (ebd. 36) Dabei liegt das Hauptinteresse in der Frage: Um welchen Verstehensmodus handelt es sich bei den Deutungen und Interpretationen des therapeutischen Erfassens von psychopathologischem Sinn. Es geht also nicht um die Frage, was ein Patient verstehen muss, wie er sein Leben neu-, wieder- oder anders zu verstehen hat, um sein Symptom los zu werden, sondern um die Frage, welchem Verstehenstypus das Verstehen des Therapeuten angehört. Nach der sehr interessanten Rekonstruktion der geistesgeschichtlichen, durch Dilthey eingeleiteten Debatte um *verstehen* bzw. *erklären* und der im psychoanalytischen Diskurs aufgegriffenen Frage, ob es sich im Falle des therapeutischen Verstehens nicht eher um ein Erklären psychopathologischer Muster denn um Verstehen handle (ebd. 51–78), prägt Lorenzer den Begriff des „szenischen Verstehens" (ebd. 138). Da der Analytiker ja nie den ganzen Text einer Biographie vor sich habe bzw. die präsentierten Erzählfragmente auch noch durch unbewusste Zensur bzw. Sinnverstümmelungen durchzogen sind, habe man es in der Psychoanalyse im Grunde nur mit Sprachszenen zu tun. Der Patient erzählt differente, fragmentartige Szenen und der Analytiker versucht das Gemeinsame dieser Erzählszenen vor dem Horizont eines gemeinsamen Sinns auszulegen. Was Lorenzer dabei nicht interessiert und im hermeneutischen Diskurs der Psychoanalyse generell nicht zur Sprache kommt, aufgrund psychologistischer Voraussetzungen gar nicht zur Sprache kommen kann, ist die Thematisierung des Verstehens als ontologischer Kategorie, wie dies in der durch Heideggers „Sein und Zeit" inspirierten Daseinsanalyse oder in der Logotherapie und Existenzanalyse geschieht. Neben Ricœur, Habermas und Lorenzer wäre an dieser Stelle noch auf Hermann Lang zu verweisen, der durch eine Reihe von Arbeiten das hermeneutische Sprachverständnis Heideggers und Gadamers, in dem Sprache als Geschehen zwischen Verborgenheit und Unverborgenheit gesehen wird, mit der psychoanalytischen Bedeutung des Unbewussten zusammendenkt. (Lang 2000a–d) Lang, der im deutschsprachigen Raum zur Verbreitung der strukturalen Psychoanalyse beigetragen hat (Seitter 1992), versucht u. a. Jacques Lacans Ansatz aus hermeneutischer Perspektive zu deuten. (Lang 1993) In eine ähnliche Richtung gehen die Arbeiten Manfred Franks, der in Lacans Version der Psychoanalyse nicht nur einen wichtigen Vorläufer der postmodernen Destruktion des Subjektbegriffs sieht (Frank 1984, 367–400), sondern die strukturale Psychoanalyse als Hermeneutik – der romantischen Hermeneutik der Individualität nahekommend – deutet. (Frank 1980, 353 f.) Lacan, der ja bekanntlich Heideggers „Logosaufsatz" (Heidegger 1994a) ins Französische übersetzte – Ostern 1955 kam es im Übrigen zu einer Begegnung zwischen Heidegger und Lacan (Roudinesco 1993, 297; Janicaud 2001, 147) – wurde durch die heideggersche Wendung im Logosaufsatz, dass die Menschen „dem Sprechen gehören“ (Heidegger 1994a, 207), zu seiner subjekt- und sprachtheoretischen Wendung der Psychoanalyse mitinspiriert. Er kommt Heideggers später Denkfigur des Entbergens/Verbergens und damit der Thematisierung des Verstehens als Seinsvorgang sehr nahe (Emrich u. Schlimme 2003). „Jede gelungene symbolische Integration enthält eine Art von normalem Vergessen. (...) Es gibt an jedem Eintritt des Seins in sein Haus des Sprechens einen Rand von Vergessen, eine ‚lethe', die jeder ‚aletheia' komplementär ist.“(Lacan 1978, 245) Damit weist Lacan auf eine Hermeneutik jenseits der Metaphysik der Präsenz hin. Die Thematisierung der Hermeneutik im Lichte psychoanalytischer Theorie abschließend, sei der Vollständigkeit halber Laplanche erwähnt, der vermutlich von einem verengten Hermeneutikbegriff her die Explikation der Psychoanalyse als Hermeneutik ablehnt. (vgl. Laplanche 1998, 605–618, 617)

Ein weiterer Diskurs, in dem die Thematisierung der Psychotherapie als Hermeneutik eine wichtige Rolle spielt, ist die Debatte darum, ob Psychotherapie eine neue Wissenschaft vom Menschen darstellt. (vgl. Pritz, Teufelhart 1996, 9–16; Wallner 1996, 355 f.) Es geht um die Frage, wie Psychotherapie als Wissenschaft grundzulegen ist, welche Methodologien dem psychotherapeutischen Gegenstand am angemessensten sind (Fischer 2008, 145 f.; Fischer 2011) und ob überhaupt jeder Aspekt der Psychotherapie wissenschaftlich fundiert werden kann und soll bzw. ob Psychotherapie als Profession nicht auch Seinsbereiche enthält, die nie Wissenschaft werden können und sollen. (Buchholz 1999; Rieken 2013) Ein sehr spannender Diskurs, auf den an dieser Stelle lediglich verwiesen werden soll.

2. Daseinsanalytische Hermeneutik der Eigentlichkeit

Während es in der Psychoanalyse darum geht „das Unbewusste dem Bewusstsein zugänglich zu machen“ (Freud 1986a, 8), denn für Freud ist es evident „dass die Symptome mit dem Wissen um ihren Sinn vergehen“ (Freud 1917, 311), diese Bewusstwerdungsprozesse vor allem im Medium des therapeutischen Gesprächs stattfinden, denn bewusst wird etwas dadurch, dass sich „Vorbewusstes“ mit „Wortvorstellungen verbindet“ (Freud 1986d, 247), geht es in der Daseinsanalyse um die mit Heideggers Deutung des Menschen als Dasein (Heidegger 1927, 12, 52 f. u. § 31) bzw. „In-der-Welt-sein“ (ebd. § 12) anvisierte Zurückweisung jedes kausal-genetischen, erklärenden Zugangs zum Psychischen und damit um den Hinweis, dass Mensch und Welt gemäß Intentionalität als „In-der-Welt-sein" eine ursprüngliche nicht weiter zu hintergehende Einheit bilden. Dieses Seinsverständnis und die Seinsoffenheit des Menschen betonend wird jede „verdinglichende Kapsel-Vorstellung einer Psyche, eines Subjekts, einer Person, eines Ich, eines Bewusstseins (...)" (Heidegger 1994, 4) zu überwinden versucht und damit auf die aus der Seinsoffenheit herein stehende Dimension der „Eigentlichkeit" (vgl. Feick, 1991, 16 f.) des Menschen verwiesen. Die Aufgabe des Therapeuten, der Psychotherapie wird dabei im Lichte der heideggerschen „voraus springenden Fürsorge" (Heidegger 1927, § 26, insb. 122). gedeutet, in welcher dem Patienten vermittelt durch den psychotherapeutischen Prozess die Sorge um sich, die Sorge, sich um sein „eigentliches Seinkönnen" zu kümmern, durchsichtig werden soll. (Condrau 1998)

Für Ludwig Binswanger, den eigentlichen Begründer einer „psychiatrische[n] Daseinsanalyse" (Condrau 1974), der Heideggers hermeneutische Phänomenologie als Erster für den Bereich der Psychiatrie rezipierte, ging es darum, im Begriff des „In-der-Welt-sein" den theoretischen Leitbegriff psychiatrischer Forschung schlechthin zu sehen. Binswangers lebenslanges Ziel war es, eine philosophische Grundlegung der Psychiatrie zu erarbeiten. Zu diesem Zweck setzte er sich mit den philosophischen und psychologischen Strömungen seiner Zeit auseinander. Er war seit 1907 mit Sigmund Freud bekannt, rezipierte dessen Werk kritisch, beschäftigte sich mit dem Neukantianismus, der Lebensphilosophie, der Phänomenologie Edmund Husserls, Szilasis und Max Schelers und besonders mit „Sein und Zeit". (vgl. Wucherer-Huldenfeld et al. 2001, 37)

Binswanger sah in Heideggers Bestimmung des Menschen die Möglichkeit, die Eigenart des Psychischen und die Wege zu dessen Erforschung der rein naturwissenschaftlichen Betrachtungsweise zu entziehen. Dieser geisteswissenschaftlich-psychiatrische Ansatz befruchtete vor allem die Schizophrenie- und Psychopathieforschung. (Condrau 1974, 215; ebd. 37) Binswanger ging in seinem Hauptwerk „Grundformen und Erkenntnis menschlichen Daseins" (Binswanger 1962) trotz vieler Missverständnisse, die er später zugab (ebd. 12 f.), und die Heidegger in den gemeinsam mit Medard Boss gehaltenen „Zollikoner Seminaren" kommentierte (Heidegger 1994, 236 ff; 253; 256 f; 286 f.), an einer für unser eigenes Erkenntnisinteresse wichtigen Stelle über die heideggerschen Intentionen hinaus. Binswangers Phänomenologie der Liebe – entwickelt in den „Grundformen", die über weite Strecken den heideggerschen Sprachduktus nachahmen – deutet die Grundstruktur des „In-der-Welt-seins" aus „Sein und Zeit", die Sorge, und die damit an der Endlichkeit orientierte Daseinsanalytik zu einer am Phänomen des Ewigen (vgl. Binswanger 1962, 138–160), der „Heimat" und des „In-der-Welt-über-die-Welt-hinaus-sein" orientierten Hermeneutik des *liebenden Miteinanderseins* um. (vgl. Arlt u. Zenka 1992, 257–281; Schmidt 2004) Binswanger versuchte damit das Phänomen der Liebe ontologisch-metaphysisch zu deuten und von daher ein Getragensein zu fassen, welches „Heimat" oder „Seinssicherheit" gewähren könnte. Eine Denkfigur, die an Frankls Idee des „unbewussten Gottes" erinnert (Frankl 1997b), und für unsere Überlegungen eine wichtige Rolle spielen wird. Binswanger ergänzt also Heideggers Ansatz einer Hermeneutik der Endlichkeit durch den Verweis auf das „In-der-Welt-über-die-Welt-hinaus-sein."

> „Da wir das (menschliche) Dasein nicht nur verstehen aus seinem In-der-Welt-sein (Endlichkeit), sondern auch aus seinem Über-die-Welt-hinaussein (Unendlichkeit), muß sich für uns auch die Auffassung vom Wesen der Erkenntnis überhaupt ‚verschieben', d. h. nach dem Unendlichen hin erweitern und nach dem Ewigen hin vertiefen". – „Wenn Liebe, liebendes Miteinandersein, ein gläubiges Stehen im Sein, richtiger ein gläubiger *Wandel* in Seinssicherheit ist, so ist hier das Sein zwar keineswegs ‚als etwas' erkannt und gewusst, jedoch in seinem Wesen, nämlich als Geborgenheit und Heimat geoffenbart." (Binswanger 1962, 504)

Die Dimension der „Geborgenheit" und „Heimat", die Dimension der „Seinssicherheit", von der Binswanger hier spricht, ist in therapeutisch induzierten Veränderungsprozessen immer schon mitintendiert. Diese Zusammenhänge gilt es phänomenologisch aufzuweisen. Im Neu-, Wieder- und Andersverstehen des eigenen Lebens, der gegenwärtigen Situation, des neu zu erschließenden Weltbezuges – was in der Psychotherapie ja offenkundig gewollt ist – wird die Dimension einer „metaphysischen Seinsevidenz", eines „Vertrauen-können", einer „metaphysischen Geborgenheit" immer schon mit intendiert, mit erschlossen, mit verstanden, ohne dass die einschlägigen Diskurse dies explizit thematisierten. Damit geht es dann aber um eine Hermeneutik des „ganz anderen Bezuges", um eine *Hermeneutik metaphysischer*

Geborgenheit. Diese Frage werden wir bei der Problematisierung der Logotherapie wieder aufnehmen.

Nach dem zweiten Weltkrieg war es Medard Boss, der in Zürich eine von Binswanger abweichende Schule der Daseinsanalyse gründete, deren primäres Anliegen die praxisbezogene Anwendung des Denkens Heideggers in der Neurosen- und Psychosenlehre bzw. Psychotherapie war. Boss, dem es gelang, Heidegger persönlich für diese Belange zu interessieren, veranstaltete von 1959 bis in die späten 1960er Jahre gemeinsam mit Heidegger Seminare zu Fragen der Medizin, Philosophie, Psychiatrie bzw. Psychotherapie. In seinem Hauptwerk „Grundriß der Medizin und Psychologie" (Boss 1975) wird unter aktiver Mitwirkung Heideggers der bisherigen naturwissenschaftlichen Grundlage der ärztlichen und psychologischen Heilkunde eine phänomenologische Sicht menschlichen Krankseins gegenübergestellt. Ohne im Einzelnen jetzt auf die philosophische Dimension der psychotherapeutischen Daseinsanalyse (vgl. Helting 1999) einzugehen, sollen zwei Eigentümlichkeiten der Heideggerrezeption durch Binswanger und Boss Erwähnung finden. Eigentümlichkeiten, die in der neuesten Entwicklung der daseinsanalytischen Psychotherapie, der „hermeneutischen Wende" der Daseinsanalyse durch Alice Holzhey-Kunz, zurückgewiesen werden. Erstens haben beide, vor allem aber Boss, Heideggers Phänomenologieverständnis als Absage an Freuds Konzept des Unbewussten gelesen und zweitens, darauf legt Holzhey-Kunz vor allem ihr Augenmerk, das aus „Sein und Zeit" stammende Begriffspaar eigentlich/uneigentlich (vgl. Heidegger 1927, 144, 188, 322; §§ 25–27, 42 f., 259) normativ aufgenommen. Eigentlichkeit wurde dabei als Idealnorm des seelisch gesunden Menschen gedeutet und die Uneigentlichkeit, das „Verfallen an das Man", zum Oberbegriff für alle psychopathologischen Störungen. (Holzhey-Kunz 1999, 148 f.) Damit wurde aber, so Holzhey-Kunz, über die Hintertür ein normativer Zug eingeführt und die einstige, durch Freud entdeckte hermeneutische Sinninterpretation seelischen Leidens wieder geopfert.

> „In beiden Richtungen der Daseinsanalyse hat die phänomenologische Deskription einen stark normativen Zug. Das ist an sich keine Eigentümlichkeit dieser ‚Schule', weil die Orientierung an einer Norm für jede Deskription psychopathologischer Phänomene unabdingbar ist. Die de-

skriptive Psychiatrie überhaupt bewegt sich innerhalb der Begriffspaare ungestört-gestört, gesund-krank, reif-unreif und so weiter. Die einzige Alternative zu einer normativen Beschreibung jener Phänomene, die aus der Normalität herausfallen, ist die hermeneutische Frage nach ihrem verborgenen (subjektiven) Sinn." (Holzhey-Kunz 2001, 48 f. u. 42)

Entgegen der normativen Deutung der „Uneigentlichkeit" und des „Verfallens" durch Binswanger und Boss interpretiert Holzhey-Kunz das von Heidegger *ontologisch* gemeinte Verständnis des „Verfallens an die Welt" und an das „man" neu. (vgl. Heidegger 1927, 175 f. u. §§ 25-27) Holzhey-Kunz argumentiert gerade umgekehrt gegenüber Boss und Binswanger. Die Verschleierung des Faktums der Endlichkeit, der Unheimlichkeit, des Unzuhause der Existenz – die ontologische Funktion des Verfallens –, welche die durchschnittliche Daseinsinterpretation des „anonymen man" leiste, sei im Falle psychopathologischer Entwicklung gerade nicht möglich. Die letztlich hinter jeder psychopathologischen Überreaktion liegende Grundtatsache sei eine gewisse „Hellhörigkeit für sonst Verborgenes" (Holzhey-Kunz 2001, 150 ff.), die Hellhörigkeit gegenüber der Endlichkeit, Vergänglichkeit und damit Hinfälligkeit des Daseins. Wenn z.B. ein banaler Kopfschmerz zu dem Gedanken führe, es könnte ein Gehirntumor Grund des Schmerzes sein, und sich daraus eine angstbesetzte Zwangsidee entwickle, sei mit diesem ontischen Kopfschmerz das ontologische Faktum des Todes, der Endlichkeit mit erschlossen, aufgebrochen. Die zu tiefe Einsicht in das ontologische Faktum der Endlichkeit wird als Disposition seelischen Leidens verstanden. (vgl. Alice Holzhey-Kunz 2002, 183 f.) Da jedes ontische Phänomen seinen „vorontologischen" Einschluss habe – eine Überlegung, die Holzhey-Kunz in „Sein und Zeit" findet (vgl. Heidegger 1927, 312; Holzhey-Kunz 1997, 152) – breche bei psychopathologisch zu deutenden Störungen das Faktum der Endlichkeit, das ansonsten verdeckt gehalten wird, aufgrund einer besonderen „Hellhörigkeit" auf. Diese das Psychopathologische kennzeichnende „Hellhörigkeit" für die Endlichkeit und Hinfälligkeit des Daseins, das Wegbrechen der Beruhigungstendenz der durchschnittlichen Daseinsauslegung des „anonymen man", gelte es hinter den einzelnen psychopathologischen Phänomenen verstehend aufzuschließen.

Wenn Holzhey-Kunz das Wegbrechen der Verschleierung der Endlichkeit, das Wegfallen der Verborgenheit des Faktums der Hinfälligkeit und Negativität des Lebens, die Aufhebung der Verhüllung des „Seins zum Tode" (Heidegger 1927, § 51) als Grund für die vor allem affektive Erschütterung des leidenden Menschen sieht, dann ist das ein sehr konsequenter Versuch, heideggersche Ideen im Bereich der hermeneutischen Psychopathologie weiterzudenken. Mag auch sein, dass damit bei Heidegger manches ursprünglicher gesehen wird als in der Rezeption von Binswanger oder Boss. Mit dieser ursprünglicheren Bezugnahme auf Heidegger führt Holzhey-Kunz jedenfalls den psychopathologischen Ansatz wieder auf eine Hermeneutik der Endlichkeit – die vor allem von Binswanger überwunden wurde – zurück. Der Ansatz der Endlichkeit (vgl. Rentsch 2003, 51–80), der bei Heidegger sicher im Vordergrund steht, reicht jedoch nicht aus, psychopathologisches Geschehen zu verstehen. Der Kritikpunkt ist folgender: Die Endlichkeit kann ja nur dann in das Bewusstsein einbrechen und zu den affektiven Erschütterungen führen, wie sie für psychopathologische Störungen kennzeichnend sind – z.B. für die Angststörung, die häufigste psychopathologische Störung überhaupt –, wenn erstens ausgemacht ist, dass es außer der Endlichkeit nichts Bleibendes und „Seinssicherheit" Gewährendes gibt, und wenn zweitens ausgemacht ist, dass es von Seiten des psychopathologisch gefährdeten Subjekts nichts gibt, was der Endlichkeit und dem „Sein zum Tode" im Sinne einer metaphysischen Urgewissheit entgegengehalten werden könnte.

So eine tragende, metaphysische Urevidenz, z.B. die von Binswanger als „Geborgenheit" sowie „Seinssicherheit" und von Frankl als „unbewusster Gott" bezeichnete Dimension, wäre als Bollwerk gegen die affektive Erschütterung durch den Einbruch des Bewusstseins der Endlichkeit dann aber nicht nur, wie es der Ansatz von Holzhey-Kunz nahelegt, die ontologische Schutz- und Verschleierungsfunktion des „man" – eine Art lebensnotwendiges Opium angesichts des „Seins zum Tode" –, sondern ein positiv aufzuweisendes Phänomen. Mit diesem Unternehmen wäre aber der sowohl in der Psychoanalyse wie in der Daseinsanalyse von Boss und Holzhey-Kunz gewählte Ansatz einer Hermeneutik der Endlichkeit zugunsten einer phänomenologischen Hermeneutik metaphysischer Geborgenheit preiszugeben. Ein Ansatz, der in Binswangers Version der Daseinsanalyse und in Viktor E. Frankls „Logotherapie/Existenzanalyse" angelegt zu sein scheint und vor allem in der neuesten Entwicklung der Logotherapie, der lebensphänomenologischen Wende der Logotherapie, forciert wird.

Unser eigenes Anliegen, die Ausarbeitung und metahermeneutisch-phänomenologische Grundlegung einer *Philosophischen Psychotherapie*, wird diese Impulse aufnehmen, prüfen und weiterdenken. Eine therapierelevante *Hermeneutik metaphysischer Geborgenheit*, wie wir sie suchen, wird erstens auf das Phänomen des Glaubens rekrutieren müssen, denn in jede Therapie fließen den Bereich des Wissens transzendierende Glaubensgewissheiten ein, und zweitens wird unsere Hermeneutik aus Gründen, die mit einem Wesenszug des Phänomens des Schönen zusammenhängen – denn durch die Seinserfahrung des Schönen wird der Glaube an ein metaphysisches Verankertsein entscheidend gestützt –, vor allem über die Ästhetik zu entwickeln sein.

3. Existenzanalytische Hermeneutik des Sinns

In Frankls autobiographischer Skizze „Was nicht in meinen Büchern steht" findet sich ein Verweis auf das Thema, das sich wie ein roter Faden durch seine Arbeiten zieht:

> „Die Aufhellung des Grenzgebiets, das sich zwischen Psychotherapie und Philosophie erstreckt, unter besonderer Berücksichtigung der Sinn- und Wertproblematik der Psychotherapie." (Frankl 1995, 39; auch: Frankl 2002, 37–47) Und vor allem der Kampf gegen die „depersonalisierenden und dehumanisierenden Tendenzen, die vom Psychologismus in der Psychotherapie ausgehen, (...)." (Frankl 1995, 46, 40)

Max Scheler und dessen phänomenologische Wertlehre (vgl. Frankl 1995, 42; Spielberg 1985, 55–70; Henckmann 2005, 149–162) war bei diesem Unternehmen Einfluss gebend und sollte eine Klärung der Grundbegriffe bringen. Ähnlich wie die Phänomenologie, die insbesondere durch Husserls Auseinandersetzung mit dem Psychologismus (vgl. Husserl 1993) und dem Historismus (vgl. Husserl 1965) groß wurde bzw. zu ihrem Fundament, der Intentionalität, durchdrang und damit die apriorische Sicherung idealer Gegenstandsbereiche leistete oder etwa in der Ethik den Geltungsbereich von Werten zu sichern vermochte, ging es Frankl mit seiner „Psychotherapie vom Geistigen her" darum, die Geltung von Sinn- und Wertsphären zu verteidigen. Die Verteidigung des transzendent apriorischen Status des Sinn- und Wertbereichs war vor allem notwendig, um der genetischen Reduktion dieser Sphären auf Biographisches und damit Historisches und der somit vollzogenen Relativierung und Wegerklärung dieser Dimension entgegenzuwirken, wie dies von der orthodoxen Psychoanalyse der damaligen Zeit betrieben wurde. Die dem Psychologismus verhaftete Psychotherapie dringe nicht zur Sphäre des Geistigen vor, bekomme diese Dimension gar nicht in den Blick. (vgl. Frankl 1984, 169) Verwechselt wird die Frage nach der Geltung von Werten mit der Problematik der Genesis der Werte. Mit Blick auf Nicolai Hartmanns Schichtenontologie wird darauf verwiesen, dass die Seinsschicht des Geistigen nicht aus psychischer Aktgesetzlichkeit zu begreifen ist. (ebd. 76) Die Dimension des Sinns und der Werte ist nicht auf das Psychische zurückzuführen. Werte gelten a priori und sind nicht kausalgenetisch aus Biographischem abzuleiten. Während es in der Psychoanalyse um das Bewusstmachen von Seelischem geht, geht es in der Logotherapie um die Bewusstmachung von Geistigem. (Frankl 1998, 56) Dabei war die Logotherapie von Frankl ursprünglich als *Ergänzung* zur Psychotherapie gedacht. (ebd. 40; auch: Frankl 1984, 172) Als unspezifische Therapie durch die Methoden *paradoxe Intention* und *Dereflexion* (vgl. Frankl 2002a, 57–184, insb. 161–184) bei verschiedenen Störungen applizierbar, ist sie spezifische Therapie vor allem bei der von Frankl beschriebenen *noogenen Neurose*. (ebd. 147; auch: Frankl 1999) Dem Leiden an einem geistigen Problem, einem moralischen Gewissenskonflikt, einer existenziellen Krise, dem Leiden an Sinnlosigkeit oder dem Zustand des Nihilismus.

Hier ist auch der Ort einer für unsere Frage sehr interessanten Unterscheidung. Frankl differenziert zwischen „geistiger Not“ und „seelischer Krankheit“. (Frankl 1996, 167) Trotz unter Umständen gleicher Symptomatik von psychogener Neurose, somit „seelischer Krankheit“, und „geistiger Not“ gibt es ätiologisch gesehen nicht zu übersehende Wesensunterschiede – und damit aber auch andere Zuständigkeiten. Während „psychische Störungen“ die ganze Potenz einer Evidence-based Psychiatry und Psychotherapie in all ihren Spielarten fordern, wäre bei „geistigen Nöten“, die naturgemäß sehr oft mit „psychischen Störungen“ korrelieren, aber auch auftreten, ohne dass sie Krankheitswert erlangen, im Dienst am Homo patiens noch etwas zu ergänzen. Wo es um „geistige Not“ geht, um eine existenzielle Erschütterung und eine daraus resultierende philosophische Frage oder um ein „metaphysisches Bedürfnis“, da brauchen wir zusätzlich zu psychiatrischen und psychotherapeutischen Interventionen eine philosophische Diagnostik und Therapie.

Damit stellt die Logotherapie und Existenzanalyse, die sich ja für „geistige Nöte" zuständig erklärt, einen wesentlichen Baustein einer *Philosophischen Psychotherapie* dar. Bei geistigen Nöten, so Frankl, versagen die nosologischen Kategorien gesund/krank.

> „Denn wo immer es um Geistiges geht, handelt es sich eo ipso nicht um Krankhaftes. Krank sein, krank werden, kann allemal nur der psychophysische Organismus, aber nicht eine geistige Person. Wo die geistige Person, wo überhaupt das Geistige in Frage steht, dort versagen die nosologischen Kategorien notwendig, und an die Stelle der nosologischen treten noologische Kategorien. Das noologische Kategorienpaar lautet aber längst nicht mehr ‚gesund – krankhaft', sondern es kann nur noch heißen: wahr – falsch." (Frankl 1996, 166 f.)

Damit aber fällt diese Problematik in den Zuständigkeitsbereich einer angewandten Philosophie. Von Frankls Personverständnis her, welche Person mit Max Scheler als präreflexives (Frankl 2002a, 251), geistiges, in Freiheit und Verantwortung agierendes Aktzentrum fasst (Frankl 1997, 108–119), wird deutlich, dass die Person niemals erkranken kann – was allgemein als das psychiatrische Credo Frankls bezeichnet worden ist. (Lukas 2005) Person ist störbar, z.B. bei psychotischem Geschehen, Person kann abwesend sein, z.B. im Schlaf oder bei unnatürlichen Bewusstseinstrübungen, aber zerrstörbar ist die Person nicht. Gleichwohl kann die Person aber leiden bzw. von geistigen bzw. existentiellen Nöten bedrängt werden. Man kann „psychisch krank" sein oder auch nicht und die Frage haben: „Wenn ich mich voll bemühe, um die Therapie durchzustehen, alles gebe, um meine Probleme in den Griff zu bekommen, geht dann alles gut? Gibt es etwas, das mich unterstützt? Gibt es das Gute, das mir hilft und entgegenkommt?" (Frage eines meiner Patienten und in anderen Worten eine oft gehörte Frage).

Man kann „psychisch krank" sein oder auch nicht und die Frage nach „Freiheit bzw. Determination des Handelns" haben, eine Frage, die gerade Patienten mit Suchterkrankungen sehr beschäftigt, da diese ja die Erfahrung des Unfreiseins par excellence darstellen. Man kann „psychisch krank" sein, evt. sogar zwei Suizidversuche unternommen haben und in der unwahrscheinlichsten aller möglichen Situationen „zufällig" zweimal von einer wichtigen Bezugsperson gefunden und gerettet worden sein und dann die Frage haben: „War das Zufall? Gibt es etwas, das will, dass ich am Leben bleibe? Habe ich noch einen Auftrag? (Ebenfalls eine reale Frage eines meiner Patienten). Nicht, dass eine *Philosophische Psychotherapie* darauf eine letzte Antwort hätte, aber die abendländische Philosophie hat dazu ein 2500 Jahre altes Archiv an Fragen und Antwortmöglichkeiten, welche die Gemüter bewegt haben und Europa haben groß werden lassen. Von Platons „Idee des Guten" über Kants Postulat des Seins der „Freiheit", ohne welches ethisches Handeln keinen Sinn machen würde, bis hin zu Heideggers „Existenzphilosophie" reichten die Antwortmöglichkeiten in den obigen Fällen. Man kann „psychisch krank" sein und eine „existenzielle Not und Frage" haben. Aber in jedem Fall ist das, was Philosophie leisten kann – von jeher leistet –, mehr als nur ein „wohltuender Effekt." Es ist klar, dass hier nicht jede Philosophie etwas zu bieten hat. Eine in sich selber hoch nihilistische Philosophie und Weltanschauung hätte dem Nihilismus als geistigem Zustand, wie ihn Nietzsche (1956, 676 f.), Heidegger (1943, 209–269) und Frankl (1984a, 163 ff.) auf je andere Weise beschreiben, nichts entgegenzusetzen.

Interessant wäre in diesem Zusammenhang auch, eine *Philosophische Psychotherapie* entlang der Frage auszuarbeiten, welche Philosophie bei welchen Störungen als Gegenentwurf fungieren könnte, und vor allem, wie sich dieser Gegenentwurf therapeutisch vermitteln ließe. Meine eigenen Erfahrungen in diesem Bereich zeigen, dass die Selbstzerstörungstendenz, welche sich z.B. in der Drogensucht manifestiert, oft mit einer meist nicht bewusst gemachten nihilistischen Lebensphilosophie korreliert. Interessant ist in diesem Zusammenhang auch meine Erfahrung, dass, wenn etwa über die Thematisierung z.B. der Philosophie Nietzsches diese nihilistische Seinsweise, welche dem Drogenkonsum ja zugrunde liegt, expliziert wird – z.B. in meinen philosophisch-therapeutischen Sitzungen –, dieser Nihilismus von Patientenseite argumentativ heftig bekämpft wird. Was für den unbewussten „Willen zum Sinn" (Frankl) spricht. So könnte ein Arbeitsfeld der *Philosophischen Psychotherapie* sich mit der Frage beschäftigen, welche unbewusste Lebensphilosophie mit welchem Störungsbild korreliert bzw. durch welche andere, ebenfalls unbewusst intendierte Lebensphilosophie und Weltanschauung welche Störung eine neue Welt- und Werterschließung erfährt – denn hätte sich der Patient nicht auf die Suche nach einer neuen Lebensphilosophie begeben, wäre er nicht in Therapie. Eine spannende Frage, die jedoch den Rahmen dieser Arbeit sprengt.

Zurück zur Logotherapie: Über die Existenzanalyse und deren Wertlehre wird versucht, die jeweiligen Wertbesetzungen von Individuen zu explorieren. Dabei gibt es vor allem drei Wertsphären – Schöpferische Werte, Erlebniswerte und Einstellungswerte –, über die Sinn (vgl. Sedmak 2005, 41–56) erschlossen wird (Frankl 1998, 81 ff; Längle 2001, 234). Das Organ dieser hermeneutischen Sinn- und Handlungserschließung ist das Gewissen. (Frankl 1998, 76; Frankl 1997b, 23–30 u. 71 ff.) Entgegen Heideggers Deutung des Gewissens aus der Immanenz der Subjektivität – das Gewissen wird in ‚Sein und Zeit' als Ruf aus dem Subjekt an das Subjekt, im Sinne eines Aufrufes zur Eigentlichkeit gefasst (Heidegger 1927 §§ 54–60 u. 62) – und entgegen Nietzsches genealogischer Deutung des Gewissens (1993a, 46–91),[5] die den philosophischen Hintergrund von Freuds Konzept des Ödipuskomplexes markiert (Kaiser-el-Safti 1987, 284 f. u. 292 f.; Wucherer-Huldenfeld 1994, 377–400) verweist Frankl darauf, dass das Gewissen über seinen intentionalen Weltbezug das Sinn erschießende Organ ist. Diese Denkfigur setzt voraus, dass die Welt prinzipiell Sinn bereithält, Sinn somit eine ontologische und transsubjektive Kategorie darstellt. Auch wenn dieser Sinn situations- und persongebunden und endlich ist. In der Logotherapie geht es damit ähnlich wie in der Psychoanalyse um eine Hermeneutik. Jedoch nicht um eine „tiefenhermeneutische" Lektüre von Sinnverzerrungen, sondern um eine ontologische Hermeneutik von zu realisierendem Sinn. Ein Wortspiel Frankls aufnehmend und weiterführend, der die Logotherapie im Gegensatz zur psychoanalytischen „Tiefenpsychologie" als „Höhenpsychologie" (Frankl 1998, 26 f.; Frankl 1997b, 83 f.) bezeichnet hat – ein Begriff den er von Max Scheler übernommen hat (vgl. Sloterdijk 2009, 197, Anm. 18) –, müsste man die logotherapeutische Hermeneutik des Sinns als „Höhenhermeneutik" bezeichnen. Es wird primär jenen Bedeutungsspuren Aufmerksamkeit geschenkt, die in die Höhe der Transzendenz verweisen.

Hier ist auch der Ort, an dem die von uns auszuarbeitende Metahermeneutik des Therapeutischen Hinweise findet, wie eine Hermeneutik des Endlichen durch eine Hermeneutik metaphysischer Seinsgewissheit zu ergänzen wäre. In Frankls philosophischer Dissertation „Der unbewusste Gott", im Aufsatz „Existenzanalyse des Homo religiosus" (Frankl 1997, 63–75), in der Schrift „Homo patiens" (Frankl 1984, 167) und im Buch „Gottsuche und Sinnfrage" (Frankl u. Lapide 2005) wird ein in die Psychotherapie hineinspielender, jedoch scharf davon unterschiedener, philosophisch zu explizie-

5 Vgl. dazu die Einleitung dieser Arbeit.

render Grenzbereich zur Sprache gebracht. Der Glaube, das metaphysische Bedürfnis bzw. so etwas wie der unbewusst intendierte Wunsch nach metaphysischer Seinssicherheit. Es wird damit neben dem logotherapeutischen Sinnpostulat, welches nie so etwas wie eine Sinnuniversalie, sondern immer unikalen Sinn, Sinn des Augenblickes, dieser konkreten Person in dieser konkreten Situation mein (ebd. 64; Frankl 1997b, 85 u. 88; Frankl 1998, 67), ein Bereich des Über-Sinns (Frankl 1985, 282 f.; Frankl 1997b, 91 f.; Frankl 1998, 61–67), um es mit Binswanger zu sagen, ein Bereich des „Über-die-Welt-hinaus-seins", oder mit Frankl ein „unbewusster Gott" thematisiert. Von diesem Bereich glauben wir durch einen phänomenologischen Aufweis zeigen zu können, dass er nicht nur therapeutische Relevanz hat – wie dies Frankl meinte (Frankl 2002a, 127 f.) –, auch wenn er das Therapeutische im engen medizinisch-nosologischen Verständnis transzendiert, sondern dass dieser Bereich des „ganz Anderen" immer schon unbewusst mitintendiert wird, wenn es um die Erschließung von neuen, meist angstbesetzten Lebens- und Weltbezügen geht. In das Therapeutische, das einen Reflexionsbereich mit eigenem Wahrheitsbegriff darstellt – denn hier geht es um existenzielle Wahrheiten, die den Bereich des empirisch-beweisenden Wissens übersteigen –, fließen Voraussetzungen ein, die in den Intentionsbereich des Glaubens gehören.

Wir glauben mit Kants *Kritik der praktischen Vernunft*, der darin entwickelten Postulatenlehre und mit Frankls Logotherapie, dass man im Lebenspraktischen um gewisse Annahmen nicht herum kommt. Das Postulat, dass Leben prinzipiell in jeder auch noch so unerträglichen Situation sinnvoll ist, das Postulat des Daseins der Freiheit und das Postulat der Existenz der Idee des Guten, haben immense therapeutische Bedeutung. Teile des von Kant bezeichneten „Vernunftglaubens" (Kant 1974, 257 u. 280), das Postulat der Freiheit oder der Glaube an das Dasein Gottes – wir ziehen es vor, von der Idee des Guten zu sprechen – werden im therapeutischen Kontext immer schon vorausgesetzt. Auch wenn der Bereich der Psychiatrie vor allem durch die dort vorherrschenden Psycho-, Bio- und Soziologismen ein Tummelplatz deterministischer Theoriebildung ist, wird das Sein der Freiheit immer schon vorausgesetzt. Ebenfalls setzt jeder Patient mit dem Eintritt in die Therapie, auch wenn er noch so abhängig ist – wie etwa im Falle substanz- oder nichtsubstanzgebundener Süchte – das Sein der Freiheit voraus. Und vor allem wird bei jeder geistigen Not oder existenziellen Grenzsituation – Krankheit,

Leid und Tod – bei auf Gelingen bezogenen Überwindungsversuchen, dieser oft von nihilistischen Einbrüchen durchzogenen Ereignisse, prinzipiell die Möglichkeit vorausgesetzt, dass irgendwann wieder Freude und metaphysische Geborgenheit einkehrt, diese Welt irgendwann wieder die Dimension der „Heimat" offenbart. Diese Voraussetzung, dieser intentionale Hoffnungsakt gehört dann aber in den Intentionsbereich des Glaubens, eines wohlgemerkt „philosophischen Glaubens." *Das Sein der Idee des Guten wird erstens im Therapeutischen vorausgesetzt, zweitens im philosophischen Glauben erschlossen und drittens erhält diese vorausgesetzte und im Glauben erschlossene Idee in der Anamnesis an die Schönheit ihre Seinsevidenz.* Damit ist die Hauptthese meiner Überlegungen umrissen.

Gegenwärtig arbeiten vor allem Rolf Kühn und das „Berliner Institut für Existenzanalyse & Lebensphänomenologie" am Versuch, durch eine Neuinterpretation der Logotherapie und Existenzanalyse mittels der Lebensphänomenologie (Kühn 1992, 1994, 1994a, 1996, 2003, 2003a, 2004) die in der Psychotherapie vorherrschende Hermeneutik der Endlichkeit durch eine „lebensphänomenologische Wende" zu überwinden. (Kühn 1991, 1994, 2005, 2005a, 2006, 2008) Dabei ist die hier nur anzudeutende Grundüberlegung folgende: Die historische Phänomenologie – und damit auch die Daseinsanalyse und die Logotherapie/Existenzanalyse, die sich von deren Prämissen her verstehen – gehe davon aus, dass man phänomenologisch über die Intentionalität, Transzendenz des Bewusstseins oder des Daseins als „In-der-Welt-sein" bzw. der Person nur zur Dimension der Endlichkeit Zugang habe, da jedes welthafte Erscheinen durch Zeitlichkeit endlich ist, sich somit auch erschlossener Seinssinn früher oder später wieder im Nichts verliere. Demgegenüber macht Kühn einen Erscheinungsmodus geltend, der die Zeitlichkeit prinzipiell übersteige und für die Reflexion auf die Psychotherapie fruchtbar zu machen sei. Das Phänomen des Lebens, dem dieser Erscheinungsmodus im Innersten zugrunde liegt, ist dem Phänomenalisierungsmodus der Zeitlichkeit gegenüber immun, dem Spiel zwischen Verborgenheit und Unverborgenheit (Heidegger), dem Spiel zwischen Prä- und Absenz (Derrida) enthoben. Während alles welthafte Erscheinen durch prinzipiell unendliche Perspektiven Sinn immer wieder zwischen Prä- und Absenz schweben lasse, gäbe es ein Phänomen, das a priori immer bei sich bleiben müsse. In jedem transzendenten Beisein bei Anderem stecke immer schon das vorgängige Bei-sich, welches den Wandel des Bei-sein bei Anderem immer schon begleite. Für das Phänomen des Lebens ist es gar nicht möglich, auch nur einen Augenblick nicht bei sich zu sein. Denn würde das Leben auch nur einen Moment nicht bei sich sein, wäre es dem Tod anheim gegeben. Während also welthafter Sinn immer Wandel von Sinnperspektiven impliziere, Vergehen von erfülltem Sinn und Auftauchen von neuem, noch zu erfüllendem Sinn, somit welthafter Sinn immer zeitlich bleibe, ist das Phänomen des Lebens dieser Zeitlichkeit prinzipiell enthoben. Auch nur die kleinste zeitliche Unterbrechung des Lebens würde den Tod des Lebens bedeuten. (Kühn 2005a, 21 f.)

Dieser von Michel Henry und Rolf Kühn als Selbstaffektion des Lebens bezeichnete Verweis auf eine immer schon vorgängige passive Verankerung jeder Phänomenalität im Leben, in der intentionaler Akt und Gegenstand eins sind – Akt des Lebens als Gabe des Lebens an das Leben (Kühn 1994, 25) –, verweise somit auch noch bei jedem weltlichen „Ich kann nicht mehr" auf ein immer schon vollzogenes Können des Lebens, welches sich allein durch die Selbstaffektion des Lebens bekundet. Mit dieser selbstaffektiven Gewissheit trete man in eine therapeutisch zu nutzende Sphäre der Gelassenheit ein. (Funke u. Kühn 2005, 110) Diese radikalisierte Weltepoche der „Lebensphänomenologie" benennt auf weitere Weise jenes immer schon vorgängige metaphysische Getragensein, auf welches eine *Philosophische Psychotherapie* Bezug nehmen könnte.

Was bei den bisher behandelten Überlegungen bzw. Autoren überhaupt nicht in den Blick kam, ist die Frage: Kommt nicht dem Phänomen des Schönen, wenn es um die Erschließung „metaphysischer Geborgenheitssphären" geht, zentrale Bedeutung zu? Gilt es nicht dann, wenn es darum geht, der „transzendentalen Obdachlosigkeit" bzw. „transzendentalen Heimatlosigkeit" oder „metaphysischen Lebensdissonanz" (Lukács 1971, 32, 52, 61) etwas entgegenzuhalten, das Phänomen des Schönen zur Sprache zu bringen?

4. Das Schöne als Therapeutikum

In der Regel denken wir heute viel zu gering über die Bedeutung des Schönen oder des Ästhetischen und assoziieren damit Oberflächenphänomene wie Design, Lifestyle und Mode, somit also Phänomene, die der allgemeinen Ästhetisierung der Lebenswelt zuzurechnen sind. Die Geringschätzung des Schönen gilt natürlich nicht für Psychotherapeuten und Philosophen, die gerade durch ihre Praxis und Konfrontation mit den Schattenseiten der menschlichen Existenz die Bedeutung und den Wert des Schönen zu schätzen wissen, aber zeit- und gesellschaftsdiagnostisch gesprochen erhärtet sich der Verdacht, dass wir vom Ästhetischen nur mehr die Oberflächendimension wahrnehmen. Das war nicht immer so. Das zeigen die einschlägigen Diskurse aus der Philosophiegeschichte.

Wenn in der Medizin heute über Ästhetik gesprochen wird, dann fällt einem zunächst die Schönheitschirurgie ein – evt. sogar das Suchtphänomen des „Plastoholic", sollte es das überhaupt ernsthaft geben –, die ästhetische Zahnmedizin, die Forderung nach 5 % Kunst am Spitalsbau, vielleicht auch noch die Gartentherapiebewegung, welche sich die Kraft des Naturschönen zu eigen macht, und wahrscheinlich die Kunsttherapie. Zweifelsohne sehr spannende und viel versprechende Themen. Dass ich jedoch in eine andere Gegend entführen möchte, hängt mit meiner Überzeugung zusammen, dass die Tiefendimension der ästhetischen Erfahrung des Schönen das Therapeutikum schlechthin ist.[6]

Wie bereits angedeutet denken wir, zeigen zu können, dass das Sein der Idee des Guten im therapeutischen Kontext, bei auf Gelingen bezogenen Überwindungsversuchen psychischer Störungen immer schon intendiert und erschlossen wird. Eröffnet wird diese Seinsregion durch verschiedene intentionale Akte, erschlossen durch den Bereich eines säkularisierten, philosophischen Glaubens, und seine Evidenz – das ist das Entscheidende – erhält diese Idee durch die ästhetische Erfahrung des Schönen. Dass diese Akte bzw. die Reflexion auf diese Sphären bisher kaum je thematisiert wurden bzw. in der Philosophie der Psychotherapie – mit Ausnahme von Binswangers „gläubigem Stehen in Seinssicherheit" und Frankls „unbewusst intendiertem Gott" bzw. Rolf Kühns Verweis auf die „Selbstaffektion des Lebens" – kaum zur Sprache kamen, nötigt nur umso mehr zu unserer Untersuchung.

Mit dem weiter unten aufgewiesenen Zusammenhang zwischen Ästhetik und Therapeutik bzw. der These, dass die therapeutisch relevante Erschließung der Idee des Guten durch die Erfahrung der Schönheit geleistet wird, betritt diese Untersuchung gänzlich Neuland. Der phänomenologische Aufweis eines im Therapeutischen wirksamen Glaubens an die Existenz der Idee

6 Vgl. dazu die Einleitung dieser Arbeit.

des Guten, die in der *anamnesis* an die Schönheit ihre Evidenz erhält, bringt vor allem durch die heutzutage verkürzte Fassung und Verstümmelung des Schönen die Notwendigkeit mit sich, das Schöne in seiner ursprünglichen Weite, in seiner Sinn- und Welterschließungsdimension zu explizieren, oder zumindest daran zu erinnern.

Wenn man die Geschichte der Ästhetik bzw. die des Phänomens des Schönen betrachtet, dann wird dabei nicht nur klar, dass das Schöne von jeher die Rolle des Vermittlers zwischen Vergänglichem und Unvergänglichem gespielt hat, somit dem Schönen die Aufgabe der Versöhnung dieser Urkluft zufiel, sondern auch, dass das Schöne über die phänomenimmanente Dialektik von *Ästhetik* und *Anästhetik* immer schon therapeutisch wirksam ist. Auch wenn dies in den einschlägigen ästhetischen Theorien von Kant bis Adorno vor allem über den Kulturbegriff als Veredelung der Gesellschaft gedeutet und kaum in therapeutische Zusammenhänge hineingedacht wurde. Jede Ästhetisierung, Sensibilisierung der Wahrnehmung, jedes Ereignis des Schönen – das ist die Bedingung der Präsenz des Schönen – ist gleichzeitig Anästhetisierung, Desensibilisierung des Schrecklichen. Damit ist aber das Schöne nicht nur, wie es zwei abendländische Topoi nahelegen, „Bote des Numinosen und Unendlichen" bzw. als dichterisch Schönes „eine Art verborgene Theologie" (Poltrum 2005, 53–77), sondern auch jene Dimension, über die sich so etwas wie „Seinssicherheit" bzw. Vertrauen in ein metaphysisches Getragensein phänomenal erschließt. Denn durch die Anwesenheit des Schönen – das ist die Essenz des antik-christlichen Topos der Identität von *verum, bonum* und *pulchrum* – verwandelt sich diese Welt in die beste aller möglichen Welten. Es wird uns also auch die Frage beschäftigen, wie die Dimension des Ästhetischen, gerade angesichts des Schrecklichen, das sich im Therapeutischen oft als das Traumatische zeigt, als jener Bereich fungieren könnte, der das „metaphysische Bedürfnis" nach Getragensein stillt.

II. Ästhetik: Philosophische Psychotherapie

In einem alltagssprachlichen Sinn versteht man unter Ästhetik etwas, das mit Kunst oder Schönheit zu tun hat. Man spricht von der Ästhetik des Tanzes, der Ästhetik des Vogelfluges oder der Ästhetik des Automobils und meint die Schönheit der genannten Bewegungen oder Dinge. Dass das Bedeutungsspektrum von Ästhetik jedoch weiter ist als jener mit Kunst oder Schönheit zu bezeichnende Bereich, wird deutlich wenn man sich vergegenwärtigt, was das griechische Wort *aisthesis* sagt. *Aisthesis* meint soviel wie *Sinneswahrnehmung oder Sinnesempfindung.* (Ritter 1971, 119) Dass nicht jede Sinneswahrnehmung oder Sinnesempfindung schön ist, braucht man nicht erst zu erwähnen. So macht es durchaus Sinn, von der *Ästhetik des Hässlichen* zu sprechen, wie etwa der Hegelianer Karl Rosenkranz in einem gleichnamigen Buch von 1853. (Rosenkranz 1996) Ein anderes Beispiel für eine schönheitsabstinente Verwendung des Begriffs Ästhetik finden wir in Kants *Kritik der reinen Vernunft.* Dort wird der Begriff Ästhetik im Rahmen der philosophischen Grundlegung der Naturwissenschaften – was ja die Absicht der *Kritik* ist – so thematisch, dass man mit Kants Verständnis des Begriffs Ästhetik im Hintergrund die These wagen könnte: Im Grunde ist die Ästhetik sogar das Fundament der Evidenz-based Medicine. Denn, so Kant: jede Erkenntnis hebt mit den Sinnen, der Sinneswahrnehmung, somit der *aisthesis* an – damit aber auch die Erkenntnis der Evidenz-based Medicine. Neben der *aisthesis* ist bei Kant der andere Teil, aus dem sich Erkenntnis zusammensetzt, das System der Verstandesbegriffe.

> „Unsere Erkenntnis entspringt aus zwei Grundquellen des Gemüts, (...). Anschauung und Begriffe machen also die Elemente aller unserer Erkenntnis aus, so dass weder Begriffe, ohne ihnen auf einige Art korrespondierende Anschauung, noch Anschauung ohne Begriffe, ein Erkenntnis abgeben können. (...) Ohne Sinnlichkeit (hier kann man *aisthesis* einsetzen, Anm. d. Verf.) würde uns kein Gegenstand gegeben, und ohne Verstand keiner gedacht werden. Gedanken ohne Inhalt sind leer, Anschauungen ohne Begriffe sind blind. (...) Der Verstand vermag nichts anzuschauen, und die Sinne nichts zu denken. (...) Daher unterscheiden wir die Wissenschaft der Regeln der Sinnlichkeit überhaupt, d. i. Ästhetik,

> von der Wissenschaft der Verstandesregeln überhaupt, d. i. der Logik.“ (Kant 1992, 97 f.)

Ästhetik, aisthesis bei Kant meint also die wertneutrale Tatsache, dass die Sinneseindrücke Ursprung aller Erkenntnisse sind. Auch im Falle der Evidence-based Medicine wäre der Ausgangspunkt die aisthesis, auch wenn es schwer fällt, hinter den Abstraktionsleistungen der Evidenzbasierung, hinter Zahl und Statistik die Sinnlichkeit zu sehen. Aber genug damit, ich will hier nicht mit epistemologischen Spitzfindigkeiten aufwarten, gehen wir weiter und halten fest: Ästhetik im engeren Sinn hat mit Schönheit und Kunst zu tun, Ästhetik im weiteren Sinn als *aisthesis* ist der Ort, wo Ego und Welt, Ich und Lebenswelt vermittelt über die Sinne ineinander verschlungen sind – und dieses Ineinander-Verschlungensein muss nicht notwendig schön sein. Im Fortgang des Textes werden beide Bedeutungen operativ.

1. Arten der Evidenz

Evidenz, lat. *Evidentia*, in dem *videre*, sehen, steckt, meint so viel wie *Augenscheinlichkeit, Offenkundigkeit*. Dabei ist eine Offenkundigkeit angesprochen, die nicht weiter hinterfragt werden muss. Etwas, das so offensichtlich ist, dass es in sich klar ist, und so in sich steht, dass es fraglos klar ist. Ob als „Zweifelsfreiheit“ (Descartes), „anschauliche Gewissheit“ (Kant) oder als „originäre Gegebenheit“ (Husserl) betrachtet, die Evidenz ist eine Art Wahrheitskriterium für solches, das man nicht weiter zurückführen oder hinterfragen kann. (Ritter 1972, 830) Bei aller Forderung nach Beweis- und Begründbarkeit, irgendwann muss man mit dem Beweisen und Begründen aufhören, um nicht in einen *regressus ad infinitum* zu gelangen. Genau an dem Punkt, wo das Hinterfragen aufhört – und irgendwann muss jedes Fragen aufhören –, spricht man in der Wissenschaft von Evidenz. Etwas ist eben evident. Dass das seit dem Siegeszug des Positivismus meistens dann der Fall ist, wenn Zahlen im Spiel sind, hängt vermutlich mit der Suggestivkraft und Mystik der Zahl zusammen. Neben der objektiven, auf intersubjektive Zustimmung abzielenden Evidenz, in der sich eine Wahrheit oder ein Sachverhalt als unbezweifelbar zeigt, interessiert sich die Rhetorik für die subjektive oder „psychologische Evidenz“, die sich in einem „Gefühl des Überzeugtseins“ ausdrückt, oder etwa die Ethik für die *évidence du coeur*, Evidenz des Herzens oder Gewissens (D’Alembert). Neben diesen

Evidenzarten, es gäbe noch andere, möchte ich vor allem auf jene *Augenscheinlichkeit* oder *Offenkundigkeit* aufmerksam machen, mittels der das Sichtbare so gegeben ist, dass dabei das Schöne durchsichtig wird. Es wird uns die Frage beschäftigen: Was leistet die *ästhetische Evidenz* im Bereich der Psychiatrie?

2. Zur Leistungskraft des Schönen

Wenn man sich anschaut, was im Laufe der Geschichte über die Schönheit gesagt wurde, und sich bewusst macht, dass die Ästhetik als *eigenständige* philosophische Disziplin erst eine Erfindung des 18. Jahrhunderts ist, Alexander Baumgarten (vgl. Scheer 1997) wäre hier zu nennen, dann fällt auf, dass dem Ästhetischen Leistungen zugetraut werden, die einen therapeutischen Effekt haben. Ich werde drei Aspekte herausgreifen. Erstens den Beitrag der Schönheit zur Erkenntnis der Wahrheit, zweitens das Ästhetische als Freiheitsimpuls und Stimulans des Lebens und drittens Kunst und Schönheit als Versprechen des Glücks.

2.1. Der Beitrag der Schönheit zur Erkenntnis der Wahrheit

Wenn man sich den abendländischen Topos der Einheit des Wahren *aletheia*, des Schönen *kalon* und des Guten *agathon* vergegenwärtigt, dann tut man gut, wenn man an Heideggers Deutung des griechischen Wahrheitsbegriff erinnert. *Aletheia*, griechisch Wahrheit, setzt sich zusammen aus *lethe*, das so viel wie Verborgenheit, Verdecktheit, Verhüllung oder Verschleierung meint, und dem *a*, das Heidegger als sogenanntes *alpha privativum* deutet. Wahrheit griechisch gedacht bedeutet dann so viel wie Negation der *lethe*, Negation der Verborgenheit, somit Entbergung, Enthüllung, Entschleierung. (Heidegger 1927, §44, 212–226; 1986) Wahrheit ist also nicht auf eine statische Ordnung bezogen, sondern meint die Enthüllung des Verdeckten und Verstellten. Wahrheit ist ein Prozess, ein Geschehen, ein Ereignis, ein Seinsgeschehen, wenn man so will. Wahrheit ist das Spiel zwischen Verborgenheit und Unverborgenheit, das Hervortreten einer Sache aus der Verborgenheit in die Unverborgenheit. Es ist klar, dass bei diesem Wahrheitsgeschehen der Schönheit, vermittelt über ihre Leuchtkraft, eine wichtige Rolle zukommt. (Heidegger 1989, 230) Etwas enthüllt sich und kommt aus dem Verborgenen ans Licht, wenn es etwas gibt, das aufleuchten, hervorleuchten, hervorscheinen hilft.[7] Diese Hilfe leistet die Schönheit durch ihren Glanz. (Poltrum 2005) Die Enthüllungsfunktion hat das Schöne aber nicht nur für das Wahre, sondern auch für das Gute. So argumentiert etwa Platon im Dialog Philebos, wenn er meint, beim Versuch, das Gute zu erkennen, entziehe sich das Gute aufgrund seiner geringen Leuchtkraft und zeige sich als das Schöne. (Platon, Philebos, 500) Das Gute bedient sich und zeigt sich im Licht des Schönen. Ähnlich argumentiert noch Kant, wenn er meint: „das Schöne ist das Symbol des Sittlichguten". (Kant 1996, 297) Für dieses ethisch bedeutsame Schöne hatten die Griechen einen eigenen Begriff: Kalokagathie (*kalós kai agathós*), das Schön-Gute. Wir halten fest:

Das Schöne ist Spur des Guten und verhilft der Wahrheit ans Licht, hat somit als *Schön-Wahr-Gutheit* Bedeutung für die Lebensorientierung und das Ethos des Menschen.

2.2. Das Ästhetische als Freiheitsimpuls und Stimulans des Lebens

Während bei den Griechen die Ästhetik noch integraler Bestandteil der Metaphysik war, das Schöne eine Art Browser in die Welt der Ideale darstellte, somit die Funktion hatte, den

Vorhang des verstellten Seins zu lüften und die Durchsicht auf die eigentliche Wahrheit zu ermöglichen, verortet die Moderne das Schöne in einem ganz anderen Kontext. In erster Linie interessiert hier die Frage: Was macht das Schöne mit dem rezipierenden Subjekt? So meint etwa Kant, der sich für die Struktur der ästhetischen Urteile im Unterschied zu den Erkenntnisurteilen interessiert, dass die ästhetische Erfahrung, „direct ein Gefühl der Beförderung des Lebens" (ebd. 165) mit sich bringe. Während im Erkenntnisurteil „Einbildungskraft und Verstand" strengen Regeln folgen, Regeln, welche das sinnlich Gegebene nach apriorischen Gesetzen dem jeweiligen Begriff zuweisen, ist das im ästhetischen Urteil anders. Hier dürfen und sollen „Einbildungskraft und Verstand" in ein freies Spiel eintreten. Dieses freie Spiel zwischen „Einbildungskraft und Verstand" im ästhetischen Urteil bringt viele mögliche Begriffe und Interpretationen z.B. über das anschaulich gegebene Kunstwerk hervor und evoziert im rezipierenden Subjekt ein tiefes Gefühl der Lust und Lebenssteigerung. Die Präsenz und Inspirationskraft des Ästhetischen führt zu einer Verlebendigung der Gemüts- und Lebenskräfte

7 Vgl. diese Arbeit Abschnitt II, Kapitel 7.

und bewirkt eine ‚Beförderung des Lebens'. (vgl. Menninghaus 2006) Nietzsche behauptet dann sogar: „Die Kunst ist das große Stimulans zum Leben." (Nietzsche 1985, 83) In dieselbe Richtung denkt Schiller, wenn er meint, dass der Mensch nur im Erleben des freien ästhetischen Spiels die Kluft zwischen Neigung und Pflicht zu überwinden vermag. „(…) der Mensch soll mit der Schönheit *nur spielen*, und er soll *nur mit der Schönheit spielen.* Denn, um es endlich auf einmal herauszusagen, der Mensch spielt nur, wo er in voller Bedeutung des Worts Mensch ist, und *er ist nur da ganz Mensch, wo er spielt.* Dieser Satz, … er wird, ich verspreche es Ihnen, das ganze Gebäude der ästhetischen Kunst und der noch schwierigern Lebenskunst tragen." (Schiller 1997, 63)

Der Mensch soll darum mit der Schönheit spielen, weil nach Schiller die „Kunst eine Tochter der Freiheit" (ebd. 6) ist und das Schöne, das er als „Freiheit in der Erscheinung" (Schiller 1994, 34) definiert, den Menschen die Freiheitsmöglichkeit empfinden lässt. In der Schönheit kommen die Dinge in freier Erscheinung zu sich selbst, darum, könnte man sagen, ist die Schönheit so schön.[8] Von dieser „Freiheitsähnlichkeit" der Schönheit soll der Mensch kosten. Wir halten fest: Das Schöne ist ein Stimulans des Lebens und führt über das freie Spiel von Einbildungskraft und Verstand zur Erfahrung der Freiheit.

2.3. Kunst und Schönheit als Versprechen des Glücks

In seinem berühmten Essay über die Liebe meint Stendhal: „Die Schönheit ist nur ein Versprechen des Glücks." (Stendhal 2007) Wobei wir das *nur* streichen. Dass hier *nur* steht, hängt mit einer gewissen Kurzsichtigkeit Stendhals zusammen, die uns hier nicht zu interessieren braucht, und über dies hinaus würde sich das *nur* auch in Situationen der anhaltenden Glücklosigkeit relativieren. Wir zitieren also korrigierend: *„Die Schönheit ist das Versprechen des Glücks."* Dass die ästhetische Erfahrung mit Glück zu tun hat, wenn auch mit leicht melancholischer Färbung, sieht auch Adorno, der meinte: „Kunst ist das Versprechen des Glücks, das gebrochen wird." (Adorno 1995, 205) Gebrochen wird die Glücksverheißung zum einen, weil die Erfahrung des Schönen und damit das Glück nicht dauerhaft währt, und zum anderen und das ist das Entscheidende, weil es zwar Aufgabe der Kunst ist, die Realität

8 Vgl. diese Arbeit Abschnitt VII, Kapitel 2.

zu korrigieren – durch das Aufzeigen von: etwas Besseres, etwas Anderes, etwas Schöneres ... wäre möglich – aber die Realisierung dieses Besseren, Schöneren, Anderen ... nicht mehr in den Bereich der Kunst fällt. Die Kunst erschließt durch ihre Imaginationskraft die Möglichkeit des schönen Lebens, aber die Realisierung des imaginär Erschlossenen bleibt anderem vorbehalten. Darum ist Kunst *nur* Versprechen des Glücks, und gerade, weil sie das Mögliche nur verspricht und nicht realisiert, auch Brecherin des Versprechens. Was aber nicht bedeutet, dass das von der Kunst aufgezeigte, schönere und bessere Leben nicht in einem anderen Programm realisierbar wäre. Vielleicht ist das aber in gewissen Grenzen Programm einer *Philosophischen Psychotherapie*. Dass Schönheit mit Glück zu tun hat, weiß auch Wittgenstein, der lapidar bemerkt: „Und das Schöne ist eben das, was glücklich macht." (Wittgenstein 1993, 181) Wir halten fest: Das Ästhetische und der glückliche Augenblick gehören zusammen.

Fassen wir nun die drei genannten Aspekte in eins: Wenn sich Wahres und Gutes in der Schönheit verschwistern, diese ästhetische Erfahrung das eigentliche Stimulans des Lebens ist, Kunst Vorschein und Tochter der Freiheit ist, das Ästhetische damit Glück verspricht, dann dürfen wir mit Alexander Baumgarten die These aufstellen: In der Schönheit scheint die Welt in ihrer Vollkommenheit. „Was der Geschmack im weiteren Sinne beachtet, ist die als Schönheit scheinende Vollkommenheit der Welt." (Baumgarten 1739, § 521)

3. Ästhetik als Therapeutik

Wenn es wahr ist, dass das Schöne leistet, was vorher behauptet wurde, dann wundert es nicht, dass in vielen Denksystemen die Ästhetik eine besondere Rolle spielt. Man könnte sogar so weit gehen und behaupten, dass sich all jene Philosophen, welche der Ästhetik eine ganz besondere Leistung zutrauen, sich irgendwie als Zeit- und Gesellschaftsdiagnostiker, ja als Therapeuten der jeweiligen Pathologie des Zeitgeistes verstehen. Das Ästhetische spielt dabei immer die Rolle eines Art Therapeutikums. (Poltrum 2007) Zumindest für Platon, Schiller, Nietzsche, Heidegger, Adorno und Marcuse, um nur ein paar herauszugreifen, wäre dies der Fall.

In Zeiten, in denen Subjektivismus, Sophistik und Rhetorik zu Relativismus und Wertezerfall führen, in der es darum geht, das schwächere Argument durch rhetorische Tricks zum Stärkeren zu machen, so Platons damalige Zeitdiagnose, soll die Schönheit die höheren Werte zum Leuchten bringen und damit Geburtshelfer des Guten sein. Oder im Kontext der Moderne: In Zeiten, in denen die Revolution von Freiheit, Gleichheit und Brüderlichkeit spricht und gleichzeitig die Köpfe rollen, dürfe die Freiheit nicht abstraktes Postulat bleiben, sondern müsse über die „ästhetische Erziehung des Menschen" und die erlebbare „Freiheitsähnlichkeit" des Schönen die Kultur veredelt werden, so Schiller. Oder gegen Ende des 19. Jahrhunderts lautet etwa Nietzsches Diagnose und Therapie: Irgendwann führe die Sinnes- und Lustfeindlichkeit des Christentums und unserer Kultur zum Heraufkommen der totalen Sinnlosigkeit und des Nihilismus und dann helfe nur mehr die Sinnlichkeit als Rechtfertigungsgrund des Daseins und neues Stimulans des Leben.[9] „ – denn nur als *ästhetisches Phänomen* ist das Dasein und die Welt ewig gerechtfertigt: –" (Nietzsche 1988, 47) Im 20. Jahrhundert kommen Hermeneutiker und Neomarxisten zu ähnlichen Befunden. So etwa Heideggers Diagnose: Wir leben im Zeitalter des „rechnenden Denkens" und der damit korrelierenden *Seinsvergessenheit*. Empfohlenes Therapeutikum: die Schönheit und der Eros.

> „Sobald der Mensch sich in seinem Blick auf das Sein durch dieses binden lässt, wird er über sich hinaus entrückt, so dass er gleichsam sich zwischen sich und dem Sein erstreckt und außer sich ist. Dieses Über-sich-hinweggehoben- und vom Sein selbst Angezogenwerden ist der ερως *(Eros, Anm. d. Verf.).* Nur soweit das Sein in Bezug auf den Menschen die ‚erotische' Macht zu entfalten vermag, nur soweit vermag der Mensch an das Sein selbst zu denken und die Seinsvergessenheit zu überwinden." (Heidegger 1989, 226)

Der neomarxistische Befund und das dazugehörige curans – z.B. Marcuses und Adornos: In der verwalteten Welt, im Zustand der Entfremdung und Verdinglichung, im Zeitalter der Herrschaft des identifizierenden Denkens und der instrumentellen Vernunft, in diesem Zustand kündet Ästhetische Identität und die Kunst von der Möglichkeit eines utopisch Anderen.

> Adorno: „Ästhetische Identität soll dem Nichtidentischen beistehen, das der Identitätszwang in der Realität unterdrückt." (Adorno 1995, 14) Mar-

9 Vgl. diese Arbeit Abschnitt VII, Kapitel 1.2–1.3.

cuse: „Die Kunst (…) entdeckt, dass es Dinge gibt: Dinge, keine bloßen Bruchstücke und Teile von Materie, die nach Belieben gehandhabt und abgenutzt werden können; (…) Der künstlerische Prozess ist die ‚Befreiung des Gegenstands vom Automatismus der Wahrnehmung', der das, was Gegenstände sind und sein können, verzerrt und einschränkt.“ (Marcuse 2000, 77)

Dieses fragmentarische Panoptikum sollte zeigen: Die großen Philosophen als Diagnostiker und Therapeuten des Zeitgeistes empfehlen das *Ästhetische als Therapeutikum*. Können und sollen wir das im psychiatrisch-psychotherapeutischen Kontext auch?

4. Zur ästhetisch-anästhetischen Phänomendialektik

Ich habe weiter oben an die bei Alexander Baumgarten und in der Tradition des ästhetischen Platonismus immer wieder hervorgebrachte These erinnert: *In der Schönheit scheint die Welt in ihrer Vollkommenheit.* Dass in der Schönheit die Welt in ihrer Vollkommenheit erscheint, hängt mit der Dialektik von Ästhetik und Anästhetik zusammen. Denn jede *Sinneswahrnehmung* oder *Sinnesempfindung*, die einen Gegenstand anwesend macht, ist im gleichen Wahrnehmungsakt verbunden mit dem Verschwinden oder Abwesen eines anderen Objekts. Präsenz eines Gegenstandes korreliert mit der Absenz eines anderen Gegenstandes. Jede Sinneswahrnehmung ist nicht nur verbunden mit der phänomenologisch gedachten Gabe des wahrgenommenen Dinges, sondern gleichzeitig mit dem Verschwinden, Abwesendwerden oder Entzug einer Sache. Ähnlich ist es mit dem dialektisch verbundenen Begriffspaar Ästhetik und Anästhetik, die nicht nur Gegenbegriffe, sondern auch miteinander vermittelt sind. Jede Ästhetisierung, Sensibilisierung stellt eine Selektion, eine Steuerung der Wahrnehmung dar und beinhaltet damit zugleich eine Desensibilisierung gegenüber anderen Wahrnehmungen. Ist etwas ästhetisch, so ist etwas anderes dadurch gleichzeitig anästhetisch. Sind wir durch die Anwesenheit des Schönen für das *Wahre* und *Gute* sensibilisiert, offen für die Möglichkeit des *Glücks* und das Durchsichtigwerden der *Freiheit* – unsere vorigen Bestimmungen – dann sind wir durch die Präsenz des Ästhetischen in dieser *Augenscheinlichkeit* und *Offenkundigkeit*, in dieser *ästhetischen Evidenz* gleichzeitig anästhetisch gegenüber dem Falschen, dem Bösen, dem Hässlichen, dem Unglück und der Unfreiheit.

Nicht, dass man das falsch verstehe: Die Welt wird natürlich faktisch um kein Haar besser, aber im Ereignis des Schönen ist die Welt darum die vollkommenste und beste aller möglichen Welten, weil die Ästhetisierung durch das Schöne gleichzeitig eine Anästhetisierung des Schrecklichen mit sich bringt.[10] Dass durch das Ereignis des Schönen die Welt in ihrer Vollkommenheit strahlt, auch wenn faktisch nichts besser wird, scheint mir nicht weiter erklärungsbedürftig zu sein. Dieser uralte philosophische Gemeinplatz – der Topos des ästhetischen Platonismus – besagt: Das Schöne, das sich aus allen anderen Seinserfahrungen heraushebt, setzt durch seine Besonderheit und Ausgezeichnetheit, durch seine Licht- und Glanzhaftigkeit einen Unterschied, eine Differenz und hebt durch seine Sonderstellung diesen Unterschied wieder auf. Das Schöne hebt durch seine Ereignis- und Glanzhaftigkeit, durch seine Strahl- und Leuchtkraft die gewöhnliche Welt in eine höhere Seinsdimension, zeigt die Welt im Sein einer gesteigerten Potenz. Es lässt das Seiende im Ganzen in einer Intensität erscheinen, durch die sich die Welt seinsmäßig teilt. Das Schöne, das, wenn es erscheint, die Welt in ein ganz besonderes Licht eintauchen lässt, das sie sonst nicht kennt, setzt den Unterschied zwischen einer höheren, wirklicheren, wahreren und einer gewöhnlichen Welt.

Durch das Erscheinen des Schönen ist diese Welt *die beste aller möglichen Welten*. Wenn die Schönheit scheint, ist es, als würde ihr Glanz gleichsam den Schleier der Maya, den Vorhang des Seins wegreißen und die Durchsicht auf eine lebensfrohere, höherwertigere Seinsdimension gewähren. Dieser Dimension gewahr zu werden ist gleich der Schau der eigentlichen Wahrheit. In der Erfahrung der Schönheit werden wir genau in jenen Öffnungsimpuls

---

10 Kritik an meiner Position übten unlängst Günther Gödde, Werner Pohlmann und Jörg Zirfas in ihrem Buch *Ästhetik der Behandlung* (vgl. Gödde et al. 2015a, 18 f.). Meine Erwiderung: Das Schöne ist nur dann des schrecklichen Anfang, wie Günther Gödde, Werner Pohlmann und Jörg Zirfas mit Verweis auf Rilke und dem Hinweis „so viel dialektische Ästhetik muss sein: Schönheit ist ohne ihr Gegenteil nicht zu haben" anmerken, wenn mit dem Schönen das Erhabene gemeint ist. Denn für das erhaben Schöne gilt in der Tat, das zeigen u. a. Burke, Kant und Rilke, dass dieses sich durch die dialektische Doppelbödigkeit des einerseits Schönen und andererseits Schrecklichen auszeichnet. (vgl. Poltrum 2013, 39–42) Es gibt aber auch eine Schönheitserfahrung, die ohne Verweis auf das Schreckliche eine Dankbarkeitserfahrung darstellt. (vgl. Abschnitt IV, Kapitel 5.4. dieser Arbeit) Wenn sich eine „namenlose Dankbarkeit" (Pöltner 2008, 254) dafür einstellt, dass wir das Schöne erleben dürfen, dann ist das gerade die Suspension des Schrecklichen. Diese Schönheitserfahrung ist unambivalent und versöhnt mit dem Leben, im Gegensatz zur Ambivalenz des erhaben Schönen welches schön und schrecklich zu gleich ist.

der Wirklichkeit versetzt, in jenes schimmernde Leuchten der Welt gehalten, das überzogen mit einem Lichtermeer diese Welt über sich hinaushebt und, über diese Welt hinaussteigend, diese Welt als eine andere, neu verwandelte ankommen lässt, ankommen lässt als *die beste aller möglichen Welten*. Nicht dass es das Übel, die Unfreiheit, das Unglück und das Böse durch diese wundersame Weltverwandlung, welche die Schönheit bewirkt, dann nicht mehr gäbe, vielmehr ist es so, dass es in diesen Augenblicken, Kraft der anästhetisierenden Funktion des Ästhetischen, nicht wahrgenommen, nicht thematisch werden kann, und darum diese Welt zur *besten aller möglichen Welten* wird. Wenn dem aber so ist, dann gibt es schwerwiegende Gründe, die Welterschließungskraft des Schönen für die Psychotherapie fruchtbar zu machen.

5. Sinnlichkeit und Sinnlosigkeit

Wenn man der Geschichte und der Sache der Ästhetik, der *aisthesis*, nachgeht, dann zeigt sich, dass der Sinneswahrnehmung in der europäischen Philosophietradition ein eigentümliches Los zuteil wurde. Von Parmenides bis Hegel wurde der Bereich der Sinneswahrnehmung in das Reich der Doxa, der Meinung, des Scheins, des Trugs, der Ungewissheit verwiesen, denn das, was die Sinne darbieten, sei zu unverlässlich, um für das Wissen brauchbare Informationen zu liefern. Das Sinnenfällige ist zu sehr mit dem Wesen der Zeit, mit dem Entstehen und Vergehen, dem Schweben zwischen Nichts und Sein, mit dem Werden und Wandel verbunden, als dass es für ein auf bleibendes Wissen abzielendes Erkenntnisinteresse haltbare Daten liefern könnte. Wenn wir jetzt prädizieren, draußen ist es hell, ist diese Aussage in ein paar Stunden bereits obsolet geworden. Das durch die Sinne vermittelte Wissen ist nichts, an dem die Suche nach allgemeinen, bleibenden Wahrheiten Befriedigung findet. So wurde die Sinnlichkeit in das Reich des Scheins verbannt und aus dem Kosmos der höheren Wahrheiten ausgeschieden. Es gibt Philosophen, die behaupten, dass die abendländische Kultur insgesamt durch einen sinnenfeindlichen, narkotisierenden, ja anästhetischen Zug ausgezeichnet sei. Nietzsche hat einmal zynisch gemeint: „Oh wer erzählt uns die ganze Geschichte der Narcotica! – Es ist beinahe die Geschichte der „Bildung", der so genannten höheren Bildung." (Nietzsche 1986, 104)

Eine Abwertung des sinnlichen Erscheinens, der Sinnlichkeit führe früher oder später zum Zustand der totalen Sinnlosigkeit, zum Heraufkommen des

„unheimlichsten aller Gäste", zum europäischen Nihilismus.[11] Neben der historischen Dimension des Nihilismus gibt es auch eine psychologische Komponente, die für uns von Interesse sein dürfte. Der Nihilismus als „psychologischer Zustand" tritt dann ein, meint Nietzsche:

> „wenn wir einen ‚Sinn' in allem Geschehen gesucht haben, der nicht darin ist: so dass der Sucher endlich den Mut verliert (…) Was ist im Grunde geschehen? Das Gefühl der *Wertlosigkeit* wurde erzielt, als man begriff, dass weder mit dem Begriff ‚*Zweck*', noch mit dem Begriff ‚*Einheit*', noch mit dem Begriff ‚*Wahrheit*' der Gesamtcharakter des Daseins interpretiert werden darf. Es wird nichts damit erzielt und erreicht; es fehlt die übergreifende Einheit in der Vielheit des Geschehens: Der Charakter des Daseins ist nicht ‚wahr', (…), man hat schlechterdings keinen Grund mehr, eine *wahre* Welt sich einzureden (…) Kurz: die Kategorien ‚Zweck', ‚Einheit', ‚Sein', mit denen wir der Welt einen Wert eingelegt haben, werden wieder von uns *herausgezogen* – und nun sieht die Welt *wertlos aus* (…)." (Nietzsche 1956, 676 f.)

Als Therapeutikum gegen diesen Zustand des allgemeinen Wertezerfalls und der totalen Sinnlosigkeit bringt Nietzsche dann die schöpferische und wertsetzende Kraft der Kunst ins Spiel und folgert: „wir haben die Kunst, damit wir nicht an der Wahrheit zugrunde gehen." (Nietzsche 1988b, 500) Da diese Welt moralisch und religiös nicht zu rechtfertigen sei, davon kündet die Theodizeeproblematik, die Frage nach der Rechtfertigung Gottes angesichts des Übels in der Welt, da es in der Welt wenig Gerechtigkeit gibt und eine moralische Daseinslegitimation kaum haltbar zu sein scheint, meint Nietzsche, können wir wenigstens sagen, wenn diese Welt schon nicht gut ist, dann ist sie wenigstens phasenweise schön, und darauf könnte die moderne Existenz bauen. Nietzsches Formel dazu: „ – denn nur als *ästhetisches Phänomen* ist das Dasein und die Welt ewig gerechtfertigt: – " (Nietzsche 1988, 47) Eine Rechtfertigung, die vom Menschen dann folgerichtig fordert, eine ästhetische Existenz zu führen und ein Kunstwerk aus sich zu machen.[12]

> „Als ästhetisches Phänomen ist uns das Dasein noch immer *erträglich*, und durch die Kunst ist uns Auge und Hand und vor allem das gute Ge-

11 Vgl. diese Arbeit Abschnitt VII, Kapitel 1.3.

12 Vgl. diese Arbeit Abschnitt VII, Kapitel 1.2–1.3.

> wissen dazu gegeben, aus uns selber ein solches Phänomen machen zu *können.*" (Nietzsche 1986, 125) Nietzsches Losung: „wir aber wollen die Dichter unseres Lebens sein." (ebd. 199)

In unserem Kontext würde das bedeuten, das Leben des Patienten als Kunstwerk zu betrachten und die Behandlung als ästhetischen Prozess zu deuten, worauf wir später noch kommen werden. Doch nicht nur Nietzsche gehört zu jenen Philosophen, die den anästhetischen Zug der abendländischen Denktradition und den Logozentrismus unserer Kultur beklagen, sozusagen Sinnlichkeitsentzug und in der Folge Sinnentzug diagnostizieren und als Therapeutikum das Ästhetische empfehlen, nein, eine ganze Reihe von Denkern könnte man hier auftreten lassen. Kurz erwähnt seien Herbert Marcuse und Martin Heidegger, sozusagen eine linke, progressive Position und eine eher bewahrend romantische.

6. Eros statt Logos

Wollte man Herbert Marcuses Kulturkritik auf eine Kurzformel bringen, hieße diese *Eros statt Logos.* In seinem philosophischen Beitrag zu Sigmund Freud, in „Triebstruktur und Gesellschaft", oder „Eros and Civilization", wie die amerikanische Originalausgabe betitelt ist, entwickelte Marcuse, der Philosoph der 68er Generation, aus den Kategorien der freudschen Triebлehre eine von Marx inspirierte Geschichtsphilosophie, in der die *Ästhetische Dimension,* wie ein gleichnamiges Kapitel heißt, eine besondere Rolle spielt.

Marcuse bezieht sich zunächst auf Freuds Gedanken, dass Kulturentstehung notwendigerweise Lustverzicht bedeute. Freud geht in seinen metapsychologischen Überlegungen zur Entstehung der Kultur ja bekanntlich von der Dialektik zweier Prinzipien aus: dem Lustprinzip und dem Realitätsprinzip. Und stellt die These auf, dass Kulturentstehung Lustverzicht und Unterdrückung des Eros impliziere. Ohne Triebverzicht und Triebaufschub keine Kultur. Somit ist das Realitätsprinzip an der Unterdrückung des Lustprinzips im gleichen Maße beteiligt wie an der Entstehung der Kultur. Die Triebunterdrückung ist bei Freud im Letzten ökonomisch motiviert. Laut Freud werden durch die Triebunterdrückung „Energien von der Sexualbetätigung weg auf die Arbeit gelenkt." (Freud 1926, 322)

Marcuse gibt Freud mit seiner These, dass Kulturentstehung Lustverzicht bedeute, zunächst recht und meint, dass dies aber nicht immer und notwendigerweise so sein müsse, bzw. sieht Marcuse in der Unterdrückung des Eros das traumatische Ereignis schlechthin. „Die Ersetzung des Lustprinzips durch das Realitätsprinzip ist das große traumatische Ereignis in der menschlichen Entwicklung – sowohl in der Entwicklung der Art (in der Phylogenese) als in der des Einzelnen (der Ontogenese)." (Marcuse 1979, 22) Spätestens jetzt ist klar, dass sich Marcuse mit der Voraussetzung, Zivilisationsentstehung bedeute notwendigerweise Lustunterdrückung, nicht zufrieden gibt, und Freud weiterdenkend die Möglichkeit einer repressionsfreien Kultur annimmt. Dies gelingt ihm dadurch, dass er die Kategorien der Trieblehre in den Kontext einer marxistischen Geschichtsphilosophie stellt.

Lustverzicht und Umleitung der Energie in Richtung Arbeit habe eine Kultur entstehen lassen, so Marcuse, die so reich an Produktionsmitteln ist und durch den technischen Fortschritt so weit von der Natur emanzipiert sei, dass es in der gegenwärtigen Gesellschaft nicht mehr notwendig wäre, in dem Maße Lustverzicht und Triebunterdrückung zu forcieren, wie es gegenwärtig geschieht. Unsere Form des „Realitätsprinzips" ist als Leistungsprinzip, und das ist der Kritikpunkt, hypertroph geworden, so dass Erosverzicht und Unfreiheit aufrechterhalten werden, ohne dass es eigentlich noch notwendig wäre. Man kann verstehen, dass Marcuse mit dieser These zum Stammphilosophen der 68er Bewegung wurde. In „Triebstruktur und Gesellschaft" greift Marcuse dann folgerichtig auf die Kunst und auf Positionen der klassischen deutschen Ästhetik, derjenigen Kants und Schillers, zurück, denn die Kunst ist ja, wie Letzterer meinte, *eine Tochter der Freiheit.* Der Versuch der Kunst, insbesondere jener der historischen Avantgarde, Kunst und Leben zu verschmelzen, kann als Versuch gelesen werden, in einer Welt des übermächtigen „Realitäts- und Leistungsprinzips" Anwalt des „Lustprinzips" zu sein. Durch die *Ästhetische Dimension*, durch die sinnliche Erfahrung, welche in der Kunst gespeichert ist, welche nach Kant das freie Spiel der Erkenntniskräfte, das freie und harmonische Spiel zwischen Einbildungskraft und Verstand bewirke, wird der Spiel- und Lustcharakter des Daseins bedient.[13] Die ästhetische Dimension steht für Marcuse somit im Dienste der Befreiung. Kunst ist, wie Marcuse in Anspielung auf Schiller und Hegel meint: *Das sinnliche Scheinen der Idee der Freiheit.*

13 Vgl. diese Arbeit Abschnitt VII Kapitel 2.

Neben Herbert Marcuses Auseinandersetzung mit der Kunst wäre an dieser Stelle noch auf Theodor W. Adorno und dessen posthum veröffentlichte „Ästhetische Theorie" zu verweisen, da Adorno, von dem der bekannte Ausspruch stammt: „nach Auschwitz ein Gedicht zu schreiben, ist barbarisch, ..." (Adorno 1951, Kiedaisch 1995) neben Marcuse sicher derjenige Gesellschaftstheoretiker der Frankfurter Schule ist, der sich am meisten mit der Kunst beschäftigte und für den das Reich des Ästhetischen im Zustand der totalen Verdinglichung und Entfremdung Anwaltschaft für einen nicht kolonialisierenden Weltbezug, für ein weiches, das Andere, Fremde und Nicht-Identische bewahrende Denken übernimmt. Eine ästhetische Position, die derjenigen der Hermeneutik Martin Heideggers, der für Adorno aus verständlichen Gründen zeitlebens ein rotes Tuch war, sehr verwandt ist.

7. Vergessenheit des Schönen

Hermes der Dolmetscher, jener Bote, der den Menschen übersetzt, wie das von den Göttern Offenbarte zu verstehen sei, denn die Götter sprechen eine andere Sprache als die Sterblichen, so die Vorstellungswelt der Griechen, steht im Verständnis der Hermeneutik, der Kunst des Verstehens, Deutens und Interpretierens, im Verwandtschaftsverhältnis zu einem Phänomen, von dem schon öfters die Rede war: dem Phänomen des Schönen.

Der Vorschein des Schönen und das Einleuchten des Verständlichen sind wesensverwandt, so Hans Georg Gadamer. (Gadamer 1965, 458) Der Glanz des Schönen, das Funkeln des Ästhetischen hat eine hohe Affinität zum Licht, das einem aufgeht, wenn etwas einleuchtend wird. Das Schönheitsgeschehen und das Wahrheitsgeschehen sind zwei Seiten einer Medaille, so die Lichtmetaphysik der Tradition – und zuletzt von Heidegger aufgegriffen. Wahrheit im ursprünglichen Sinn meint nicht den Aussagezusammenhang, der zwischen Sätzen und einer Art statischer Ordnung besteht, sondern einen Prozess bzw. ein Spiel. Wahrheit ist Spiel zwischen Ver- und Entbergung. Dass in diesem Enthüllungs- und Entschleierungsgeschehen der philosophische Eros eine besondere Rolle spielt, liegt auf der Hand. Wahrheit ist in den Augen des Hermeneutikers das phänomenologisch gedachte Hervorscheinen einer Sache aus der Verborgenheit in die Unverborgenheit.[14] Das Erscheinen der

14 Vgl. diese Arbeit Abschnitt II, Kapitel 2.1.

Wahrheit, das Hervortreten einer Sache aus der Verborgenheit in die Unverborgenheit, der Schein der Wahrheit ist das Sein der Wahrheit. Jenseits der üblichen Deutung der Wahrheit als Übereinstimmung einer Sache mit dem Denken dieser Sache, jenseits der Adäquationsthese und der traditionellen Deutung der Wahrheit als: veritas est adaequatio intellectus et rei (vgl. Heidegger 1986) folgert Heidegger, dass die ursprünglich verstandene Wahrheit, und hier greift er auf einen antiken Topos zurück, mit der Schönheit ident ist.

> „Was die Wahrheit ihrem Wesen nach vollbringt, die Enthüllung des Seins, dieses und nichts anders vollbringt die Schönheit, indem sie aufleuchtend im Anschein, in das darin aufscheinende Sein, d. h. in die Offenbarkeit des Seins, in die Wahrheit entrückt. Wahrheit und Schönheit sind in ihrem Wesen auf das Selbe, das Sein bezogen; sie gehören in dem Einen, Entscheidenden zusammen: das Sein offenbar zu halten und offenbar zu machen." (Heidegger 1989, 230)

Dass wir nicht mehr in einer Welt leben, in der diese kontemplative Wirklichkeitsdeutung, diese *vita contemplativa* zu einer alltäglichen Erfahrung gehört, diesem Phänomen also kaum mehr Beachtung geschenkt wird, ist ebenso evident wie die Tatsache, dass wir nicht mehr in die Welt der Griechen, mit ihrer Langsamkeit, Gelassenheit und Ruhe, ohne die technischen Errungenschaften, mit allen deren positiven und negativen Begleiterscheinungen, von der chronischen Zeitknappheit bis zur ständigen Gier nach Neuem, zurück können und wollen. Dennoch ginge es in den Augen Heideggers darum, gerade in der technischen Lebenswelt, mit all ihrer Hektik, mit dem permanenten Drang, die Wirklichkeit durch Planung und Konstruktion gefügig zu machen, durch den ständigen Versuch, den Lauf der Dinge in den Griff zu bekommen, durch das hypertroph Werden des Willens zur Macht, durch die Herrschaft eines verengten Wirklichkeitsbegriffs, der als wirklich nur das gelten lässt, was *sich messen lässt oder messbar zu machen ist*, für den das Reale mit Beweisbarkeit, Begründbarkeit und damit Beherrschbarkeit zusammenfällt, gerade in dieser empirisch-positivistischen Engführung, in dieser „dürftigen Zeit", brauche es so etwas wie das Sich-einlassen auf das Schöne. Denn durch das Schöne werden wir in einen Stimmungsraum versetzt, in dem die Gelassenheit zu den Dingen und das Offenwerden für ein höheres Geheimnis – Haltungen, die nach Heidegger im Zeitalter der Herrschaft Not tun – ermöglicht werden. (Heidegger 1992, 24) Ist das Schöne gegenwärtig, dann komme der Wille zur Macht, der Wille zur Veränderung, der immer mehr und vor allem Neues will, zur Ruhe und die Dinge dürfen so sein, wie sie sind. Das Sich-einlassen auf das Schöne ermögliche das Sein-lassen der Dinge. Heideggers Diagnose lautet: Wir leben im Zeitalter der „Seinsvergessenheit", denn Sein sei heutzutage mit dem Unternehmen ident, die Dinge durch die Herrschaft des *rechnenden Denkens* in den Griff zu bekommen und durch diesen Angriff und die Frage nach Ursache und Grund letztlich zugrunde zu richten, in dieser seinsvergessenen Zeit, in der die Wirklichkeit auf das Material- und Rohstoffsein für den Willen zur Bemächtigung reduziert wird, empfiehlt die Phänomenologie die Schönheit als gesellschaftlich relevantes Therapeutikum.

Die Geschichte der Seinsvergessenheit ist jedoch nicht nur ein Mangel oder ein Versäumnis des Menschen, die Seinsvergessenheit korreliere mit einem Entzug des Seins. Sein zeige sich im Stadium der Seinsvergessenheit nicht mehr in der Fülle und spreche nicht mehr mit dem Reichtum, wie es anderen epochalen Selbstverständnissen noch zugänglich war. Die Entzauberung der Wirklichkeit, Hölderlins Wort von der „Flucht der Götter", Trakls „Himmel, aus dem kein Gott mehr blüht" und Nietzsches Schrei vom „Tod Gottes", die Entzauberung der modernen Welt, sei nicht nur Folge der Seinsvergessenheit, Folge eines verengten Wirklichkeitsbegriffs, sondern auch Resultat eines Seinsentzuges. Der Begriff des Entzuges ist bei Heidegger insofern interessant, als er ermöglicht, das Verschwinden des Seinsreichtums, der Tatsache, dass Sein auf mannigfaltige Weisen ist und geschieht, nicht unter dem Aspekt der Schuldfrage zu verhandeln, sondern jenseits der Kategorie der Kausalität einfach aufzeigt, dass der herrschende Wille zur Macht den unglücklichen und letztlich zum Scheitern verurteilten Substitutionsversuch der Moderne gegen diesen Seinsentzug darstellt. Das ökologische Debakel etwa wäre in dieser Perspektive als Resultat dieser posttraumatischen Belastung und als Kompensation des Seinsentzugs zu deuten.

Peter Sloterdijk, der sich ja bekanntlich als philosophischen Schriftsteller in der Tradition Nietzsches und Heideggers versteht, hat im Übrigen mit seinem Buch *Weltfremdheit*, und damit schließen wir diese Bemerkungen zur hermeneutischen Phänomenologie ab, auf sehr einprägsame Weise versucht, Heideggers existenzialontologischen Entzugsbegriff in die Drogenmissbrauchsproblematik hineinzudeuten. Die Kurzformel seiner Argumentation hieße: Als Gegenkonzept, als Therapiekonzept gegen eine selbst gewählte

Anästhetisierung durch Drogen könnte die Ästhetik, die ästhetisierende Reanimation sämtlicher Bezüge in Form philosophischer Therapeutik (Sloterdijk 1993, 118–160) und Lebenskunst, die via regia sein.

8. Von der Anamnese zur platonischen anamnesis

Die *Anamnese* ist im medizinischen Sprachgebrauch das Ergebnis der ärztlichen Befragung nach der Vorgeschichte einer Krankheit. Im psychiatrisch/psychotherapeutischen Kontext ist dies auch die Frage nach der Lebensgeschichte des Patienten und der oft implizit unterstellten Hypothese eines kausalen Zusammenhanges zwischen vergangenen Ereignissen und präsentiertem Krankheitsbild. Mit dem philosophischen Begriff der *anamnesis* stoßen wir in das Zentrum der platonischen Philosophie.[15] Anamnesis bezeichnet nach Plato die von der Philosophie zu weckende Wiedererinnerung an ein in der Seele liegendes Wissen. Ein Wissen, in dem insbesondere die Idee des Schönen eine ausgezeichnete Rolle spielt.

Platon berichtet in seinem Dialog *Phaidros* von verschiedenen Arten des Rausches und meint, „dass uns die größten aller Güter durch den Rausch zuteil werden". (Platon, Phaidros, 40) Was Rausch hier meint, werden wir uns später noch genauer ansehen. Hier trifft sich Platon im Übrigen mit Nietzsche, der ansonsten in vielerlei Hinsicht als Umkehrer des Platonismus gelten kann und meinte: „Damit es Kunst gibt, damit es irgendein ästhetisches Tun und Schauen gibt, dazu ist eine physiologische Vorbedingung unumgänglich: der *Rausch.* Der Rausch muß erst die Erregbarkeit der ganzen Maschine gesteigert haben: eher kommt es zu keiner Kunst." (Nietzsche 1989, 115)

Doch zurück zu Platon, zur Anamnesis und dem ekstatischen Außer-sich-sein durch den Rausch des Schönen. Platon berichtet von der wichtigsten Art des Rausches, dass er ausgelöst durch das Phänomen des Schönen eine Wiedererinnerung, *anamnesis* an die Welt der Ideen, an einen Seinszustand des Idealen bewirke. Im ‚Phaidros' erzählt Platon von einer mythisch zu nennenden Wagenfahrt und beginnt seine Narration mit der Geschichte, dass es vor der Inkarnation der Seele in den Leib eine Wagenfahrt von Göttlichen und Sterblichen gab. Zeus führte mit einem Gespann edelster Rosse eine ganze Schar von Göttern und menschlichen Seelen in einem gewaltigen

15 Vgl. diese Arbeit Abschnitt VII, Kapitel 3.

Wagenzug unter das Himmelsgewölbe, dort auf der Himmelskugel innehaltend, vermochten einige, durch die Umdrehung der Erde, in den jenseitigen Raum zu blicken und das Geschehen jenseits des Himmels zu vernehmen – die Welt der Ideen, der Ideale, die Welt des eigentlich Wahren und Guten zu schauen. Es wurde einem damals, vor der Inkarnation der Seele in den Leib das Reich des Idealen offenbart – die pythagoräische Reinkarnationslehre, die hier durchklingt, ist für uns unwichtig, wir konzentrieren uns rein auf die in dieser Fabel verpackte Phänomenologie – man wurde damals also mit der Welt der Ideen vertraut, die Idee der Gerechtigkeit wurde einem zuteil, die Idee der Liebe wurde ebenso erblickt wie die der Freundschaft und das wahre Wesen der Dinge insgesamt. Unter all diesen Wesenheiten zeichnete sich die Schönheit als die am meisten Hervorleuchtende und am hellsten Strahlende aus. Platon nennt das Schöne im *Phaidros* το έκφανέστατον, das am reinsten Hervorscheinende und am hellsten Strahlende und folgert daraus, dass es letztlich das Wesen des Schönen, die Sinnlichkeit des Schönen, das sinnliche Scheinen des Schönen sei, welches uns von so etwas wie einer höheren Welt, von einer Art höherem Idealzustand Kunde bringe. Das Schöne sei das am meisten transzendierende Phänomen und erleuchte durch seinen Glanz auch noch jene Dinge, die sonst im Verborgenen liegen. Das Affiziertwerden durch das Schöne gleiche einer Art feierlichem Rauschzustand, einer feierlichen Ergriffenheit und ermögliche durch dieses ekstatische Ausser-sich und Über-sich-hinweggehoben-sein das Zugänglich-werden der *eigentlichen, wahren und wirklichen Welt.* Ein Seinszustand, in dem das Wahre, das Schöne und das Gute eine Trias bilden. Der bekannte antike Topos.

Doch nicht nur damals bei der Wagenfahrt mit den Göttlichen war die Idee des Schönen die am klarsten und deutlichsten zu erkennende Idee, nein auch nach der Inkarnation, sozusagen in der profanen Wirklichkeit kommt der Schönheit eine besondere Rolle zu. Es ist die Ausgezeichnetheit des rauschhaft erotischen Erlebnisses, an die Idee des Schönen wieder zu erinnern, es ist die ästhetische Erfahrung, welche die *anamnesis* an die Idee des Schönen und damit auch die *anamnesis* an die Welt der höheren Werte möglich macht. Der höhere, substanzfreie Rausch, das höhere sinnliche Erlebnis, das eigentliche Wesen des Eros ist für Plato der Kardinalweg hin zu einem glückseligen und letztlich auch ethosvollen Leben. An dieser Stelle möchte ich den Originalton nicht vorenthalten: „Nun aber hat die Schönheit allein dies Los, dass sie zugleich höchst klar Erscheinendes und höchst Liebenswertes ist."

(Platon, Phaidros, 49) Die zwei Arten, diesem Liebenswerten zu begegnen, unterscheidet im Übrigen den vulgären vom höheren Erotiker. Wenden wir uns also dem höheren Erotiker zu, dem, der damals bei der Wagenfahrt lange in die Idee der Schönheit geblickt hat.

> „Der Jüngst-Geweihte aber, der damals *(bei der Wagenfahrt, Anm. d. Verf.)* viel geschaut hat – wenn er ein gottähnliches Angesicht erblickt oder eine liebliche Gestalt, welche die Schönheit vollkommen abbildet, so befällt ihn zuerst ein Schauer, und etwas von den damaligen Ängsten überkommt ihn, dann aber, sie anschauend, verehrt er sie wie einen Gott, und fürchtete er nicht den Ruf eines übergroßen Rausches, so brächte er Opfer vor dem Geliebten, wie vor einem Götterbilde einem Gotte. Und da er ihn geschaut, befällt ihn im Wechsel wie nach Fieberfrost Schweiß und Hitze. Denn wie einen Regen empfängt er durch die Augen die Ausflüsse der Schönheit, die ihn erwärmen und die Keime des Fittichs tränken." (ebd. 50) (...) „So von Raserei befallen, kann sie weder nachts schlafen, weder des Tags an ihrem Orte verharren, sondern eilt sehnsüchtig dahin, wo sie glaubt, den Träger der Schönheit zu erblicken. Sobald sie ihn aber schaut und den Liebreiz auf sich einströmen läßt, so löst sich das vorher Verschlossene wieder auf, Atem schöpfend fühlt sie sich frei von Stacheln und Schmerzen und erntet wieder jene süßeste Lust der Gegenwart." (ebd. 51) (...) „Diesen Zustand, schöner Knabe, zu dem sich meine Rede wendet, nennen die Menschen Eros." (ebd.)

Anzuführen wären hier noch die Sätze der weisen Diotima, die in Platons Dialog *Symposion* auftritt und dem Eros apostrophiert, dass er weder Gott noch Mensch, sondern die Kraft und Bewegung vom einen zum anderen sei. Welche Kraft hat Eros, fragt Platon Diotima, die antwortet: „Zu verkünden und zu überbringen Göttern, was von Menschen, und Menschen, was von Göttern kommt." (Platon, Gastmahl, 74) Der Eros ist hier also nicht nur auf eine libidinöse Energie des menschlichen Subjekts verkürzt, wie in den Anfängen der Psychoanalyse, der Eros hat kosmologische Bedeutung und stellt eine Art Vermittler zwischen der Welt und dem Jenseits, zwischen Zeit und ewigem Ideenreich dar.[16] Es wird leicht zu erraten sein: Wäre Platon Arzt oder Psychotherapeut, was würde er oder von ihm inspirierte Therapeuten

16 Vgl. diese Arbeit Abschnitt VII, Kapitel 3.

Suchtkranken empfehlen? Sie würden im gleichen Augenblick, in dem sie den Patienten den vulgären Rausch ausreden, im gleichen Augenblick, in dem sie ihm alle therapeutischen Strategien an die Hand geben, um abstinent zu bleiben, im gleichen Augenblick würde mit dem Verbot des vulgären Rausches auf die Wichtigkeit der höheren Ekstase, der höheren Erotik und des Substanz ungebundenen Rausches verwiesen, der eintritt, wenn sich das Schöne ereignet. Und das, wie ich meine, mit einem gewissen Recht (vgl. Poltrum 2012b u. 2013a).

9. Das Schöne als Antwort auf die Frage der Theodizee

Der Philosoph Gottfried Wilhelm Leibniz prägte 1710 mit der gleichnamigen Schrift den Begriff der Theodizee. Der Sache nach ist diese Problematik bereits im Buch Hiob angelegt, doch Leibniz hat die Frage, wie sich die Existenz eines guten und gerechten Gottes angesichts des Übels in der Welt rechtfertigen lässt, auf einen Terminus, nämlich jenen der Theodizee gebracht. In unserem Kontext, auf den psychotherapeutischen Prozess angewandt, geht es dabei nicht um die Gottesfrage, noch um eine andere sektiererische religiöse Kleinkrämerei, sondern, man nenne es, wie man möchte, um eine Dimension, die mit den höheren Werten zu tun hat. Es geht, vielleicht einigen wir uns provisorisch und vorläufig auf die Suspension eines geeigneten Namens, in der Therapie um das Wieder-sichtbar-Machen einer verborgenen oder unbesetzten Wertsphäre. Psychotherapeutisch reformuliert lautet die Frage der Theodizee: Wie lässt sich die Existenz des Guten, die Existenz einer höheren Sinn- oder Wertsphäre angesichts der Wiederkehr des Hässlichen, Bösen und Gemeinen, sei es Krieg, Naturkatastrophe, die Geschichte der Traumata im medizinischen Sinn oder sonst was, rechtfertigen? Wie lässt sich die Dimension des Ästhetischen gerade angesichts des Hässlichen als Therapeutikum rechtfertigen?

Das Phänomen des Schönen, die ästhetische Erfahrung, wie weiter oben bereits ausgeführt, hält Seinserfahrungen bereit, durch die sich die Welt seinsmäßig teilt. Das Schöne, das, wenn es erscheint, die Welt in ein ganz besonderes Licht eintaucht, das sie sonst nicht kennt, setzt den Unterschied zwischen einer *höheren, wirklicheren, wahreren* und einer *gewöhnlichen* Welt. Durch das Erscheinen des Schönen ist diese Welt *die beste aller möglichen Welten*. Nicht, dass es das Übel und das Böse durch diese wundersame

Weltverwandlung, welche die Schönheit bewirkt, dann nicht mehr gäbe, vielmehr ist es so, dass es in diesen Augenblicken, Kraft der anästhetisierenden Funktion des Ästhetischen, nicht wahrgenommen, nicht thematisch werden kann, und darum diese Welt zur *besten aller möglichen Welten* wird. Das Schöne reißt aber auch eine Kluft auf und spaltet diese Welt gleichsam in zwei Sphären – in die eine, in der das Ereignis des Schönen der Welt Zauber, Schmuck und Fülle verleiht, und in die andere, die gewöhnliche Welt, die beim Verschwinden der Schönheit noch die Erinnerung an den höheren Seinszustand kennt. Gleichzeitig ist es aber auch das Auszeichnende des Schönen, dass sie diesen Unterschied nicht nur setzt, sondern auch aufhebt. Denn in dem Moment, in dem das Schöne als Ereignis wieder erscheint und der Welt den ersehnten Glanz zurückgibt, den jeder kennt, in dem Moment verschwindet die Kluft zwischen einer *höheren, wirklicheren* und *gewöhnlichen* Welt. Das Schöne krümmt die Welt der Gewohnheit im Neigungswinkel des Außergewöhnlichen und lässt das Gefühl auftauchen: Jetzt schaue ich sie, das ist die eigentliche Welt, und das vorher Gehabte, die gewöhnliche Welterfahrung, scheint in diesen glücklichen Augenblicken der Vergangenheit anzugehören, an die man sich in den Momenten, an denen das Schöne währt, vor lauter Staunen nicht einmal erinnert. Durch das Verschwinden des Schönen, durch die geheimnisvolle Rücknahme des Glanzes, wird die Kluft, die das Schöne aufhebt, wieder gesetzt. Wir erinnern uns sehnsuchtsvoll an den Reichtum, den die Welt haben kann. Die Kluft zwischen einer *höheren, wirklicheren, wahreren* Welt und einer Welt des Scheins – nach Nietzsche die Urkluft der Philosophie – wird durch die Schönheit gesetzt und zugleich auch aufgehoben. Nur weil es das Schöne gibt und das Wesen des Schönen seine Ereignishaftigkeit, somit Nichtalltäglichkeit und Nichtgewöhnlichkeit ist, gibt es die zwei grundlegend verschiedenen Welten und ihre Aufhebung während der Anwesenheit des Schönen. (vgl. Poltrum 2005) Doch zurück zu unserer Frage: Wie lässt sich die Dimension des Ästhetischen gerade angesichts des Hässlichen als Therapeutikum rechtfertigen?

Wir erinnern uns jetzt an das weiter oben erwähnte Begriffspaar: Ästhetik und Anästhetik. Das Schöne ist gerade dadurch, dass es aus der Dialektik zwischen Ästhetikum und Anästhetikum besteht, ohne dass wir etwas dazu tun müssten, jenes Therapeutikum, das die Wirklichkeit je schon bereithält. Denn in den Momenten, in denen das Schöne da ist, in den Momenten, in denen die Dinge aus der ästhetischen Erfahrung entspringen, in den Momenten ist das Reich des Bösen, Hässlichen und Falschen kraft der anästhetisierenden Funktion des Schönen nicht zugänglich. Das Ereignis des Schönen ist somit die Suspension der Theodizeefrage. Therapie in diesem Sinne wäre, wie das Wort *therapeia* ursprünglich sagt, Dienst. Dienst, wie ich meine an der Wahrheit der Schönheit, am Logos Ästhetikus.

10. Ästhetisch-hermeneutische Psychiatrie

Wenn wir all das bisher Erörterte auf seinen hermeneutischen Gehalt zurückführen, dann sind wir bei dem, was sich mit Hans Georg-Gadamer gesprochen – der im Übrigen einiges über die Heilkunst geschrieben hat (Gadamer 1993) – als die Wesensverwandtschaft von Schönheit und Verstehen bezeichnen ließe. Gadamer, der in *Wahrheit und Methode* die platonische Metaphysik des Schönen für die Hermeneutik neu zur Geltung bringt, behauptet, dass das Phänomen des Verstehens und das Phänomen des Schönen verwandt sind. Ein Zusammenhang, der meiner Meinung nach immense Bedeutung für eine hermeneutisch verfahrende Psychiatrie haben könnte.

Wie bereits weiter oben ausgearbeitet ist es nichts Neues, dass eine geisteswissenschaftlich orientierte Psychiatrie hermeneutisch denkt und verfährt, was jedoch etwas völlig neues darstellt, ist auf die hermeneutische Wesensverwandtschaft von Schönheit und Verstehen im psychiatrischen Kontext aufmerksam zu machen. Denn das Ereignis des Schönen, das lässt sich aus der neueren Hermeneutik – etwa Gadamers oder des späten Heidegger deduzieren – ist darum mit dem Welt- und Lebensverstehen verwandt, weil der *Vorschein des Schönen und das Einleuchten des Verständlichen zusammen gehen*. Gadamer hierzu:

> „Von der Metaphysik des Schönen aus werden sich vor allem zwei Punkte ins Licht setzen lassen, die sich aus der Beziehung zwischen dem Vorschein des Schönen und dem Einleuchten des Verständlichen ergeben. Einmal, dass die Erscheinung des Schönen sowohl als die Seinsweise des Verstehens *Ereignischarakter* besitzen – und sodann, dass die hermeneutische Erfahrung, (...), an der *Unmittelbarkeit* teil gewinnt, durch die von

jeher die Erfahrung des Schönen wie überhaupt die aller Evidenz *der Wahrheit* ausgezeichnet ist.“ (Gadamer 1965, 459)

Das bedeutet dann aber für die von uns gesuchte, im Bereich der Psychotherapie wirksame *ästhetische* Evidenz, dass das Eröffnen einer neuen Lebensperspektive, das Zum-Vorschein-Kommen einer anderen als der bereits realisierten Möglichkeit auf dem Neu-, Wieder- und Andersverstehen des Lebens beruht. Der Vorschein der neuen Möglichkeit, dieses Einleuchten der Notwendigkeit und Möglichkeit einer Veränderung des Lebensentwurfes, seiner Lebensphilosophie, geht mit dem *Vorschein der eigenen Freiheit*, dem *Versprechen des Glücks*, das sich durch das Ergreifen dieser Möglichkeit vielleicht realisiert, mit dem Ergreifen der *eigentlichen Wahrheit*, die vielleicht auch das Gute in der jeweiligen Situation ist, einher. Damit aber, man ahnt es, mit der Schönheit. Dass das persönlich Wahre und Gute, die Ahnung der eigenen Freiheitsmöglichkeit und die Hoffnung auf die Wiederkehr des Glücks sich in einer schwierigen Situation, sich in einer Krise prinzipiell ereignen kann, davon gehen alle psychiatrischen und psychotherapeutischen Bemühungen letztlich aus.

III. Klinisches Philosophieren mit Patienten

1. Veränderungserwartung und Salutogenese

Als ein besonders mächtiges Wirkprinzip der Psychotherapie wird u. a. von Klaus Grawe die „Induktion positiver Veränderungserwartung“ beschrieben. Eine Psychotherapie zeitigt allein schon dadurch positive Veränderungen beim Patienten, wenn sie in der Lage ist, Hoffnung zu wecken, d. h. positive Erwartung auf Besserung induziert und dem Patienten den Glauben an eine gute Zukunft vermittelt. Grawe meint sogar: „Dieser Wirkmechanismus spielt offenbar in fast allen Therapien eine bedeutsame Rolle, vom Ausmaß seiner Wirkung her vermutlich eine wichtigere als die in den meisten Therapieschultheorien angenommenen Wirkmechanismen.“ (Grawe 2000, 27) Es handle sich dabei sogar „um einen besonders bedeutsamen, weil nahezu allgegenwärtigen Wirkmechanismus“, den es zu optimieren gelte. Damit wären wir bei der Frage: Hat die „Induktion von positiver Veränderungserwartung“, der Glaube, etwas anderes wäre möglich, ein schöneres Leben und Glück könnte wieder sein, nicht mit philosophisch-ästhetischer Welterschließung und damit mit dem Schönen zu tun? Ist die Erfahrung des Schönen nicht vielleicht sogar Vorbote einer positiven Veränderungserwartung?

Wenn das Schöne als Therapeutikum taugt, dann ist es wahrscheinlich auch als Prophylaktikum brauchbar. Damit sind wir bei Anthonovsky und der Frage: Wie hängen Salutogenese und die Sensibilität für das Schöne zusammen? Korreliert ein hoher „Sense of Coherence“ (SOC), in dem ein hoher Grad an *Verstehbarkeit* und *Handhabbarkeit* von Situationen und eine generelle *Bedeutsamkeit* und *Sinnorientierung* des Lebens eine Rolle spielen mit ästhetischer Welterschließung? (vgl. Gödde et al. 2015, 18) Hat die feste Überzeugung: „Die Dinge werden sich schon regeln“, als Ausdruck eines hohen SOC (Anthonovsky 1997, 35) nicht mit der Sensibilität für die Leistungskraft des Schönen zu tun? Wenn es aber einen solchen Korrelationszusammenhang gibt, und ich bin sicher, der lässt sich phänomenologisch aufweisen, dann sind wir bei der Frage: Wie hängen Heilkunst und Lebenskunst zusammen?

Ein anderes, in unseren Kontext gehörendes Thema ist die Frage: Inwiefern sich die psychoanalytische Dublette von *„gleichschwebender Auf-*

merksamkeit", als Haltung des Therapeuten, und die *„freie Assoziation"* des Patienten auf der therapeutischen Couch, als ästhetische Haltungen par excellence, beschreiben lassen. Sich somit die Erkenntnisleistung der Psychoanalyse als ästhetische Erfahrung ausweist und in die Wirkgeschichte der Mußehaltung und Mußetraditon zurückweist. Günter Gödde und Jörg Zirfas behandeln diese Frage im „Jahrbuch für Psychotherapie, Philosophie und Kultur." (Gödde u. Zirfas 2007, 135–153) Man sieht, auf das Forschungsprogramm „Ästhetik und Medizin" ließe sich Vieles setzen. (vgl. Engelhardt u. Unger 2006; Callender 2006; Musalek u. Poltrum 2011; Poltrum u. Heuner 2015, Gödde et al. 2015)

2. Philosophie als Psychotherapie

Arthur Schnitzler hat bekanntlich einmal gemeint, dass die Seele ein weites Land sei. Ein weites Land lädt dazu ein, sich ein Territorium abzustecken, einen Zaun aufzustellen und Grenzmarken anzubringen. Im Laufe der Zeit wechselt das abgesteckte Gebiet oftmals den Besitzer und mit dem Besitzer das, was im abgesteckten Bezirk geschieht. Das gilt vor allem für die Seele und jene, die sich für ihr Wohl zuständig erklären. War es ursprünglich die Philosophie, welche sich theoretisch wie therapeutisch für die ψυχή (Psyche) interessierte, im lateinischen Mittelalter die pastorale Seelsorge, so ist es spätestens seit dem Ende des 19. Jh. die Psychologie/Psychotherapie, welche das „weite Land" für sich beansprucht. Damit geht auch ein Bedeutungswandel des Begriffs und Arbeitsfeldes dessen einher, was man unter Psychologie versteht. Bei Hegel ist die Psychologie z.B. noch Teil der „Enzyklopädie der philosophischen Wissenschaften" und sogar Edmund Husserl nennt anfänglich die von ihm etablierte Phänomenologie noch „deskriptive Psychologie". Das weite Land, das gegenwärtig von allen möglichen Ratgebern, Coaches und Inflationsheiligen bevölkert wird, hat spätestens seit den 1980er Jahren mit dem Aufkommen der Bewegung der „Philosophischen Praxis" zu einer alten Tradition und Idee zurückgefunden, nämlich jener, dass Philosophie ein Therapeutikum ist. So meinte bereits Epikur: „Wer jung ist, soll nicht zögern zu philosophieren, und wer alt ist, soll nicht müde werden im Philosophieren. Denn für keinen ist es zu früh und für keinen ist es zu spät, sich um seine seelische Gesundheit zu kümmern." (Epikur 2000, 33) Damit ist natürlich keineswegs gesagt, dass vor allem akademische Philosophen die für Patienten bevorzugte Berufsgruppe wären, vielmehr wollen wir diese Einsicht Epikurs durch eine C. G. Jungs ergänzen und verstanden wissen, der einmal meinte: „Ich kann es kaum verschleiern, dass wir Psychotherapeuten eigentlich Philosophen oder philosophische Ärzte sein sollten, oder vielmehr, dass wir es schon sind, ohne es wahr haben zu wollen (...)." (Jung 1972, 74)

Dabei ist das Verhältnis von Philosophie und Psychotherapie jenseits dieser versöhnlich klingenden Worte nicht immer entspannt gewesen. Neben dem bekannten Vorwurf von philosophischer Seite an die Theorie des Unbewussten, diese sei logisch gesehen ein hölzernes Eisen, eine contradictio in adjecto (Freud 1971, 227), denn, was nicht bewusst ist, sei per Definitionem nicht bewusst und darum nicht zugänglich, oder etwa von gesellschaftstheoretischer Position aus gesprochen, Psychotherapie sei ein „Medium der Anpassung" (Wiesenhütter 1979, 201 f.) und Normierung – siehe auch die Antipsychiatriebewegung, inspiriert durch Michel Foucault (Foucault 1973) – wurde von psychotherapeutischer Seite die Philosophie des Rationalisierungsverdachtes bezichtigt und einzelne Philosophen bzw. deren Werk auf die Couch gelegt. Exemplarisch dafür steht die Studie von Alice Miller „Das ungelebte Leben und das Werk eines Lebensphilosophen" (Miller 1988, 9–78), die Nietzsches Werk, auf dem Hintergrund der These: „dass die Werke der Dichter und Maler in einer verschlüsselten, symbolischen Weise von den Traumen der Kindheit erzählen, die der Erwachsene nicht erinnern kann" (ebd. 9) weg erklärt und damit an dessen Geltung kratzt. Freud selber, der sehr viel von Schopenhauer und Nietzsche übernahm, man denke nur an die von Freud gewürdigte Beschreibung der Verdrängung durch Nietzsche – „‚Das habe ich gethan' sagt mein Gedächtnis. Das kann ich nicht gethan haben – sagt mein Stolz und bleibt unerbittlich. Endlich – giebt das Gedächtnis nach." (Nietzsche 1993, 72) – hat zeit seines Lebens ein ambivalentes Verhältnis zur Philosophie gehabt. Denn einerseits rückte er Philosophie und Metaphysik in die Nähe der Paranoia und andererseits gab er auch zu: „Ich habe als junger Mensch keine andere Sehnsucht gekannt als die nach philosophischer Erkenntnis, und ich bin jetzt im Begriffe sie zu erfüllen, indem ich von der Medizin zur Psychologie hinüberlenke." (Freud 1896 bei Kaiser-El-Safti 1987, 29)

Neben diesem hoffentlich historisch zu nennenden Streit zwischen Philosophie und Psychotherapie und einer daraus resultierenden unnützen Gegnerschaft gibt es, wie bereits erwähnt, seit geraumer Zeit Versuche, *ästhetische Theorie und Philosophie* im Kontext von Medizin und Beratung und im

Nahefeld der Psychotherapie zu etablieren. Dabei wäre vor allem die internationale Bewegung des *philosophical counselling* zu nennen, ebenfalls müsste man Wilhelm Schmid erwähnen, der im Ausgang von Foucaults Überlegungen zur „Ästhetik der Existenz“ den Lebenskunstdiskurs neu belebt oder die internationale Bewegung der *Medical Humanities.*[17]

Als bisher einziger und systematischer Versuch, Philosophie im klinischen Kontext als therapeutisches Instrument einzusetzen, dürfen wohl die eigenen Bemühungen gelten im Anton-Proksch-Institut, Philosophie als eine an noetischen Ressourcen orientierte, Psychotherapie anzuwenden. Ein Arbeits- und Forschungsprojekt, das mit verschiedenen Patientengruppen und unterschiedlichen Settings und Arrangements seit mehreren Jahren läuft. Seit 2003 gibt es dort den Versuch, „ästhetische Theorie und Philosophie“ in das therapeutische Angebot zu integrieren. Am Anfang unserer philosophischen Bemühungen wurden im Rahmen des stationären Therapieaufenthaltes von Patienten mit der Hauptdiagnose „Abhängigkeit von illegalen Drogen“, regelmäßige Philosophica abgehalten, bei denen die Patienten anhand ausgewählter Texte zu lebensphilosophisch relevanten Themen diskutierten und Stellung nahmen. Dabei wurden erörtert: Was ist Liebe, was ist Glück, wo beginnt und wo endet Freundschaft, gibt es ein metaphysisches Bedürfnis, die Frage nach dem Sinn und viele andere philosophische Fragen. Anhand von Texten der großen Philosophen bzw. doxographischer Darstellungen der Lehren und Meinungen der Denker und anhand der Weltanschauung und Lebensphilosophien der Patienten wurden diese Themen debattiert. Neben diesen Philosophica mit einer Gruppe von bis zu 12 Patienten, gibt es im Anton Proksch Institut seit 2007 Erfahrungen mit einer eigens für Patienten eingerichteten „Vorlesung zur Lebenskunst“ – vorwiegend für Patienen mit den Hauptdiagnosen „Alkohol- und/oder Medikamentenabhängikeit“. Eine Zeit lang hielten Teile des therapeutischen Kollegiums dabei eine Vorlesung zu einem ausgewählten philosophischen Thema und diskutieren, mit der Methode des sokratischen Dialogs (Birnbacher u. Krohn 2002), die sich daraus ergebenden Fragen mit den Patienten des Instituts. Im Herbst 2007 wurde unser Forschungsprojekt „Klinische Philosophie und Philosophische Therapeutik“ systematisiert und deskriptiv evaluiert. Über einen Zeitraum von einem halben Jahr fand alle zwei Wochen eine von einem akademischen Phi-

17 Vgl. diese Arbeit Abschnitt I.

losophen und Psychotherapeuten begleitete, von Ärzten und Psychologen abgehaltene „Vorlesung zur Lebenskunst" statt.

Ausgangspunkt unserer Überlegungen bildete dabei u. a. die jaspersche Überzeugung, dass es im menschlichen Leben Situationen gibt, die unausweichlich sind. Zu diesen Situationen gehört die existenzielle Erfahrung der Grenze. Der durchschnittliche Lebensentwurf, die alltägliche Selbstauslegung des Daseins, der eigenen Existenz, reicht in Situationen, in denen wir mit Krankheit, Leid, Tod, Schuld und Angst konfrontiert sind, nicht aus. Solche Situationen, die Jaspers Grenzsituationen nennt, rufen im menschlichen Subjekt u. a. zwei Dinge hervor:

Erstens: „Das Bewusstwerden dieser Grenzsituationen ist nach dem Staunen und dem Zweifel der tiefere Ursprung der Philosophie." (Jaspers 1950, 11) Und zweitens wird eine Situation dann zur „*Grenzsituation*, wenn sie das Subjekt durch radikale Erschütterung seines Daseins zur Existenz erweckt." (Jaspers 1932, 56) Die Erschütterung der eigenen Existenz, des bisherigen Lebenskonzepts, und das Bedürfnis nach Philosophie, philosophischer Orientierung und Besinnung, lässt sich bei einem erheblichen Teil unserer Patienten sehr gut beobachten. Und genau diesem Bedürfnis kamen und kommen wir mit unserem Projekt der „Klinischen Philosophie und Philosophischen Therapeutik" nach. Mit unserer Vorlesungsreihe „Philosophie der Lebenskunst" wurde und wird einerseits der *logos therapeuticus* für unsere Patienten genutzt, und andererseits Pionierarbeit auf dem zukunftsträchtigen Gebiet der „Klinischen Philosophie" geleistet. (Poltrum 2010, 12, Anm. 18) Mittels deskriptiver Evaluation, phänomenologisch-hermeneutischer Analyse und qualitativer Erhebung der subjektiven Bedeutungsstruktur der Patienten wurden erste Ergebnisse bezüglich der Wirksamkeitserwartung von Philosophie im klinischen Kontext gewonnen.

Die Zahl der freiwilligen Teilnehmer an unserer „Vorlesung zur Lebenskunst" lag zwischen 10 % und 15 % der stationären Patienten des Anton Proksch Instituts (bei einer Gesamtzahl von ca. 300 stationären Patienten). Wie die vierjährige Erfahrung des klinischen Philosophierens mit Kleingruppen der Drogenabteilung des Instituts bereits bestätigte, gibt es unter Suchtpatienten einen nicht unerheblichen Anteil von Personen, für welche die philosophische Reflexion die via regia therapeutisch induzierter „positiver Veränderungserwartung" (Grawe 2000, 34 ff.) darstellt. Zumindest deuten die von den Patienten angegebenen Parameter „Horizonterweiterung" und „Handlungsaktivierung", welche mittels tiefenhermeneutischer Bedeutungsanalyse erhoben wurden, in diese Richtung. In einer Stichtagserhebung wurde 2007 den Teilnehmern der „Vorlesung zur Lebenskunst" die Frage gestellt: „Was macht das Philosophieren im Anton Proksch Institut mit mir?" Untersucht wurde die Wirksamkeitserwartung von 27 Personen, 9 Frauen und 18 Männer, mit einem Durchschnittsalter von 36,7 Jahren. In einem ersten Schritt wurden die explorierten Antworten von den Patienten geclustert – unter kategoriale Oberbegriffe subsumiert – und in einem zweiten Schritt, durch Vergabe von Punkten, einem Ranking unterzogen. Die Ergebnisse unserer Pilotstudie haben ergeben, dass „klinisches Philosophieren" vor allem zu einer „Auseinandersetzung und Reflexion" führt (45 % der vergebenen Punkte), als „Wissensgewinn und Horizonterweiterung" erlebt wird (23 %) und eine Handlungsaktivierung impliziert (16 %). Neben den ersten zwei Hauptwirkfaktoren, in denen wir vor allem die Bestätigung sehen, dass philosophische Erörterungen ein Nachdenken über das Leben mit sich bringen und zur Neuerschließung von Möglichkeiten und Perspektiven führen, erscheint uns vor allem die Handlungsaktivierung von hoher therapeutischer Relevanz. Denn in diesem Parameter zeigt sich, dass die im Philosophicum gewonnenen Einsichten in die Lebenspraxis umgesetzt werden. (vgl. Poltrum 2010, 99)

Während die Teilnahme an der „Vorlesung zur Lebenskunst" anfänglich im Rahmen des Orpheusprogramms (vgl. Musalek u. Poltrum 2011, 10) freiwillig war, ist die Philosophie Vorlesung für Patienten seit Herbst 2011 zu einem verplichtenden Programmpunkt für alle Patienten der Abteilung I. (ca. 45–60 Teilnehmer pro Termin) geworden und findet wöchentlich satt. Eine weitere Neuerung ist die, dass in jeder einzelnen Sitzung Filmszenen in der Länge von fünfzehn bis dreißig Minuten gezeigt werden, um in das jeweilige philosophische Thema affektiv einzustimmen. Filmszenen, die durch ihre Narration und musikalische Untermalung stark berühren können, erzeugen bereits nach wenigen Minuten eine geeignet Gestimmtheit und affektive Rührung, durch die dann ein philosophisches Thema medikamentenähnlich verabreicht werden kann. Eine Neuerung und Erweiterung die im nächsten Abschnitt dieser Arbeit ausführlich dargestellt wird.

Wichtig ist an dieser Stelle anzumerken, dass nicht alle Philosophien in der Lage sind Orientierung, Halt und Stabilität zu bieten und die noetischen Ressourcen der Patienten zu aktivieren. Nicht einmal einzelne Philosophen und deren Weltentwurf als Ganzes können für ein klinisch relevantes Philosophieren genutzt werden. So gibt es z.B. viele fruchtbare Überlegungen in der stoischen Philosophie, die vor allem bei affektiven Störungen und emotionaler Instabilität als kognitive Gegenkonzepte sehr gut helfen. (Hoellen 1986) Da wäre allem voran die Dihairesis („Durchteilung") Epiktets zu nennen, die Einteilung der Dinge in jene, die in unserer Macht stehen, und jene, die nicht in unserer Macht stehen. „Über das eine gebieten wir, über das andere nicht." (Epiktet 2006, 5) Bei negativen Affektionen, die sich oft von einer unzureichenden Dihairesis her schreiben, somit durch Kognitionen entstehen, die im Grunde auf der Verwechslung dieser beiden Bereiche beruhen – man stößt sich an etwas, das nicht in seinem Macht- und Veränderungsbereich liegt –, könnte durch das stoische Ethos der Gelassenheit, eben durch eine zureichende Dihairesis, viel emotionales Erregungspotenzial abgepuffert werden. Damit wären diese Elemente der stoischen Philosophie unbedingt in das Programm einer klinischen Philosophie aufzunehmen. Der ganzen Stoa, die z.B. zum Suizid ein bejahendes Verhältnis hat, kann im klinischen Kontext nicht zugestimmt werden. (Poltrum 2008) Die ganze Stoa etwa im Rahmen einer „Vorlesung zur Lebenskunst" vorzustellen, wäre geradezu kontraindiziert. Es müsste also letztlich die ganze abendländische Philosophie nach therapierelevanten noetischen Ressourcen befragt werden und diese müssten dann im Rahmen therapeutischer Vorlesungen den Patienten vorgelegt werden. Damit wären wir bei der langfristigen Perspektive unserer Überlegungen angelangt. Im Abschnitt VII. (Die großen Philosophen als Psychotherapeuten) werden einige grundlegende Schritte in diese Richtung unternommen.

3. Kognitive Selbstmedikation und noetische Ressource

Über den Nutzen und Nachteil des Denkens für das Leben ist im Laufe der Philosophiegeschichte viel debattiert und gestritten worden. So wundert es nicht, dass es viele unterschiedliche Meinungen darüber gibt, was Philosophieren denn eigentlich leistet. Novalis zum Beispiel hat einmal sehr schön gesagt, dass ‚Philosophie eigentlich Heimweh' sei, der Versuch, ‚überall zu Hause zu sein'. Man erschließt sich über das Denken ein unbekanntes Land, wird heimisch und vertraut, beginnt sich im Unbekannten, das über den Gedanken zum Bekannten wird, niederzulassen, fängt an zu wohnen und zu sein. Über das Wohnen, Sein und Verweilen wird das Bewohnte zunächst zum Vertrauten, dann irgendwann unter Umständen zum Gewöhnlichen und im schlimmsten Fall zum Langweiligen, Banalen und Sinnentleerten. Spätestens in diesem Zustand kann ein weiterer Aspekt des Nachsinnens helfen, den Montaigne dem Denken nachsagt, dass nämlich ‚Philosophieren sterben lernen' hieße. Durch den Verweis auf die Endlichkeit der Existenz, den Wink, dass unser Dasein ein Ablaufdatum hat, vermag das Philosophieren immer wieder wachzurütteln und auf die Kostbarkeit der Zeit hinzuweisen. ‚Bleiben ist nirgends' (Rilke), verweile nicht, entdecke! Und, das ist das Entscheidende, entdecke vor allem dein Eigentliches. Für all jene, die Montaignes ‚sterben lernen' so ernst nehmen, dass sie dabei eine Todessehnsucht entwickeln, oder auf denen die Vorstellung der Hinfälligkeit und Endlichkeit des Lebens so stark lastet, dass es sie niederdrückt, ihnen den Sinn des Seins raubt und deprimiert, hat gerade in neuerer Zeit wiederum die Philosophie ein Gegenmittel entdeckt. Denn die Forderung, die Kant einmal erhoben hat, dass ‚die Philosophie' als ‚Arzneimittel wirken' müsse, ist eine, die man nicht oft genug wiederholen kann und unterstreichen sollte.

Für die Frage, wie Philosophie im klinischen Kontext als Medikament wirken soll, gibt es mehrere Modelle und Erklärungen. Jeder Mensch hat eine Lebensphilosophie und Weltanschauung. Ob man diese bewusst hat, pflegt und ausarbeitet oder ob einem seine Lebensphilosophie und Weltanschauung unbewusst ist, spielt dabei keine Rolle. Als Mensch kann man gar nicht anders als philosophieren, denn auch wenn man viele der eigenen Gedanken und Kognitionen nicht unter diesem Code wahrnimmt, ist man im Grunde ständig am Philosophieren. Unter Umständen ist eine unzureichende oder verengte Weltsicht mit Ursache für die Probleme, in die sich jemand hineinmanövriert hat. Wenn dem so ist, dann bedarf es der „Liebe zur Weisheit". Horizonterweiterung, Einstellungsmodulation, polyperspektivisches Denken – das sind von jeher die Leistungen der Philosophie. Philosophische Erörterungen sind im klinischen Kontext erstens dazu in der Lage, durch die Darstellung verschiedenster Denksysteme Hoffnung auf Besserung zu induzieren und die Erwartung zu wecken, dass die Therapie gelingt. Mit Platons Ideenlehre kann man darauf verweisen, dass es sich lohnt, sich für Ideale zu engagieren, mit Kant lässt sich aufzeigen, dass es einen freien Willen gibt, und mit Ernst Bloch, dass Sehnen, Wünschen und Hoffen[18] ins Gelingen

18 Vgl. diese Arbeit Abschnitt V.

verliebte Empfindungen sind. Empfindungen nah an der Erfüllung – solche Gedanken brauchen unsere Patienten. Zweitens kann Philosophie auch „kognitive Selbstmedikation" sein. Der „innere Weise" oder der „innere Heiler", den jeder Mensch in sich trägt, tritt oft als guter Gedanke, wohltuende Vorstellung oder tröstende Kognition auf.[19] Unsere „Vorlesung zur Lebenskunst" versucht, die Patienten wieder in Kontakt mit ihren Selbstheilungskräften, mit ihrem psycho-noetischen Immunsystem zu bringen. Die Patienten sollen ihren „inneren Therapeuten" entdecken und ihn auf ihre Wunde ansetzen. Philosophie, das ließe sich zeigen, hatte immer die Aufgabe, Orientierung ins Leben zu bringen und mit all dem Schwierigen und Traurigen der Welt zu versöhnen. Es geht darum, dem „metaphysischen Hunger", den gerade Menschen in Grenzsituationen vermehrt haben, ein Angebot zu machen. Im besten Fall kann klinisches Philosophieren sogar der „metaphysischen Heimatlosigkeit" etwas entgegensetzen. Und drittens kann Philosophieren die „noetischen Ressourcen" aktivieren, also genau jene Überzeugungen, Einstellungen und Wertsysteme erweitern, die einen in die Sackgasse geführt haben. Spätestens seit Klaus Grawe explizit auf die Wichtigkeit der Ressourcenorientierung in der Psychotherapie hingewiesen hat, was der Sache nach immer schon das Anliegen jeglicher psychotherapeutischer Intervention war, sind wir wieder dafür sensibilisiert, die verführerische Problemperspektive, die Defizit- und Fehlerfahndung – die sich durch die Sogwirkung, ontologische Macht und Phänomenalisierungsauffälligkeit der Negation geradezu aufdrängt – durch eine Schatzsuche und Ressourcenorientierung zu ergänzen. Aus diesem Grund bietet es sich an, einen der Hauptwirkmechanismen des „klinischen Philosophierens", die Aktivierung der noetischen Dimension des menschlichen Seins unter der Ressourcenperspektive zu thematisieren, denn die abendländische Philosophie stellt eine einzigartige Sammlung und Schatzkiste von Lebensweisheiten, wohltuenden Kognitionen und Seinssicherheit gewährenden Überlegungen dar. Als noetische Ressourcen, die es zu finden, zu aktivieren und gegebenenfalls zu implementieren gilt, gelten alle Überzeugungssysteme, Einstellungsrichtungen und metaphysische Evidenzen, die eine lebensweltliche Geländer-, Halte- und Orientierungsfunktion auszuüben vermögen. Philosophisch gesprochen handelt es sich dabei um den Intentionsbereich des *agathon*, um eine bewusst oder unbewusst

---

19 Vgl. diese Arbeit Abschnitt VII, Kapitel 1.–1.3.

intentionale Bezugnahme auf die Idee des Guten. Banal gesprochen geht es um die Implementierung und Aktivierung von Überzeugungen, die in die Richtung gehen: „Alles wird gut“, „es wird schon wieder“, die „Dinge werden sich schon regeln“. Anthonovsky hat ja mit seinem Salutogenesekonzept darauf verwiesen, dass „die Art, wie man seine Welt sieht“, bzw. „die eigene Realitätskonstruktion“ (...) „ein entscheidender Faktor für Coping und Gesundheit ist.“ (Anthonovsky 1997, 58) Es gibt Lebensphilosophien und Weltanschauungen, die einem das Leben erleichtern, und solche, die es belasten. Jetzt ist es aber nicht so, dass ein Weltbild oder eine Lebenseinstellung eine in sich abgeschlossene und monadenhafte Substanz oder eine unbewegliche Entität ist. Das Gegenteil ist der Fall. Lebensphilosophien sind nicht nur sehr beweglich bzw. dynamisch, sondern korrelieren, für den Fachphilosophen leicht ersichtlich, oft mit den archetypisch zu nennenden Entwürfen der großen Philosophen. Viele Menschen haben, ohne es zu wissen, einen kleinen Platon, einen kleinen Augustinus oder einen kleinen Nietzsche in sich, und reproduzieren, in der Meinung, ihr Eigenes und Ureigenstes zu denken, nur das Denkbare und Denkmögliche, das in der Rede der großen Philosophen vielleicht nur klarer und deutlicher durchargumentiert und ausgesprochen wurde. Problematisch wird es meistens dann, wenn der Versuch unternommen wird, mit einem Weltbild, mit einer philosophischen Position – ob man sie nun den Entwürfen der großen Denker zuordnen kann oder nicht – ein ganzes Leben auszukommen. Der Aufenthalt in einer Suchtklinik bringt Veränderung mit sich, und Veränderung korreliert immer auch mit einem Einstellungswandel und dem Neudesign der Lebensphilosophie. Die Aktivierung von „noetischen Ressourcen“ kann genau diesen Prozess begleiten und unterstützen, denn gerade wenn es darum geht, sein Leben zu ändern, ist die Bezugnahme auf Seinssicherheit gewährende Überlegungen entscheidend. Bei auf Gelingen bezogenen Überwindungsversuchen psychischer Störungen, wird auf das Sein der Idee des Guten immer schon Bezug genommen, auch wenn dies dem einzelnen Patienten völlig unbewusst ist. Hier ginge es dann um die existenzanalytische Arbeit und Aufdeckung des „geistig Unbewussten“, wie es Viktor Frankl nannte. Man hat also, bewusst oder unbewusst in dem Moment, wo man als Patient an der Kliniktür läutet, schon die „noetischen Ressourcen“ vom Seinsmodus der Potentialität in den der Aktualität überführt. Eine klinische Philosophie hat das bewusst zu machen und gezielt mit dem Angebot der „noetischen Ressourcen“ der abendländischen Philosophie zu stützen und zu intensivieren. Im Übrigen ist es so, das sehe ich immer wieder, wenn ich im Rahmen meiner „Vorlesung zur Lebenskunst“ auf die Existenzphilosophie zu sprechen komme und dann, auf die populärwissenschaftliche Rezeption bzw. Wirkgeschichte eingehend, Antoine de Saint-Exupérys „Kleinen Prinzen“ erwähne – das wunderbare Gespräch zwischen dem Fuchs und dem kleinen Prinzen über die Rose – und das Thema Leben als Wanderschaft und Verantwortung für das, was man sich vertraut gemacht hat, dadurch zur Sprache kommt, dann sind nicht nur traurigfröhlich ergriffene Augen im Publikum zu erkennen, sondern zwei Drittel der Patienten kennen diese Stelle, und sind an etwas wieder erinnert, an das sie im Grunde glauben. Hier leuchtet dann eine „noetische Ressource“ auf. In diesem Sinn hat Hans-Georg Gadamer die Philosophie in Anlehnung an Hölderlin einmal als das große Gespräch bezeichnet, das wir sind, und in dieses Gespräch gilt es sich und unsere Patienten einzuklinken. Jean Paul hat einmal gemeint, dass ‚Bücher eigentlich dicke Briefe an Freunde‘ sind. Das gilt insbesondere auch für philosophische Bücher, in denen sich die Freunde der Weisheit ihre Lieblingsgedanken zusenden. Im besten Fall sind diese dann noetische Ressourcen.

4. Philosophie und Suizid

Da alles, was wirkt, auch Nebenwirkungen hat, sei am Ende dieses Abschnitts abschließend noch etwas über die Einstellung und Meinung der großen Philosophen zum Thema Suizid gesagt. Philosophische Reflexionen können nicht nur Orientierung bieten und all das bereitstellen, was eine *Philosophische Psychotherapie* nutzen möchte, sondern Philosophie kann einem auch den Boden unter den Füßen wegziehen. Das kann gewollt und dann hin und wieder sogar heilsam sein, z.B. wenn Philosophie bei dogmatischer Festgefahrenheit und Perspektivenverhärtung auf neurotischem Niveau als existenzielles Weckamin wirken soll. Damit Philosophie als ungewollte Nebenwirkung aber nicht mehr verwirrt als unterstützt, sollte gut überlegt und ausgewählt werden, welche philosophischen Positionen präsentiert werden. Insbesondere wenn es sich um Philosophen handelt die zum Diskurs des Freitodes Stellung bezogen haben. Betrachtet man nämlich die Meinungen der großen Denker zum Thema Suizid, dann findet man Befürworter wie Gegner in gleich großer Zahl. Der geführte Diskurs siedelt sich dabei stets in einem Jenseits psychiatrischer Überlegungen an. Einig ist man sich: Der Selbstmord ist Zeichen der menschlichen Freiheit. Uneinigkeit besteht: Soll er von dieser Gebrauch machen dürfen?

Wenn wir Albert Camus Glauben schenken, dann ist der Suizid das philosophische Thema schlechthin, meinte der Existenzphilosoph doch: „Es gibt nur ein wirklich ernstes philosophisches Problem: den Selbstmord. Die Entscheidung, ob das Leben sich lohne oder nicht, beantwortet die Grundfrage der Philosophie. Alles andere – ob die Welt drei Dimensionen und der Geist neun oder zwölf Kategorien habe – kommt erst später." (Camus 1991, 9) Stimmten wir dieser These zu, dann würde eine Untersuchung der Suizidraten unter Philosophen die Frage beantworten, ob sich nach deren Meinung „das Leben lohne oder nicht". Doch wie es die Alten damit hielten, davon ist wenig überliefert. Einzig von den Stoikern, mit ihrer generellen Einstellung der *apathia* gegenüber dem Tod, sei dieser natürlich oder von eigener Hand herbeigeführt, wissen wir, dass es nicht wenige Anhänger dieser Strömung gab, welche wirklich Hand an sich legten. Wen wundert's, lesen wir doch bei Seneca über das Leben: „Gefällt dir's, so lebe, gefällt dir's nicht, so kannst du wieder hingehen, woher du gekommen. Um die Kopfschmerzen los zu werden, hast du schon öfters Blut gelassen. Um die Körperfülle zu mindern, wird dir zu Ader gelassen. Es ist nicht nötig, die Brust durch eine weit klaffende Wunde zu spalten: ein Messerchen genügt, den Weg zu bahnen zu jener hochherrlichen Freiheit, ein einziger Stich sichert uns die sorglose Ruhe." (Seneca 1993, 267 f.) Doch nicht alle großen Philosophen vertraten eine so extreme Position. Ist der „Freitod", „Selbstmord", „Suizid" – allein die Wortwahl gibt hier oft die diesbezügliche Einstellung wieder – ethisch zu legitimieren oder zu verwerfen? Wenn sich die großen Denker, von denen einige im Folgenden zur Sprache kommen sollen, dieser Frage annehmen, dann ist das ein Diskurs jenseits psychiatrischer oder psychologischer Vorstellungen. Es interessiert die Erlaubtheit oder Verwerflichkeit des Suizids, des Selbstmordes, der nicht Ausdruck oder Symptom einer Krankheit ist. Ob es diesen frei gewählten Tod als Ausdruck der menschlichen Freiheit aus psychiatrischer Sicht überhaupt gibt, das steht auf einem anderen Blatt. Eventuell der Bilanzsuizid eines „terminal Kranken mit dem Ziel, der qualvollen Sterbensphase zu entkommen." (vgl. Pöltner 2002, 282)

Eröffnet wird die Debatte durch Plato, der die Möglichkeit des Selbstmordes ebenso wie später Aristoteles, allerdings aus anderen Gründen, verwirft. Wir gehören nicht uns selbst, wir stehen in der Macht der Götter. Wir haben das Leben nicht selbst gemacht, es wurde uns gegeben und wir dürfen es daher auch nicht vorzeitig verlassen, so die Argumentation. Für den, der es trotzdem tut, hat Plato besondere Bestattungsvorschriften entworfen: Erstens soll der Selbstmörder auf unbebautem, namenlosem Gelände begraben werden, zweitens an einem einsamen Platz, niemand soll neben ihm zu liegen kommen, und drittens soll die Bestattung ruhmlos vor sich gehen. Damit findet sich bei Plato eine rituell-kulturelle Sanktionierung des Selbstmordes vorgedacht, die in christlichen Ländern noch weit bis in die Neuzeit befolgt wurde – den Leichnam nicht in gesegneter Erde beizusetzen. Die Stoa, welche dieses Thema wie viele andere Themen ruhig und nüchtern anging, kannte und erlaubte einen *eulogos exagoge*, einen ‚wohlüberlegten Freitod'. Die ältere Stoa hatte sogar eine Art Kasuistik erarbeitet, unter welchen Umständen der Freitod eine angemessene Handlung ist. Zum Beispiel, wenn man unheilbar krank sei und unter unerträglichen Schmerzen leide, oder wenn man durch seinen Tod das Vaterland oder Freunde rette. (vgl. Decher 1999, 47 f.) Einfacher hat es da schon der Kirchenvater Augustinus, der das erste Gebot „Du sollst nicht töten" auch auf den Selbstmord bezieht. Einzige Ausnahme stellt, wie im Übrigen schon bei Plato, der „explizite" Befehl bzw. Wink oder das „eindeutige" Zeichen aus dem Reich der Transzendenz dar, man möge doch – und dürfe daher – abtreten. „Wer also um das Verbot, sich selbst zu töten, weiß, mag es dennoch tun, wenn der *(Gott, Anm. d. Verf.)* es befohlen hat, dessen Befehle niemand verachten darf ", und präzisierend meint Augustinus weiter: „aber er sehe wohl zu, ob dieser Befehl auch keinen Zweifeln ausgesetzt ist." (Augustinus 1985, 46 f.) Thomas von Aquino verwirft den Selbstmord ebenfalls und bringt unter anderem eine Begründungsfigur ein, welche in die Neuzeit vordeutet: das Selbsterhaltungsprinzip.

Von Natur aus liebt jedes Ding sich selbst. Das bedeutet, dass jedes Ding bestrebt ist, sich im Dasein zu halten und dem, der es zerstören will, Widerstand zu leisten. Daraus wird geschlossen: Der Selbstmord ist nicht erlaubt, weil er naturwidrig ist. Mit dem Selbsterhaltungsprinzip ist ein Begründunsgmodell gefunden, das von Hobbes über Locke und Rosseau bis Spinoza unter Beifügung leichter Variationen gehalten hat. Na ja, könnte man fragen: Was aber ist, wenn die Natur selber den Suizid anordnet? So etwa die Frage des französischen Enzyklopädisten Baron Paul Thiry d'Holbach. Für Holbach – Atheist, Materialist und Determinist – geschieht der Lauf der Dinge aus Naturnotwendigkeit und ein Mensch: „wenn er sich das Leben nimmt, führt er eine Anordnung der Natur aus, die ihn nicht mehr existieren lassen will. Diese Natur hat während Tausenden von Jahren im Innern der Erde das Eisen geschaffen, das seinem Leben ein Ende setzen soll." (Holbach 1978, 244 f.)

Tabula Rasa mit den bisherigen Argumentationen gegen den Selbstmord macht schließlich David Hume mit dem Essay „On Suicide" von 1777, in dem er zum Schluss kommt: „Gott kann sich, auch wenn er wollte, nicht selbst den Tod geben, was er dem Menschen als beste Gabe in den so großen Mühen des Lebens verlieh." (Hume 1984, 130) Kant und der Deutsche Idealismus (Fichte, Hegel) sehen den Selbstmord nicht vereinbar mit der moralischen Pflicht des Menschen als Person. „Die Selbstentleibung ist ein Verbrechen (Mord)", so Kant, da man mit der Vernichtung der „Person" als Subjekt der Sittlichkeit gleichsam die Idee der Sittlichkeit verwerfen würde (Kant bei Decher 1999, 103).

Eine nahezu paradoxe Sonderposition finden wir bei Schopenhauer, über den man oft gespottet hat, er sei der Selbstmörder, der am Leben blieb. „Alles Leben ist Leiden" (Schopenhauer 2002, 405), so seine Formel. Leiden, das sich daraus ergibt, dass alles Leben auf einem unersättlichen, nie zu befriedigenden Willen ruht. Aus diesem Leid verursachenden Kreislauf steige man durch die konsequente Verneinung des Willens zum Leben aus. Der Selbstmord, diese „törichte Handlung" ist aber genau aus diesem Grund zu verwerfen. Der Selbstmörder gehe in der Verneinung des Willens zum Leben nicht weit genug, im Gegenteil. „ (…) der SELBSTMORD. Weit entfernt Verneinung des Willens zu seyn, ist dieser ein Phänomen starker Bejahung des Willens. Denn die Verneinung hat ihr Wesen nicht darin, dass man die Leiden, sondern dass man die Genüsse des Lebens verabscheuet. Der Selbstmörder will das Leben und ist bloß mit den Bedingungen unzufrieden, unter denen es ihm geworden. Daher gibt er keineswegs den Willen zum Leben auf, sondern bloß das Leben, indem er die einzelne Erscheinung zerstört." (Schopenhauer 2002, 512) Einzig den asketischen Hungertod lässt Schopenhauer, der gerne an reich gedeckten Tafeln dinierte, gelten. Dort manifestiere sich die konsequente Absage an die Genüsse und den Willen des Lebens. Als einen Akt krassester Selbstsucht sieht Eduard von Hartmann – der Autor der Philosophie des Unbewussten – den Selbstmord und Nietzsche, das enfant terrible dieses Diskurses, meinte, man solle zur rechten Zeit abtreten.

Der natürliche Tod, für Nietzsche der „Selbstmord der Natur", sei ein „unfreier Tod", ein Tod zur „unrechten Zeit, ein Feiglings-Tod. Man sollte, aus Liebe zum *Leben* –, den Tod anders wollen, frei, bewusst, ohne Zufall, ohne Überfall (...)" Man sollte „auf eine stolze Art sterben, wenn es nicht mehr möglich ist, auf eine stolze Art zu leben. Der Tod, aus freien Stücken gewählt, der Tod zur rechten Zeit, mit Helle und Freudigkeit, inmitten von Kindern und Zeugen vollzogen: so dass ein wirkliches Abschiednehmen noch möglich ist, wo der *noch da ist*, der sich verabschiedet, insgleichen ein wirkliches Abschätzen des Erreichten und Gewollten, eine *Summierung* des Lebens – alles im Gegensatz zu der erbärmlichen und schauderhaften Komödie, die das Christentum mit der Sterbestunde getrieben hat." (Nietzsche 1985, 91 f.)

Philosophische Erörterungen über den Suizid vollziehen sich außerhalb des Raumes von Psychologie und Psychiatrie. Das mag uns als Psychotherapeuten befremden, sehen wir doch im Wunsch oder in der Handlung des nicht mehr sein Wollens kein philosophisches Problem, sondern das Symptom einer Krankheit. Jenseits des medizinischen Diskurses wurde und wird das Ja oder Nein zur ethischen Erlaubtheit des Suizids kontrovers diskutiert. Warum und mit welchen Begründungen der Suizid legitimiert oder verboten gehöre, das konnte dieser fragmentarische Überblick nur andeuten.

Viele Gedankengänge der angeführten Befürworter des Suizids, so spannend und interessant sie auch sind, müssen im Kontext einer „Klinischen Philosophie und Philosophischen Therapeutik", in der die Lehren und Meinungen der großen Philosophen präsentiert werden, ausgespart bleiben. Stellen doch depressive und substanzabhängige Patienten die Hauptrisikogruppe für suizidale Handlungen dar. Herauszuarbeiten welche Philosophie, welche Philosopheme, welche Teile eines philosophischen Entwurfs letztlich für welches Störungsbild in welcher Phase der Störung einzusetzen sind, das dürfte ein Lebensprojekt sein und bedarf wahrscheinlich mehrerer Mitstreiter. Was Philosophie, eine *Philosophische Psychotherapie* in jedem Fall zu leisten hat, ist, die „noetischen Ressourcen"[20] der Patienten zu aktivieren und die Selbstheilungskräfte bzw. das psychische Immunsystem in Gang zu setzen, kurz, eine kognitive „Selbstmedikation" (vgl. Khantzian 1996, 45–58) zu bewirken.

20 Vgl. diese Arbeit Abschnitt VII, Kapitel 1.3.

IV. Reiz und Rührung. Cinematherapie in der Suchtbehandlung

Unter dem Codewort „Cinematherapie“ gibt es seit geraumer Zeit Bemühungen, die Wirkung von Filmen in unterschiedlichen therapeutischen Settings zu erproben. Schaut man sich die Geschichte der Filmtherapie genauer an, zeigt sich, dass es schon zur Zeit des Stummfilms einen medizinischen Diskurs über die Wirkung von Filmen im therapeutischen Kontext gab. Stellt man zudem, wie in dieser Studie, grundsätzlichere filmtherapeutische Überlegungen an, ist es notwendig, beim Wesen des bewegten und bewegenden Bildes anzusetzen. Im nachfolgenden Abschnitt werden einerseits Grundsatzüberlegungen zur Cinematherapie angestellt und Diskurse vorgestellt, es wird aber auch von eigenen kinotherapeutischen Modellen, Erfahrungen und Überlegungen berichtet. Im Anton Proksch Institut gibt es seit 2009 ein eigens von mir entwickeltes Kinotherapieprogramm.

1. Bewegende Bilder und Stimmungen

Versucht man, die Geschichte einer Sache oder einer Wissensformation zu rekonstruieren, stellt sich die Frage, wo man ansetzen soll. Insbesondere gilt das für die noch sehr junge Disziplin der Cinematherapie, da es in dieser Geschichte ja um bewegte Bilder geht, die die Gemüter der Menschen bewegen sollen – dahingehend, dass sich im Leben der Rezipienten eine Einsicht oder Erkenntnis auftut oder eine Veränderung der Lebenseinstellung angeregt wird. Eines der berühmtesten Gleichnisse der abendländischen Philosophie, Platons Höhlengleichnis, stellt – wenn man so möchte – die Vorwegnahme dessen dar, was Cinematherapie leisten kann und soll. Platons Höhle entspricht auf eigenartige Weise sogar exakt den Verhältnissen des Kinos: (vgl. Kutter 2007, 7–12) Alle sich in der Höhle befindenden Menschen haben ihre Blicke in eine Richtung, auf die Höhlenwand, gerichtet und sehen dort bewegte Schattenbilder. Während im Kino die Handlung fesselt, sind in Platons Höhle die Zuschauer der Schattenlichtspiele an den Schenkeln und am Nacken gefesselt, sodass sie sich nicht umdrehen können. Im Kino ist es der Projektor, der den Film an die Leinwand wirft, in Platons Höhle ist es ein Feuer, das hinter den Köpfen der Gefesselten brennt und die Schattenbilder an die Wand projiziert. Um die komplizierten Verhältnisse des Höhlengleichnisses wiederzugeben, sei der Beginn des 7. Buches der *Politeia* in der Übersetzung Martin Heideggers zitiert. Sokrates diskutiert dort mit Platons Bruder Glaukon, was denn das Wesen der Bildung sei. Bildung, wenn sie nicht im verkürzten Verständnis als Ausbildung und Erlernen einer Sache verstanden wird, sondern im alten humanistischen Sinn, bildet und formt die Seele und unterstützt dabei, die Deformierungen und Störungen der Seele zu beseitigen und – das ist wohl die Hauptleistung der Bildung – präventiv dem Verfall der Seele vorzubeugen. Bildung soll der Seele starke Bilder zuführen, damit sich der Mensch auf seinem Lebensweg nicht in der Flut der Bilder und Reize verliert. Insbesondere in der globalisierten Postmoderne, in der die Bilder – vermittelt durch die werbewirksame Beschriftung und Beschilderung der Zeichen – aufmerksamkeitsgierig geworden sind, schützt Bildung vor dem Verlust der eigentlichen Lebensziele. Sie soll Leitbilder schaffen und vor allem darauf hinweisen, dass es kein ursprüngliches, erstes Bild gibt, auf das sich alle anderen Bilder und „Weltbilder" (vgl. Heidegger 1938) zurückführen lassen. Es gibt keine Hierarchie der Bilder. Bildung soll zur Erfahrung führen, dass es darum geht, sich selbst ein Bild von einer Sache zu machen, und Leben heißt, sich immer wieder neue Bilder anzueignen. In einem gewissen Sinn leistet die alte Idee der humanistischen Bildung, die in Platons Höhlengleichnis präfiguriert ist, genau das, was kinotherapeutische Interventionen im klinischen Kontext bezwecken sollen. Alte, abgelebte Bilder, im klinischen Kontext häufig auch bedrückende und schreckliche Bilder, sollen durch bewegende und erhebende Bilder ersetzt werden. Heidegger übersetzt den Beginn des platonischen Höhlengleichnisses auf folgende Weise:

> „Bringe dir nämlich in den Blick dieses: Menschen halten sich unter der Erde in einer höhlenartigen Behausung auf. Nach oben gegen das Tageslicht eignet dieser der langhin sich erstreckende Eingang, auf den zu das ganze Gehöhle sich versammelt. In dieser Behausung haben die Menschen, gefesselt an den Schenkeln und den Nacken, von Kindheit her ihren Verbleib. Deshalb verharren sie auch an derselben Stelle, so dass ihnen nur dies Eine bleibt, auf das hinzusehen, was ihnen von vorne ins Angesicht begegnet. Ringsherum jedoch die Köpfe zu führen, sind sie, weil gefesselt, außerstande. Ein Lichtschein freilich ist ihnen gewährt, von einem Feuer nämlich, das ihnen, allerdings von rückwärts, oben und fernher, glüht. Zwischen dem Feuer und den Gefesselten (in deren Rücken also) läuft

obenhin ein Weg; dem längs, so stelle dir das vor, ist eine niedere Mauer gebaut gleich den Schranken, die sich die Gaukler vor den Leuten aufrichten, um über sie weg die Schaustücke zu zeigen. – Ich sehe, sagte er. – Fasse nun demgemäß in den Blick, wie entlang diesem Mäuerchen Menschen allerlei Zeug vorbeitragen, das hierbei über das Mäuerchen hinwegragt, Standbilder sowohl als auch andere steinerne und hölzerne Bildwerke und sonst mannigfach von Menschen Gefertigtes. Wie nicht anders zu erwarten, unterhalten sich (dabei) die einen der Vorübertragenden, die anderen schweigen. – Ein außergewöhnliches Bild führst du da vor, sagte er, und außergewöhnliche Gefangene. – Sie gleichen aber ganz uns Menschen, erwiderte ich. Denn was glaubst du wohl? Solcherart Menschen haben doch im vorhinein, sei es von sich selbst, sei es voneinander, nie etwas anderes in den Blick bekommen als die Schatten, die (ständig) der Feuerschein auf die ihnen gegenüberstehende Wand der Höhle wirft." (Platon, Politeia 514a, 2–517a, 7; bei Heidegger 1931/32, 205)

Die Höhlenbewohner sehen von Kindheit an nur Schattenbilder, hören Gemurmel und Gerede, da das Gesprochene und die Rede der Vorbeigehenden durch die Distanz nicht klar verstanden werden kann. Aus irgendeinem unerklärlichen Grund, fährt Sokrates fort, fallen plötzlich die Fesseln und die Gefangenen sind frei. Diejenigen, die sich nun umdrehen und in Richtung des Feuers gehen, werden zunächst geblendet, da die Augen nicht an die Intensität des Lichts gewohnt sind. Diese Irritation führt bei den Ängstlichen bzw. bei denen, die in der Grundstimmung der Angst festgehalten sind, zur Umkehr an den gewohnten und vertrauten Ort – in die Nähe der Fesseln und der Schattenwand. Bei denen, die vom Eros ergriffen werden, und jenen, die in der Grundstimmung der Berauschung sind, führt die Neugier und Entdeckerlust zum Aufstieg und letztlich Ausstieg aus dem Höhlendasein. Die zu erwartenden neuen Anblicke, die die Welt jenseits der Höhle bietet, sollen zum Ausstieg aus dem Höhlendasein verführen. In der Gestimmtheit der Angst – „Angustia", Enge – schrumpft die Welt, alles wird klein und eng. Der Mut und das Zutrauen in die Selbstwirksamkeit, das Vertrauen in die Welt schwindet, das kann so weit gehen, dass man lieber im Gewohnten verbleibt, auch wenn es ein Erdloch, eine Höhle, eine pathologische Beziehung oder eine selbstzerstörerische Lebenskonstellation ist. Anders in den gehobenen Stimmungen (vgl. Bollnow 2009, 21–36): Wenn die Neugier oder der philosophische Eros anmuten, der Reiz und die Verführungsmacht des Schönen locken, dann weitet sich die Welt. Die Phänomene zeigen sich dann nicht nur als Schattenbilder, sondern voll enthüllt und unverstellt im Glanz des Sonnenlichts, jenseits der Höhle. Die Sonne jenseits der Höhle ist dabei jene, die nicht nur das Licht für die Erkenntnis bereitstellt, sondern durch ihre Wärmespende den Gewächsen, Tieren und Menschen das Leben mit ermöglicht (Platon, Politeia, 509 b). Die platonische Idee des Guten, das durch die Sonne symbolisierte Agathon, ist daher nicht das moralisch oder ethisch Gute, mit dem es gerne und oft verwechselt wird, sondern das Gute im Sinne des ontologisch Ermöglichenden und Tauglichmachenden (vgl. Heidegger 1988, § 12, 100 u. 103). Das platonische Höhlengleichnis beschreibt zum einen – vom Subjekt her gedacht – die Aufstiegs- und Befreiungsbewegung des Menschen von der Dunkelheit ans Licht und zum anderen – vom Objekt her gedacht – das Hervortreten der Phänomene aus ihrer schattenhaften Verborgenheit in die Unverborgenheit des Hellen – das, was Heidegger als Aletheia bezeichnet hat. Der Eros und der Glanz des Schönen sind die Wegbegleiter und Motoren dieser Enthüllung.[21]

In einem ontologisch umgekehrten Vorgang – was hier nicht ausgeführt zu werden braucht – und in einem höhenpsychologisch sehr ähnlichen Sinn soll durch die bewegenden Bilder in der Cinematherapie eine ähnliche Befreiung der Rezipienten und Neubetrachtung der Dinge bewirkt werden wie in Platons Höhle. Sowohl auf der Kinoleinwand als auch auf der Höhlenwand werden Bilder sichtbar, die zum Aufbruch in die Realität motivieren und diese letztlich in einem anderen Licht zeigen sollen. Während die Schattenbilder in der Höhle die Welt in ihrer Verstellung zeigen und durch die Ahnung des Rezipienten – dass es mehr Welt, ein lebendigeres Leben als das zunächst präsentierte geben muss – zum Auf- und Ausbruch aus der Höhle in Richtung Transzendenz, in Richtung Überschreitung des Gewohnten motivieren, sind die Verhältnisse dessen, was die Cinematherapie zu leisten vermag, komplexer und vielschichtiger. Das Kino kann naturgemäß mehr als die Schattenlichtspiele in einer Höhle.

Die vielleicht augenscheinlichste Einflusssphäre der Cinematherapie, das zeigen die Erfahrungen mit der Kinotherapie im Anton Proksch Institut, ist die Beeinflussung der Stimmungen der Rezipienten. Es ließe sich dabei die These aufstellen, dass kinotherapeutische Interventionen nicht nur direkt die

21 Vgl. dazu diese Arbeit Abschnitt II, Kapitel 2.1.

Stimmungen der Patienten beeinflussen, sondern gezielt ausgewählte Filme medikamentöse Effekte haben. Effekte als „mood-stabilizer" – wenn man so möchte. Drückende Grundstimmungen, in denen der Mensch zum „Homo patiens" wird, der kein Vertrauen in sich und die Welt hat, können durch Filme, die Protagonisten zeigen, welche ihr Leben im Durchgang durch eine Krise meistern, temporal gehoben werden. Das kann so weit gehen, dass die vermittelte und durch cineastische Interventionen erzeugte Gestimmtheit der Aufgehobenheit eine temporäre emotionale Behausung schaffen.

In jedem Fall ist es in Bezug auf die Stimmungen so, darauf hat Martin Heidegger in *Sein und Zeit* hingewiesen, dass es so etwas wie eine Gleichursprünglichkeit von Befindlichkeit, Verstehen der Welt, sich selbst Verstehen und der Rede gibt. Der Mensch ist immer gestimmt, egal, welcher Tätigkeit er nachhängt und was er gerade macht, die Gestimmtheit und die Welterschließung, die Weise, wie sich die Welt und die Dinge präsentieren, gehen immer Hand in Hand. Auch die *scheinbar* neutrale, fahle und nüchterne Ungestimmtheit, in deren Modus z.B. die Naturwissenschaften agieren, wäre eine Gestimmtheit, eben jene der neutralen, nüchternen Welteinstellung und Welterschließung. Stimmungen können sehr leicht verdorben werden, was durch den Begriff der „Verstimmung" (Heidegger 1927, 136) ausgedrückt wird, und Stimmungen haben Überfallscharakter, indem sie nicht intendiert über einen hereinbrechen: „Die Stimmung überfällt." (ebd.) Streng unterschieden werden müssen Stimmungen von intentionalen Gefühlen. In der Furcht oder im Zorn ist das Gefühl des sich Fürchtenden bzw. des Zornigen richtungsgebunden, also auf ein konkretes Etwas bezogen: etwa Furcht vor einer Prüfung oder Zorn auf einen Menschen aufgrund einer Kränkung. Während Gefühle intentional bezogen sind, werden wir in Stimmungen nicht konkret vor eine bestimmte Sache gebracht, sondern die Welt als Ganzes, das Weltverhältnis als solches, die Art und Weise, wie wir uns in der Welt immer schon vorfinden bzw. befinden, wird in der Befindlichkeit und den Stimmungen angezeigt. In der Angst wird die Welt als Ganzes bedrohlich und beengend erlebt. In der Angst ist der Mensch unbehaust in der Welt und wird mit dem Nichts konfrontiert. In der Angst ist einem „unheimlich" (Heidegger 1927, 188), der Mensch erfährt sich als metaphysisch heimatlos. In der Stimmung der Verliebtheit ist alles Erleben gesteigert, die Welt ist reich und alle Phänomene sind satt und kommen zur Gänze zur Erscheinung, sodass die Welt temporär als vollkommen erfahren wird. Die Gestimmtheit ist immer auf die Welt als Ganzes bezogen oder auf das Seiende im Ganzen. So ist ein intentionales Sich-auf-etwas-Beziehen ist immer schon eingebettet in die jeweilige Grundgestimmtheit (Heidegger 1927, 137). „Die Gestimmtheit der Befindlichkeit konstituiert existential die Weltoffenheit des Daseins." (ebd.) In den melancholischen und ängstlichen Gestimmtheiten, bzw. in den drückenden Stimmungen insgesamt ist die Welt ein Jammertal. In der Freude und während der Erfahrung des Schönen sprüht die Welt jedoch Götterfunken, wie es bei Schiller treffend heißt.

Wenn es um das Verstehen einer Rede oder um das ganz genaue und stimmige Verstehen eines Sachverhalts geht, dann spielen die Stimmungen und Affekte eine sehr wesentliche, wenn nicht die wesentlichste Rolle überhaupt. Das wusste bereits die antike Rhetorik, die sich dem Thema der Stimmungen als erste Wissensdisziplin angenommen hat – lange bevor psychologische Fragen sich dieser Thematik gewidmet haben. Wer eine Rede zu halten hat, soll darauf achten, welche Gestimmtheit für das Verstehen der Rede notwendig ist. In der Grabrede anders als in der Lobrede, wieder anders in der Verteidigungsrede vor Gericht, muss die geeignete Gestimmtheit beim Hörer evoziert werden. Damit Redner und Hörer im gemeinsamen Auslegungs- und Verstehenshorizont verschmelzen, damit das Gesagte genau mit dem Verstandenen übereinstimmt, bedarf es der geeigneten Stimmung. Nur innerhalb einer bestimmten Gestimmtheit stimmt das jeweils Gesagte. Neben dem *Ethos*, der maßvollen Gesinnung und dem *Logos*, der rechten und logischen Führung der Argumente, braucht die Rede, damit sie den Hörer auch nachhaltig berührt, die rechte Gestimmtheit, das *Pathos* und das Rühren der Affekte (vgl. Göttert 1998, 22 f.). Die antike Rhetorik hat eine ganze Sammlung an geeigneten Topoi angelegt, um eine Art Vorratsmagazin von Metaphern, Figuren und Argumenten bereit zu haben, die für die jeweils zu haltende Rede auch die passende Stimmung erzeugt und die Umstimmung der Hörer bewirken soll. In einem ähnlichen Sinn bedarf es für die kinotherapeutische Erzeugung von Stimmungen einer ganzen Sammlung von Filmen und einzelnen Filmszenen, die im psychotherapeutischen Kontext beispielsweise dazu verwendet werden können, gedrückte Grundstimmungen in gehobene Stimmungen zu überführen. Wird etwa über Filme, die in der Lage sind, Lebensfreude und ein Ja zum Leben zu vermitteln, eine temporär gehobene Atmosphäre und Stimmung erzeugt, können in der kinotherapeutischen Nachbesprechung zum jeweiligen Film philosophische Gedanken und Erörterungen zur „metaphysischen Geborgenheit", Überlegungen zu Ludwig Binswangers Idee der „Seinssicherheit" (vgl. Binswanger 1962, 504) oder Fragen zur Rückeroberung des Urvertrauens angestellt werden.[22] Gedanken zum metaphysischen Beheimatet-Sein erschließen sich nur in gehobenen Stimmungen. Je nach Thema, das durch die Kinotherapie zur Sprache gebracht werden soll, bedarf es dafür der passenden Grundstimmung. Später werden dazu ein paar Beispiele angeführt.

2. Kinotherapie zur Zeit des Stummfilms

Die Überzeugung, dass Filme eine therapeutische Wirkung auf Gemütskranke haben können, findet sich bereits in der Ära der Stummfilme, auch wenn die Quellen zur Kinotherapie der Stummfilmzeit eher fragmentarisch sind, da sich bisher noch niemand ausführlich mit dieser Thematik beschäftigt hat (vgl. Caneppele u. Balboni 2006, 71). Der erste Beweis für die Nutzung des Kinos in einer Klinik stammt aus dem Jahr 1912: „A Power's Cameragraph 6A has been ordered through the General Film Company, of Boston, for installation in the New Hampshire state Hospital for the Insane." (ebd. 72) Zwei Jahre später berichtet die *Kinematographische Rundschau* in einer Notiz, dass bereits 24 Anstalten mit einem Kinoprojektor ausgestatten waren. Unter der Überschrift „Das Kino und die Irrenpflege" lesen wir: „Vierundzwanzig Irrenhäuser der Vereinigten Staaten sind bisher mit Lichtbildtheatern versehen worden, vierzehn sind noch im Bau. Das lebende Bild soll auf manche Geisteskranke eine große Heilwirkung besitzen." (ebd.) 1915 heißt es in einem kurzen Kommentar in einer italienischen Zeitschrift über die kinotherapeutische Nutzung von Filmen zur Behandlung der Neurasthenie: „In Dänemark werden spezielle Vorführungen organisiert, um den Geist der Neurastheniker zu kurieren. In einem amerikanischen Spital wurde bemerkt, dass eine solche Vorführung eine außerordentliche Einwirkung auf die Patienten hatte." (ebd.) Der wichtigste Bericht aus der Stummfilmzeit über die therapeutische Verwendung von Filmen in Kliniken findet sich laut Caneppele und Balboni 1913 in der italienischen Tageszeitung *La Tribuna*. Ein Bericht, der übersetzt auch in der Schweizer Zeitschrift *Kinema* und in den österreichischen Zeitschriften *Die Filmwoche* und *Österreichischer Komet* erschienen ist. (ebd.)

22 Vgl. diese Arbeit Abschnitt I, Kapitel 2.–4.

Ein Journalist der Zeitschrift *La Tribuna* verfasste einen Artikel über seine Erfahrungen als teilnehmender Beobachter während einer Kinovorführung für „Geisteskranke" (ebd.):

> „Das Kino im Irrenhause. Nun hat auch das Irrenhaus dem Kinematographen seine Pforten geöffnet: In der Irrenanstalt von Perugia hat man versuchsweise regelmäßige Kinovorstellungen veranstaltet, und die Lichtbilder damit in das Heilsystem einzuführen versucht. (...) Der erste Eindruck, den das Schauspiel auf die unglücklichen Kranken macht, war ganz anders geartet, als man erwartet hätte. Der Film führte einen spanischen Ball vor. Die ersten Blicke, die ich auffing, sprachen in wunderlicher Verschleierung von einer Mischung von Neugier und Zweifel; aber je länger die Vorführung dauert, umso mehr verändern sich die Gesichter. Langsam zieht über die Mienen der Zuschauer ein Ausdruck unverkennbaren Vergnügens. (...) Nun sind die Geisteskranken lebhafter geworden, mit halblauter Stimme begleiten sie die vorüberhuschenden Bilder mit Bemerkungen, als aber ein Betrunkener, der einen Polizisten im Rausche mit seinem Stocke verprügelt hat, verhaftet und eingesperrt wird, lachen sie laut und lärmen, so dass der Saal widerhallt. In allen scheint der Geist der Auflehnung zu erwachen, besonders bei den Sträflingen; bald aber wird diese Empfindung durch eine andere abgelöst, denn auf der Leinwandfläche erscheint die Gestalt einer Frau, die den Frühling verkörpern soll. Sie wirkt wie der Erde entstiegen, lockere Schleier umfließen ihren Körper, und im Zuschauerraum entsteht vor diesem Bilde ein langes tiefes Schweigen. Es ist, als erwachen bei den Unglücklichen lichte Erinnerungen an schönere Zeiten. (...)" (ebd. 73 f.)

Affirmativ heißt es im Originalartikel in *La Tribuna*: „Die Wissenschaft, die die alten Methoden zur Heilung der Geisteskrankheiten revolutioniert hat, will heute in ihren Reihen auch die Kinematografie unterbringen. Das Kino muss seine heilenden Wirkungen auf die kranken Geister übertragen und wird mehr erreichen als Zwangswaschung, Zwangsjacke und Gummizelle." (ebd. 72)

Was den Kinodiskurs der Frühzeit anbelangt, gab es neben diesen affirmativen Stimmen, die das Kino für therapeutische Zwecke nutzen wollten und im Film ein ideales Medium zur Beeinflussung der Gemütslage von psychisch Kranken sahen, auch viele Kritiker, die vor den Gefahren des Kinos warnten. Moralische, psychologische, medizinische und pädagogische Bedenken wurden geäußert. In den 1910er und 1920er Jahren wurden amtsärztliche Gutachten über das Gesundheitsgefährdungspotenzial von Filmen ausgestellt und über die schädliche Suggestivkraft von kinematografischen Vorführungen räsoniert. (ebd. 57) Ein Arzt und Professor namens Lojancono beschreibt 1912 einen sechzigjährigen Alkoholiker, der infolge eines Kinobesuchs unter schweren Halluzinationen litt, und kam zum Ergebnis:

> „Es ist selbstverständlich, dass Personen, die unter Hysterie, Neurasthenie, Alkoholsucht oder erblicher Vorbelastung leiden, eine Neigung zu halluzinatorischen Störungen aufweisen. Besonders klar in diesem Fall ist, dass der kinematografische Einfluß ein Gelegenheitsauslöser für die Halluzinationen war und vom optisch-akustischen Flattern des Projektors auf die vom Alkohol geschwächten Nerven wirkte." (ebd. 62)

Das spannendste Dokument aus der Stummfilmzeit, das eine kinotherapeutische Wirkung und Intervention von Filmen im therapeutischen Kontext thematisiert, stammt jedoch nicht aus der medizinischen und psychologischen Literatur der damaligen Zeit, sondern aus einem Stummfilm: In Léonce Perrets *Le mystère des roches de kador* (1912)[23] –„das Geheimnis der Felsen von Kador", der deutsche Titel lautet *Ewige Zeugen* – tritt der erste Kinotherapeut der Filmgeschichte auf. Professor Williams, Pionier und Experte für kinotherapeutische Interventionen im klinischen Kontext, zeigt dem Angehörigen einer Patientin, die aufgrund eines psychischen Traumas in eine Art Apathie gefallen ist, eine Broschüre mit der Aufschrift: *„Mitteilungen der ‚Medizinischen Gesellschaft' in Paris über die Erfahrungen, die Professor Williams mit der Anwendung der Kinematographie auf Gemütskranke gemacht hat.* Diese wunderbare Erfindung, bisher von einer geringen Anzahl von Ärzten angewandt, wird sich bald einen führenden Platz in der Medizin erwerben. Die Schwingungen der kinematographischen Lichtstrahlen, die durch den Sehnerv dem Gehirn mitgeteilt werden, bringen eine Wirkung von ungeahnter Macht hervor (…)." (vgl. Kessler u. Lenk 2006, 47) Da die Handlung des Films relativ vielschichtig ist, sei an dieser Stelle nur so viel vom Plot wiedergegeben, wie für das Verstehen des im Film implizit voraus-

23 Der Film ist unter: http://www.youtube.com/watch?v=SYLjxp5CAPk abrufbar (abgefragt am 15.7.2015).

gesetzten Wirkmechanismus der Kinotherapie notwendig ist.[24] Frank Kessler und Sabine Lenk gehen an anderer Stelle ausführlich auf dieses kinotherapeutische Filmdokument ein. (Kessler u. Lenk 2006, 41–54)

Zur Handlung: Die achtzehnjährige Suzanne de Lormel, Protagonistin des Films, erbt nach dem Tod ihres Onkels dessen Vermögen. Bis zur Volljährigkeit Suzannes wird der Vetter des Onkels, Graf Ferdinand de Kéranic, als Vormund und Vermögensverwalter eingesetzt. Sollte Suzanne etwas zustoßen – Krankheit oder Tod –, sodass sie das Vermögen nicht verwalten kann, wird der Vetter anstelle von Suzanne zum Universalerben, so die Bestimmungen im Testament. Suzanne, die beim Grafen in der Bretagne lebt, ist zum Zeitpunkt der Testamentsverkündung in den Kapitän Jean d'Erquy verliebt, der ihr in einem Brief mitteilt, dass er dieselben Gefühle für sie empfindet. Suzanne ist überglücklich, als sie das liest. Da Graf de Kéranic sehr verschuldet ist und ihn seine Gläubiger unter Druck setzen, verfolgt er den Plan, Suzanne zu heiraten und so an das Geld zu kommen. Auf einem Spaziergang entlang der Küstenfelsen von Kador macht de Kéranic Suzanne einen Heiratsantrag und wird dabei leicht zudringlich. Empört flieht Suzanne und verliert dabei ihre Handtasche, in der sich der Liebesbrief des Kapitän Jean d'Erquy befindet. De Kéranic findet die Tasche, liest den Brief und entwirft den hinterlistigen Plan, im Namen Suzannes an den Kapitän zu schreiben und ihn an den Küstenstrand zu den Kador-Felsen zu einem Rendezvous zu bitten. Bei Suzanne entschuldigt sich der Vetter und beschließt mit ihr zur Versöhnung am Strand bei den Kador-Felsen Tontaubenschießen zu gehen. Was Suzanne nicht weiß, ist, dass de Kéranic in den kurz vor dem Strandausflug getrunkenen Kaffee ein Betäubungsmittel gemischt hat. Am Strand wird Suzanne schließlich bewusstlos. Dem in einem Boot heranpaddelnden Kapitän Jean d'Erquy lauert der Vetter auf und schießt ihn aus dem Hinterhalt nieder. Verwundet überlebt d'Erquy dieses Attentat und findet Suzanne ohnmächtig am Strand liegend. Er schleppt sie mit letzter Kraft ins Boot und versucht davonzurudern. Kraftlos bricht er nach ein paar Metern zusammen und liegt nun ebenfalls apathisch im Boot. In diesem Moment erwacht Suzanne, sie weiß nicht, was passiert ist. Verstört und mit dissoziiertem Affekt – sie lacht – reagiert sie auf diese Situation, bis sie erneut in Ohnmacht fällt. Das Boot mit den zwei Bewusstlosen treibt noch eine Zeit lang im Wasser, bis

24 Vgl. die Bildstrecke am Ende dieser Arbeit.

es von Vorbeikommenden gefunden wird und die Ohnmächtigen geborgen werden können. Der Kapitän erholt sich nach einem Krankenhausaufenthalt vollständig. Suzanne, der das Wesentliche der Ereignisse und fast alle entscheidenden Zusammenhänge entgangen sind, vor allem aber die Tatsache, dass ihr Geliebter überlebt hat, ist seit diesem Trauma in eine Art Stupor bzw. Apathie verfallen. Als die Genesung des Kapitäns so weit fortgeschritten ist, dass er aus dem Spital entlassen werden kann, sucht dieser Professor Williams auf, ein Experte auf dem Gebiet der Gemütskrankheiten und ein Kinotherapeut der ersten Stunde. Nachdem d'Erquy seine Geschichte erzählt hat, kommt Professor Williams zum Entschluss, dass hierbei nur die Kinotherapie helfen könne. Er zeigt dem Kapitän eine Broschüre mit seinen Expertisen auf diesem Gebiet: „Mitteilungen der ‚Medizinischen Gesellschaft' in Paris über die Erfahrungen, die Professor Williams mit der Anwendung der Kinematographie auf Gemütskranke gemacht hat." (vgl. Kessler u. Lenk 2006, 47) Da Suzanne die wesentlichen Ereignisse der Tat entgangen sind, sie auf dem dahintreibenden Boot plötzlich aus ihrer Besinnungslosigkeit erwachte und den tot geglaubten Geliebten vorfand, ist es notwendig, ihr die entgangene Geschichte nahezubringen und ihr zu zeigen, was sie nicht gesehen hat und nicht bewusst wahrnehmen konnte, bis hin zur entscheidenden Tatsache, dass ihr Geliebter überlebt hat. Da sich Suzanne aber in einem Stupor bzw. einer Apathie befindet und sie für verbale Interventionen stumpf geworden ist, bedarf es eines Mediums, das so stark rührt und berührt, dass es in der Lage ist, sogar die Teilnahmslosigkeit und Unzugänglichkeit des stuporös-apathischen Zustands zu durchbrechen. Professor Williams kommt auf die Idee, die Vorgänge rund um das Attentat am Sandstrand bei den Kador-Felsen durch Schauspieler nachstellen zu lassen und zu filmen. In der Klinik wird die apathische Suzanne vor die Leinwand gebracht, ihr wird der Film gezeigt, der das sichtbar macht, was sie nicht bewusst mitbekommen hat: die wahre Geschichte und die wahren Begebenheiten im Umfeld des traumatischen Schocks. Zunächst noch stuporös, beginnen die ersten deutlichen Regungen in Suzannes Gemüt zu dem Zeitpunkt einzusetzen, als sie ihren Geliebten auf der Leinwand sieht, als sie sieht, wie er angeschossen wird. Ein zweiter, noch deutlicherer Erregungsschub wird in Suzannes Gesicht erkennbar, als sie beobachtet, dass ihr Geliebter eine ohnmächtige Frau – welche Suzanne spielt – ins Boot schleppt und dann erschöpft zusammenbricht. Jetzt ist Suzanne so erregt, dass sie aufspringt und in Richtung Leinwand, zum verletzten Geliebten läuft. Das Licht geht an, Suzanne bricht zusammen, wird vom Pflegepersonal und von Ärzten in einen Lehnstuhl gesetzt und erkennt, dass ihr Geliebter, der dem kinotherapeutischen Heilungsvorgang beigewohnt hat, neben ihr steht und lebt. Suzanne und der Kapitän sind überglücklich, Professor Williams ungemein stolz und eine Krankenschwester, die das Ganze miterlebt hat, ist zu Tränen gerührt.

Fragt man nach dem Wirkmechanismus dieser in einem Spielfilm aus dem Jahre 1912 dargestellten kinotherapeutischen Heilung, gibt es mehrere Interpretationsmöglichkeiten: Erstens wird durch die Lichtbilder etwas gezeigt und sichtbar gemacht, das der Traumatisierten entgangen ist, und zweitens wird die apathische Patientin, die durch die bloße Rede nicht mehr affizierbar ist, durch die Macht der Bilder affektiv so gerührt, dass sie den dargestellten Ereignissen folgen kann und erkennt, was mit ihr und ihrem Geliebten geschehen ist. Das Kinobild macht sichtbar, was sonst im Unsichtbaren und Verborgenen geblieben wäre, und das gelingt vor allem durch die Rührung der Affekte. Dass dieser Wirkmechanismus der Kinotherapie nicht nur in diesem speziellen Fall gültig ist, sondern für jede Form der kinotherapeutischen Intervention allgemein angewandt werden kann, soll noch gezeigt werden.

3. Wirkmechanismen der modernen Kinotherapie

Den Vorgängermedien des Films, dem Buch und dem Theater, wurden bereits in der Antike therapeutische Wirkungen zugeschrieben. Die Bibliothek galt als „Heilstätte der Seele“ (Schneider 1969), der Tragödie schrieb Aristoteles „Katharsis“, eine reinigende Wirkung, zu. (Gomperz u. Berger 1897; Vöhler u. Linck 2009) Mit der Einführung der Begriffe „Bibliotherapy“ (Crothers 1916) und „Cinematherapy“ (Berg-Cross et al. 1990) wird dieses Wissen Jahrhunderte später wieder aufgegriffen und zu zwei kreativen Behandlungsmethoden weiterentwickelt. Während in der Bibliotherapie literarische Texte verwendet werden, nutzt die Filmtherapie kommerzielle Spielfilme, um therapeutische Interventionen zu setzen. Beide Methoden können unterstützend auf Erziehungs-, Umdeutungs- und Erweiterungsprozesse wirken (Dermer u. Hutchings 2000) und sind eng mit einem menschlichen Urbedürfnis verknüpft, weil „Erzählen (...) Grundbedürfnis und Grundvoraussetzung für die Lust am Leben“ ist (Grafl 2008, 63). Dennoch könnte die Filmtherapie einen größeren Nutzen für die klinische Praxis haben als die Bibliotherapie:

(1) Die meisten Patienten sind eher bereit, einen Film anzuschauen, als ein Buch zu lesen (Hesley u. Hesley 1998), da die Rezeptionszeit kürzer ist (Grafl 2008). (2) Der Zuseher wird durch die Filmsprache, die einzelne narrative Stränge durch Musik und ikonische Genauigkeit ins Licht setzt, mehrdimensional angesprochen. Diese Kombination von optischen und akustischen Reizen kann einen höheren Lerneffekt (Wolz 2005) sowie einen leichteren Zugang zu unbewussten Inhalten, Stimmungen und Emotionen bewirken (Grafl 2008). (3) Zudem wird ein positiver Einfluss auf die Affektregulation angenommen: Kopflastige oder alexithyme Patienten kommen leichter ins Gefühl (Zur 2005), weinen hemmungslos im Kino, obwohl sie das im realen Leben nicht können oder nie tun würden (Mangin 1999). Belastende oder unklare Gefühle können leichter mit Metaphern ausgedrückt werden, indem das Eigene anhand der Filmprotagonisten erklärt werden kann, nach dem Motto: „So wie der oder dem ging es mir auch." (vgl. Bliersbach 2002; Mück et al. 2001). (4) Eine filmtherapeutische Intervention kann den allgemeinen Therapieprozess auflockern (Bliersbach 2002), die therapeutische Beziehung vertiefen (Berg-Cross et al. 1990; Hesley u. Hesley 1998; Zur 2005) und die Arbeit mit verschlossenen oder wenig krankheitseinsichtigen Patienten erleichtern (Sharp et al. 2002). Eine 36-jährige Patientin formulierte ihre Erfahrung mit der Filmtherapie in einem unserer Interviews zur Kinotherapie im Anton Proksch Institut folgendermaßen:

> „Jetzt kann man sagen, was man will, aber jeder identifiziert sich mit irgendeiner Person, wenn er sich einen Film anschaut. Und deswegen lässt man die Gedanken auch mehr zu sich, als wenn man so mit jemandem redet, mit einem Psychologen oder mit einem Arzt. Da gibt man nicht so gern was zu. Aber wenn man so einen Film sieht und das spielt sich so ab vorm Auge (...), also da ist man eher gewillt, glaube ich, dass man das reinlässt."

Empirisch gibt es nur vereinzelt Untersuchungen zu filmtherapeutischen Angeboten. Unter anderem eine Studie von Powell (2005, zitiert nach Powell 2006, 248), die eine gleich starke Wirkung von Filmtherapie und psychotherapeutischer Kleingruppe nachgewiesen hat.

Seit geraumer Zeit gibt es unter dem Codewort „Cinematherapie" verschiedene Bemühungen, die Wirkung von Filmen in unterschiedlichsten therapeutischen Settings zu erproben (Teischel 2007). Zu den Pionieren der Filmtherapie zählen Hesley und Hesley (1998), die ihre Methode „Video Work" in dem Buch *Rent two films and let's talk in the morning* vorstellen. Die Autoren meinen, dass Filme dann therapeutisch wirken, wenn die Aufmerksamkeit während der Filmbetrachtung auf die Entwicklung der Protagonisten gelenkt wird, Identifikationsprozesse betrachtet und neue, durch den Film gewonnene Ideen und Perspektiven ausgetauscht werden. Einschränkend wird seitens der Autoren hinzugefügt, dass ausschließlich mit Filmen eine negative Weltsicht nicht verändert, aber zumindest Hoffnung geweckt werden kann. „No film can by itself reverse a negative worldview. But therapists can select films that begin in despair and end in triumph, thereby giving rise to hope. Clients who can identify with characters trapped by their circumstances and who can share the characters' disappointments as well as unsteady steps toward liberation may find reason for optimism in their own situations." (Hesley u. Hesley 1998, 18). Wolz (2005, 2008) nennt ihre Methode „Cinema Alchemy" und gibt Anleitung, wie Filme auf drei verschiedene Weisen heilsam und verwandelnd wirken können. Auf dem „Weg der Empfehlung" („Prescriptive Way") wird der Film wie eine Lehrgeschichte eingesetzt, die Kompetenzen vermittelt, Lösungsstrategien anregt und vor negativen Auswirkungen warnt. Weniger lösungsorientiert, sondern vielmehr auf Selbsterfahrung ausgerichtet ist der „Weg der Bewusstwerdung" („Evocative Way"): Der Patient wird hierbei instruiert, den Film mit bewusster Wahrnehmung („conscious awareness") zu betrachten, um über seine emotionalen Reaktionen auf bestimmte Filmszenen oder Filmprotagonisten einen Zugang zu unbewussten Inhalten zu bekommen. Bei aufgestauten Emotionen kommt schließlich der „Entlastende Weg" („Cathartic Way") zum Einsatz. Der Film hat nun die Funktion, zum Lachen und zum Weinen zu bringen, um Katharsis zu ermöglichen. Egal welche Methodik gewählt wird, die Filmtherapie lässt sich in viele Settings integrieren. Sie kann sowohl in Einzelgesprächen, Paar- oder Gruppentherapien, ambulanten als auch stationären Bereichen eingesetzt werden (Wolz 2008). Der Film muss nicht unbedingt mit dem Patienten gemeinsam angeschaut werden, er kann auch als Hausaufgabe zwischen zwei Sitzungen mitgegeben werden. Dann sind jedoch genaue Instruktionen zur Filmbetrachtung und eine gemeinsame Nachbesprechung in der nächsten Sitzung unerlässlich (Hesley u. Hesley 1998). Eine Kontraindikation für Filmtherapie liegt nur bei akut psychotischen Patienten vor. Erhöhte Vorsicht bei der Filmauswahl ist bei traumatisierten Patienten geboten (Dermer u. Hutchings 2000; Sharp et al. 2002; Wolz 2008), da *zu* dramatische Szenen Traumata triggern und wiederbeleben können. Da alles, was wirkt, auch unerwünschte Nebenwirkungen haben kann, ist die Wahl der Filme mit großer Achtsamkeit durchzuführen, denn Bilder haben eine enorme Macht. Grundsätzlich ist die Filmtherapie mit jeder Therapierichtung kompatibel. Die Studie von Lampropoulos et al. (2004) zeigt, dass filmtherapeutische Interventionen gegenwärtig am häufigsten von Therapeuten mit einer integrativen, verhaltenstherapeutischen oder humanistischen Orientierung angewandt werden. Im Kontext psychoanalytischer Kinotherapieüberlegungen kann der Film als ein „transforming object" (Bollas 1997) gesehen werden, das in der Lage ist, einen symbolischen Verwandlungsraum zu öffnen, und eine Erweiterung der Erlebnisfähigkeit bewirken kann. (vgl. Gross 2012, 116) Der Film kann im Lichte psychoanalytischer Überlegungen aber auch als „ready made container" im Sinne Salman Akhtars (2000, 229–244) fungieren und damit als „vorgefertigter Behälter" der „Aufnahme und sogar Bewusstmachung bisher dem Bewusstsein nicht zugänglicher Gefühle" dienen. (Gross 2012, 117). Filme bieten offenbar die Möglichkeit zur „Probe-Identifizierung" bzw. zum „Probe-Fühlen." „Es wird eine Bühne zum vorsichtigen Ausprobieren neuer Verhaltensweisen, Beziehungs-Anbahnungen und vielleicht auch zur Einübung alternativer Strategien zur Problemlösung angeboten." (ebd. 116)

In unseren eigenen filmtherapeutischen Bemühungen im Anton Proksch Institut, die wir theoretisch wie praktisch im Nahbereich der Existenzanalyse und Daseinsanalyse bzw. unseren eigenen klinisch-, philosophischen Bestrebungen verorten, geht es darum, mittels Filmen, die in der Lage sind, euthyme Grundstimmungen zu erzeugen, positiv auf die Zukunftserwartung der Patienten Einfluss zu nehmen und die Sinndimension menschlichen Lebens bewusst zu machen.

4. Cinematherapie im Anton Proksch Institut

Seit 2009 – ca. sechs bis acht Monate im Jahr – wird jeweils einmal pro Woche, am „Kinodienstag", in einem der großen Seminarräume des Anton Proksch Instituts über Großbildleinwand ein Film gezeigt und am darauffolgenden Tag bzw. unmittelbar nach der Filmvorführung nachbesprochen. Ziel unserer Bemühungen ist es, mit einer Reihe ausgewählter Filme (vgl. Poltrum 2009/1, 47–52), die über die Handlungsvollzüge der Filmprotagonisten eine

„gelingende Lebensveränderung“ zeigen, und durch die gezielte Nachbesprechung einzelner Schlüsselszenen „positiv auf die Veränderungserwartung“ (Grawe 2000) der Patienten Einfluss zu nehmen. Indem über Filme gelingende Lebensveränderungen der Protagonisten exemplarisch gezeigt und die dahinter liegenden Sinnmotive besprochen werden, lässt sich auf die Sinndimension menschlichen Seins verweisen und die Hoffnung auf ein schönes Leben induzieren. Zumindest ist das die praxisleitende These unserer kinotherapeutischen Bemühungen. Da psychotherapeutische Interventionen bei Suchtkranken immer auch auf Veränderungen des Lebens, eine kognitive Umstrukturierung und Einstellungsmodulation zielen, werden über Filme bzw. deren psycho- und nooedukative Nachbearbeitung die noetischen Ressourcen der Patienten aktiviert.

Oscar Wilde soll einmal gesagt haben: „Am Ende wird alles gut, ist es noch nicht gut, dann ist es noch nicht am Ende.“ Verkürzt könnte man sagen, dass hinter dieser Aussage, wenn sie zum fixen Inventar einer Lebenseinstellung wird, eine immense salutogenetische Komponente liegt. Es gibt Lebensphilosophien und Einstellungen, die lebensdienlich sind, und solche, die am Leben hindern. Bereits Antonovsky hat darauf verwiesen, dass „die Art, wie man seine Welt sieht (…), die eigene Realitätskonstruktion, ein entscheidender Faktor für Coping und Gesundheit ist.“ (Antonovsky 1997, 58) Realitätskonstruktionen lassen sich beeinflussen und sollen verändert werden, wenn sie nihilistisch, negativistisch und pessimistisch sind. Dazu können Filme beitragen. Vor allem im Rahmen der Entzugsdepression lassen sich negativistische Kognitionsmuster sehr häufig beobachten. Da gilt es, mit der Macht von Filmen gegenzusteuern.

Mittels qualitativer Methoden, phänomenologischer und tiefenhermeneutischer Analyse bzw. deskriptiver Evaluation wurde und wird die klinische Wirkung filmtherapeutischer Interventionen im Anton Proksch Institut untersucht. In einer kleinen Pilotstudie wurden 2009 einige Daten erhoben: Von 100 Patienten, die im untersuchten Zeitraum von zwei Monaten mindestens einen Film sahen, haben sich 33 Personen durch einen Fragebogen an der Evaluation unserer Pilotstudie beteiligt. Diese waren zwischen 18 und 68 Jahre alt (Median = 40,9 Jahre; Standardabweichung = 14,05). Zwei Drittel der Personen waren männlich (67 %), was jedoch keinen Rückschluss auf ein genderspezifisches Interesse zulässt, da diese Zahlen der damaligen Bettensituation im Anton Proksch Institut entsprechen. 84 Prozent der Befragten gaben an, die Filme hätten etwas in ihnen bewegt und sie hätten außerhalb der Nachbesprechung mit mindestens einer anderen Person über die Filminhalte gesprochen. Ferner ließ sich beobachten, dass die gezeigten Filme eine emotionale Werterschließung leisteten und generell einen sehr starken Einfluss auf die Affektlage ausübten. Nach dem Film bzw. der Filmnachbesprechung herrschte bei der Mehrheit der Teilnehmer eine positive Stimmung und eine euthyme Gemütsverfassung. Vor allem in der Nachbesprechung zeigte sich, dass mittels gezielter Figuren-, Beziehungs-, Situations- und Motivanalyse der einzelnen Protagonisten sehr viele fruchtbringende Diskussionen zustande kamen. Filme, die sich explizit auch des Mediums Musik bedienen – z.B. *Wie im Himmel* oder *Die Kinder des Monsieur Mathieu* –, zeigten in der Nachbesprechung, bei der auch einzelne Musiksequenzen erneut gezeigt und besprochen wurden, wie sehr unsere Patienten durch dieses Medium berührt werden.

5. Philosophische Kinotherapie: Filmbeispiele

Im Rahmen der Kinotherapie (wie z.B. im Anton Proksch Institut am Kinodienstag) können Filme in der gesamten Länge gezeigt und dann nachbesprochen werden, oder – wie wir es im Rahmen unserer Philosophievorlesung für Patienten seit Herbst 2011 praktizieren (ca. 45 bis 60 Teilnehmer pro Termin; jeden Mittwoch von 9.00 bis 10.15 Uhr) – sie werden durch geschnittene und ausgewählte Filmszenen in der Länge von fünfzehn bis dreißig Minuten appliziert. Der Vorteil ausgewählter Filmszenen ist der, dass nach wenigen Minuten eine geeignet Gestimmtheit und affektive Rührung erzeugt wird, um dann ein philosophisches Thema ähnlich wie ein Medikament zu verabreichen. Ein paar Filmbeispiele und erläuterte Filmszenen daraus sollen diese Überlegungen verdeutlichen.

5.1. Wie im Himmel (Regie: Kay Pollak, Schweden 2004)

Hauptfigur des Films ist ein erfolgreicher Dirigent mit dem Künstlernamen Daniel Daréus, der während eines Konzerts einen Herzinfarkt erleidet, deshalb seine Arbeit niederlegt und in den Norden Schwedens an den Ort seiner Kindheit zurückkehrt. Vom Kirchenchor des Dorfs überredet, übernimmt er die Stelle des neuen Kantors. Kein Stein bleibt mehr auf dem anderen. Die 11 bis 12 Hauptcharaktere des Films, inklusive Daniel, machen im Laufe der Erzählung eine enorme Veränderung durch, eine Art Verlebendigung. Wodurch? Solche und ähnliche Fragen werden in der Nachbesprechung behandelt. Zeit seines Lebens suchte Daniel nach einer Musik, „die dazu in der Lage ist, die Herzen der Menschen zu öffnen“. In der Karrierewelt des Musikbusiness hat er sich und sein Ziel verloren, das er am Ende seines Lebens wieder findet. Im Prozess seines Zu-sich-Findens finden neben Daniel auch die anderen Personen zu sich. Insbesondere Gabriella, die zwei Kinder hat und von ihrem Mann geschlagen wird, steigt aus ihrem alten Leben aus, indem sie ihren Mann verlässt. Auch wenn dieser Schritt für sie lange Zeit nicht möglich scheint und sie auf positive Veränderung der Lage ohne Trennung hofft, wird ihr irgendwann klar, dass es die einzige Möglichkeit ist, sich, ihre Kinder und letztlich auch ihren Mann aus der für die Familie untragbar gewordenen Situation zu befreien. Eine Situation, die auch im Suchtkontext nicht selten anzutreffen ist. Wenn im Rahmen der Nachbesprechung dann das wunderbare Lied mit dem sehr tiefsinnigen Text, das Daniel für Gabriella geschrieben hat, reproduziert wird, dann sind das Momente der extremen Rührung, in denen bei den Patienten nicht selten Tränen fließen. Hier geschieht eine emotionale Werterschließung. Sehr schön ist auch die Schlussszene: Der Film vollzieht einen Kreis und endet so, wie er beginnt. Daniel wird am Beginn des Films in einem Weizenfeld stehend und Geige spielend gezeigt. Plötzlich tauchen aggressive Buben auf und verprügeln ihn. Am Ende des Films sieht man Daniel als Erwachsenen, wie er dasselbe Weizenfeld durchsucht und sich als Geige spielendes Kind findet, in die Höhe hebt und umarmt. Der Kreis ist geschlossen, der Vorhang fällt. Versöhnung mit dem inneren verletzten Kind (Daniel verlor in jungen Jahren auch seine Mutter) – gelebtes Leben als existenzielle Traumatherapie, wenn man so will. (vgl. auch: Piegel 2008a, 235–244)

5.2. Und täglich grüßt das Murmeltier (Regie: Harold Ramis, USA 1993)

In der mittlerweile im abendlichen Fernsehprogramm sehr oft wiederholten Filmkomödie aus dem Jahr 1993, in der Bill Murray alias Phil Connors einen egozentrischen TV-Wetteransager spielt, der mehr oder weniger den ganzen Film hindurch immer wieder denselben Tag erlebt, geht es um einen uralten philosophischen Gedanken: Wie müsste man sein Leben gestalten, wenn alle Ereignisse ewig wiederkehren würden. Eine Überlegung und Frage, die sich u. a. bei Friedrich Nietzsche findet.[25] Phil Connors steckt in einer Zeitschlei-

---

25 Vgl. diese Arbeit Abschnitt VII, Kapitel 1.3.

fe, er durchläuft Albtraum-ähnlich wieder und wieder denselben Tag. Jeden Tag läutet der Wecker um 6 Uhr morgens, darauf folgt immer dieselbe Fernsehreportage, dieselben Begegnungen mit denselben Menschen – der ganze Tag eine einzige Wiederholung. Da Phil Connors bald begreift, dass die Ereignisse immer wieder in derselben Reihenfolge wiederkehren, zieht er anfänglich den Schluss, einen egoistischen Vorteil aus den einzelnen Situationen zu ziehen. Er studiert und analysiert etwa die Vorlieben und Gewohnheiten seiner TV-Kollegin Rita, um sie ins Bett zu bekommen, oder spioniert einen Geldtransport aus, um am nächsten Tag einen Raub zu begehen. All die gewonnenen Vorteile machen ihn am Ende aber nicht glücklich. Das ist der Moment der Umkehr. Er entdeckt: Wenn schon alles wiederkehrt, dann könnte er auch etwas Sinnvolles tun. Er nimmt Klavierunterricht, beobachtet Unfälle und verhindert diese am nächsten Tag, lernt, wie man Eisskulpturen macht – kurz gesagt, er lebt sein Leben so, dass er in der jeweils präsentierten Situation den höchstmöglichen Situationswert und Situationssinn erkennt und diesen durch seine Wahl realisiert. Eine Verfilmung der Grundprämissen der „Logotherapie und Existenzanalyse", in deren Hintergrund Max Schelers Wertethik steht, und vor allem eine Verfilmung von Nietzsches Gedanken der ewigen Wiederkehr. Am Ende findet dann auch eine echte Liebesnacht zwischen Rita und Phil statt. Es beginnt ein neuer, anderer Tag. Phil ist endlich erlöst. So zu leben, dass man wollen kann, dass alles ewig wiederkehrt – wenn man das schafft, dann ist man erlöst und es spielt dann keine Rolle mehr, ob die Dinge ewig wiederkehren oder ob sich Neues ereignet. Darin steckt Nietzsches Lehre vom richtigen Verhältnis zum Leben, Nietzsches Ästh-et(h)ik. Denn wirklich und aus vollen Stücken Ja zum Gedanken der Wiederkehr und damit Ja zum Leben sagen, kann man nur dann, wenn man so lebt, dass das Leben zum Kunstwerk wird oder einem Kunstwerk gleicht. „Wir wollen ein Kunstwerk immer wieder erleben! So soll man sein Leben gestalten, dass man von seinen einzelnen Teilen denselben Wunsch hat! Dies der Hauptgedanke!" (F. Nietzsche 1880/1882, 11).

5.3. Zusammen ist man weniger allein (Regie: Claude Berri, Frankreich 2007)

Die Protagonisten des Films sind eine verträumte Putzfrau mit Zeichentalent (Audrey Tautou alias Camille), ein stotternder und eingeschüchterter Nachkomme einer Adelsfamilie (Philibert) und ein rüpelhafter Koch (Franck), der sich um seine Großmutter (Paulette) kümmert, die nach einem Umfall zunächst ins Krankenhaus und dann ins Altersheim kommt. Alle handelnden Personen werden am Beginn der Narration als allein und einsam gezeigt. Jeder trägt seine eigene Geschichte und unglückliche Broken-Home-Vergangenheit mit sich herum. Im Laufe der Erzählung finden die dargestellten Charaktere, die zusammen wohnen, zueinander und zu ihrem eigenen Leben. Sie stärken und unterstützen einander gegenseitig in ihrer Persönlichkeitsentwicklung. Camille kümmert sich um Francks Großmutter Paulette, wird dadurch ihren ungeliebten Job als Putzfrau los, und die Großmutter kann das Altersheim verlassen und in ihr Haus zurückkehren. Franck bekommt dadurch Luft zum Atmen, da er durch die Doppelbelastung, Job und Sorge um die Großmutter, wenig bis gar keine Freizeit hatte. Philibert lernt eine Frau kennen, hört auf zu stottern und geht zum Theater. Die Botschaft des Films: Einsamkeit macht krank, schafft Unbehagen. Erst das Miteinander macht das Leben lebenswert. Exakt so reagieren die Figuren. Erst geben sie sich dem Leben hin, wie es kommt – es ist eine deprimierende abgesonderte Welt, in der sie existieren. Doch dann, nach dem Kennenlernen, begreifen sie, dass es noch mehr gibt als das bisher Gelebte. Schritt für Schritt erkennen sie den Sinn des Miteinanders und entdecken die Möglichkeit eines besseren Lebens. Anna Gavalda, deren gleichnamiger Roman als Filmvorlage diente, meinte zu ihrer Erzählung: „Beim Domino ist es so: Der Erste bringt den Zweiten zu Fall, der den Dritten umwirft, der den Vierten umwirft und so weiter. Hier ist es genau umgekehrt: Der Erste richtet den Zweiten auf, der den Dritten aufrichtet, der den Vierten aufrichtet." (Gavalda 2007, 8) Eine gelungene Änderung des Lebens, die mehr Sinn und Freude macht, wird hier exemplarisch vorgeführt.

5.4. American Beauty (Regie: Sam Mendes, USA 1999)

American Beauty ist ein Film, der u. a. von der heilenden Wirkung der ästhetischen Erfahrung erzählt und darum für eine *Philosophische Psychotherapie*, der es ja um die heilsame Erfahrung des Schönen geht von besonderer Bedeutung ist. Insbesondere durch die berühmte „Nylonsackszene" in der Mitte des Films, in der ein junger Mann (Ricky Fitts) seiner Freundin (Jane Burnham) das „Schönste zeigt", das er je gefilmt hat: einen durch den Wind tanzenden Nylonsack. Die tanzende Tüte ist darum von so großer Bedeutung für Ricky, weil er durch dieses Erlebnis zu einer bedeutenden Erkenntnis gelangt. Ricky: „Und diese Tüte hat einfach mit mir getanzt, fünfzehn Minuten lang, wie ein kleines Kind, das dauernd bettelt, mit mir zu spielen. Fünfzehn Minuten lang. An dem Tag ist mir klar geworden, dass hinter allen Dingen Leben steckt und diese unglaubliche gütige Kraft, die mich wissen lassen wollte, dass es keinen Grund gibt, Angst zu haben, nie wieder. Ein Video ist ein armseliger Ersatz – ich weiß. Aber es hilft mir, mich zu erinnern, und ich muss mich erinnern. Es gibt manchmal so viel Schönheit auf der Welt (…).“ American Beauty hat viele spannende Interpretationen erfahren (vgl. Piegler 2008b, 167–182), was jedoch allen Interpreten entgangen ist, ist die hermeneutische Tatsache, dass in die Auslegung der Nylonsackszene durch Ricky Fitts der platonische Topos der *kalokagathía* eingeschrieben ist, die Erfahrung der „Schön-Gutheit“ durch das ästhetische Erlebnis, und auch Platons Idee der Erkenntnis als *anamnesis* – Wiedererinnerung – an und durch das Schöne, die darauf hinweist, dass „hinter allen Dingen Leben steckt, bzw. eine gütige Kraft, die einen wissen lassen möchte, dass es keinen Grund gibt, Angst zu haben“, wie Ricky diese Einsicht formuliert. Damit ist diese Szene geeignet, um – in den Nachbesprechungsseminaren zur Kinotherapie oder als einzeln gezeigte Szene in der „Vorlesung zur Lebenskunst“ – auf die platonische Idee des Guten hinzuweisen und auf die anxiolytische Wirkung, die diese Erfahrung mit sich bringt. Ebenfalls bedeutsam für eine *Philosophische Psychotherapie*, welche die Erfahrung des Schönen und die Auslegung dieser Erfahrung in die Mitte ihrer Behandlungsinterventionen stellt, ist die Schlussszene von *American Beauty*. Der Film, der einen Abschnitt aus dem Leben von Lester Burnham wiedergibt, wird von der gleichnamigen Hauptfigur post mortem erzählt. Lester, der am Schluss des Streifens erschossen wird und tot in seiner Blutlache liegt, spricht aus dem Off und sagt, dass man oft hört, dass einem in der Sekunde bevor man stirbt, sein ganzes Leben vor den Augen abläuft. Diese Sekunde ist eigentlich gar keine Sekunde, da man sich im Modus einer anderen Zeitlichkeit, bereits nahe an der Ewigkeit, befindet. Und es ist ja bekannt, dass die Zeit, so wie wir sie wahrnehmen, ohne unsere Wahrnehmung nichts anderes ist als das Ticken der Ewigkeit. Das bestätigt Lester, der es wissen muss, da er es ja schließlich erfahren hat, auch wenn er sich nicht in philosophischen Begriffen ausdrückt. Die Sekunde zieht sich ewig hin, wie ein Meer aus Zeit. Was sieht man in diesem ewigen Augenblick? Lester sieht, wie er im Pfadfinderlager auf dem Rücken lag und Sternschnuppen beobachtete und wie gelbes Laub von den Ahornbäumen fiel, die seine Straße säumten, oder die Hände seiner Großmutter und wie ihre Haut wie Papier wirkte, und das erste Mal, als er den brandneuen Firebird seines Cousins Toni bestaunte, und Jane, seine Tochter, als kleines Kind und als Teenager, und Carolyn, seine Frau. Eigentlich könnte Lester ja ziemlich sauer darüber sein, was ihm widerfahren ist, er wurde ja schließlich in der Hälfte seines Lebens, mit 41 Jahren, durch einen Kopfschuss getötet. Doch Lester ist nicht sauer, im Gegenteil. Was empfindet er in diesem „ewigen" Augenblick? Es fällt ihm schwer, wütend zu bleiben angesichts der Tatsache, dass es so viel Schönheit in der Welt gibt, die ihm offensichtlich durch die Erinnerung an all das, was war, wieder in den Sinn gekommen ist. Manchmal hat er das Gefühl, all die Schönheit auf einmal zu sehen, doch das ist ihm fast zu viel, sein Herz fühlt sich dann an wie ein Ballon, der kurz davor ist zu platzen, und dann geht ihm durch den Kopf, er sollte sich entspannen und aufhören zu versuchen die Schönheit festzuhalten. Dann durchfließt sie ihn wie Regen und er kann nichts empfinden außer Dankbarkeit, Dankbarkeit für jeden einzelnen Moment seines einfachen, kleinen Lebens, wie er sagt. Dass die Erfahrung des Todes oder des Sterbens sowohl die Erfahrung der Schönheit als auch die Erfahrung der Dankbarkeit inkludiert, scheint im Wesen des Todes und im Wesen der Schönheit zu liegen. In der Erfahrung der Schönheit werden wir so vor die erscheinenden Dinge gebracht, dass aufleuchtet, die Dinge selbst sind in sich etwas, sie sind reich und sinnvoll, nicht erst, weil sie uns Menschen erscheinen, sondern weil die Dinge selbst in sich schön sind, weil sie singen und einfach die Dinge sind. In der Erfahrung der Schönheit erfahren wir, dass die Dinge leben und in sich rein sind. Auf diese Erfahrung antworten wir staunend und mit Dankbarkeit, wie Günther Pöltner in seiner *Philosophischen Ästhetik* in einem gewissen Naheverhältnis zu Heidegger argumentiert.

> „Auch die ursprüngliche Erfahrung mit Schönem macht uns dankbar. Sie stimmt uns nicht für dieses oder jenes dankbar, sondern dafür, Schönes erfahren zu haben, und überhaupt dasein zu können. Das Seinkönnen selbst zeigt sich als kostbares Gut – deshalb ist es schön, sein zu können. Schönheit stimmt uns dankbar für das Daseinkönnen, dafür, dass wir überhaupt sein können. Diese Dankbarkeit unterscheidet sich von der gewöhnlichen, an jemand gerichteten Dankbarkeit durch ihre Namenlosigkeit und ihre ontologische Erschließungsfunktion. Zwar ist auch sie

ein Antwortphänomen, aber sie ist weder auf jemand bestimmten gerichtet noch antwortet sie auf eine bestimmte Wohltat – gilt sie doch dem Seinkönnen selbst. Eben hierin liegt die ontologische Bedeutung dieser Gestimmtheit: In Gestalt der namenlosen Dankbarkeit erschließt sich das Seinkönnen als Gegebensein. Die Dankbarkeit entspricht einem Geben, dessen Woher sich zugunsten der Gabe – der Gabe des Seinkönnens – verbirgt. Zu sein, das gibt die ursprüngliche Erfahrung mit Schönem zu denken, besagt gegeben sein. Wer dessen inne geworden ist, kann noch danken für das Dankenkönnen." (Pöltner 2008, 254)

In der Erfahrung der Schönheit lichtet sich das Sein der Dinge, es lichtet sich, dass die Dinge ein Sein haben und dass das Sein ist – das Schöne erinnert daran. Das französische Wort „Reconnaissance" bedeutet Dankbarkeit und Wiedererinnerung. Dass diese Erfahrung dann am intensivsten ist, wenn das Sein der Dinge sich zu verabschieden beginnt, liegt im Wesen von Sein und Nichts. Durch das Verschwinden und Vergehen, durch den Abschied und Entzug einer Sache wird man unter Umständen erst aufmerksam auf die eigentliche Bedeutung, den Wert und den Reichtum, den etwas beinhaltet. Das Sein der Dinge hält sich zumeist im Modus des Unscheinbaren, erst wenn das Sein einer Sache bedroht oder im Begriff zu verschwinden ist, meldet es sich in die Anwesenheit. Heidegger hat das in *Sein und Zeit* u. a. am Beispiel des Seinsbereichs der „Zuhandenheit" gezeigt. Weitere Beispiele wären die Gesundheit oder der Verlust eines geliebten Wesens. Zumeist halten sich die Dinge der unmittelbar zuhandenen Lebenswelt – die Gebrauchsdinge – im Modus der Unauffälligkeit. Erst, wenn das eingeschaltete Licht zu flackern oder die Neonröhre zu surren beginnt, wird man auf das Sein des Lichts aufmerksam, davor hält es sich im Modus der Unauffälligkeit. Ähnlich beim Körper bzw. beim Leib. Man spürt sein Herz erst, wenn es angesichts einer Verabredung vor Aufregung klopft oder wenn es aus Krankheitsgründen aus dem Rhythmus ist. Leider merken viele Menschen oft erst nach dem Ende einer Beziehung, welchen Schatz sie am anderen hatten. Das Sein der Dinge hält sich meistens im Modus der Unscheinbarkeit. Erst im Modus des Entzugs, der Negation melden sich die Dinge bewusst in die Aufmerksamkeit, ontologisch positiv zeigen sie sich als Dinge in der Erfahrung der Schönheit. In der Erfahrung des Todes scheinen sich diese beiden Momente zu verbinden. Das Leben verabschiedet sich, daher leuchtet das Leben und das Sein der Dinge, das Sein des eigenen Lebens auf, und wenn wir Lester Glauben schenken, dann ist das auch das Aufleuchten der schönen Dinge, die gewesen sind. Zum Abschied winken die schönen Begebenheiten, die gewesen sind. Das erschließt dann Dankbarkeit für das, was war.

Eine *Philosophische Psychotherapie* vermag mittels gezielt ausgewählter Filme, durch die im Film vermittelte Stimmung und Atmosphäre, auf die Gemütsverfassung von Patienten Einfluss zu nehmen, die Gestimmtheit der Patienten zu heben und in diese gehobene Gestimmtheit philosophische Gedanken zur Stützung des Seins- und/oder Urvertrauens zu applizieren. Das ist Absicht und Zweck der kinotherapeutischen Interventionen im Rahmen der „Vorlesung zur Lebenskunst". *American Beauty* ist für diesen Zweck sehr geeignet.

5.5. Eat Pray Love (Regie: Ryan Murphy, USA 2010)

Mittlerweile liegen Erfahrungsberichte zur Cinematherapie mit über fünfzig verschiedenen Spielfilmen vor, mit denen im Anton Proksch Institut seit 2009 kinotherapeutische Interventionen durchgeführt wurden. Insbesondere mit Liebesfilmen haben wir sehr gute Erfahrungen gemacht und diese auch evaluiert und publiziert. (vgl. Zimmermann 2014; Poltrum 2014, 198 f.; Poltrum 2015a, 86–109) Der letzte Film, der hier zur Sprache gebracht werden soll, *Eat Pray Love* mit Julia Roberts in der Hauptrolle, ist in Teilen seiner Handlung ebenfalls ein Liebesfilm. Der Film eignet sich sehr gut, um in der gesamten Länge gezeigt zu werden, aber auch hervorragend, um einzelne, verdichtete Szenen im Rahmen der „Vorlesung zur Lebenskunst" zu besprechen. Der Film erzählt von Liz (Julia Roberts), der es eigentlich gut gehen sollte: Sie hat einen guten Job, keine Geldsorgen, aufmunternde und ehrliche Freunde, und dennoch fühlt sich Liz unglücklich, da sie mehr vom Leben erwartet. Aus ihrer Beziehung, die an und für sich gut ist, scheint die Luft raus zu sein. Liz lässt sich scheiden und steigt aus ihrer Ehe aus, was zunächst nicht so einfach ist, da ihr Mann die Scheidung nicht wahrhaben will und nur allmählich in die Trennung einwilligt. Auf der Suche nach sich selbst und ihrem Leben beschließt Liz, ein Jahr lang auf Reisen zu gehen. Zunächst bringt sie ihre Selbstsuche, der Versuch, Reisen als eine Selbstbehandlungsmethode zu erproben, nach Italien, wo sie die Lebenseinstellung des „dolce far niente" – des süßen Nichtstuns – kennenlernt. Danach reist Liz nach Indien, wo sie meditiert und versucht, auf diese Weise glücklich zu werden. Der letzte Abschnitt ihrer Selbstfindungsreise bringt sie nach Bali, da sie dort ein Jahr zuvor schon einmal war und dabei einen alten Medizinmann kennengelernt hatte, der ihr prophezeite, dass sie wiederkomme und die Wahrheit entdecken würde. Die Wahrheit heißt in dem Fall, dass sich Liz wieder verliebt und sich wieder auf die Liebe einlässt. Der Film zeigt die Bewegung des Sich-im-Leben-Verlierens und -Wiederfindens – Das ist ein Teil der Grundbewegung jeden Lebens, und gerade bei Suchtkranken ist dies meist schon zum zentralen Thema des Lebens geworden. In Indien lernt Liz einen Texaner namens Richard (Richard Jenkins) kennen, der schon sehr oft in Indien war und ebenfalls nach seinem verlorenen Leben sucht. Nachdem sich der zynische und ausgebrannte Richard und Liz angefreundet haben, erzählen sie einander nach und nach von ihrer Vergangenheit. Während einer gemeinsamen Taxifahrt, von einer indischen Hochzeitsfeier zurückkehrend, entspinnt sich ein Dialog über die eigenen Hochzeiten und zerbrochenen Ehen:

Richard: „Denkst du an deine eigene Hochzeit zurück? Geht mir auch so. Das Verteufelte an Hochzeiten ist, du fängst an, über dich selber nachzudenken. Habt ihr ordentlich auf den Putz gehauen, so mit Riesenfummel in Weiß? Liz: „Ja, ich hab alles aufgefahren. Ich wurde von keinem zu irgendwas gezwungen." Richard: „Ja, und jetzt kannst du dir nicht verzeihen." Liz: „Ehrlich gesagt, warte ich darauf, dass er mir verzeiht und mich freilässt." Richard: „Darauf zu warten, dass er dir verzeiht, ist reine Zeitverschwendung. Verzeih dir selbst." Liz: „Es ist nicht so leicht." Richard: „Ja." (In der Stadt angekommen, zeigt Richard Liz eine kleine Terrasse oberhalb eines Tempels und will ihr offensichtlich etwas erzählen – einen Teil seiner Lebensgeschichte, … es folgt melancholische Musik … ein paar Bilder werden gezeigt … Richard sitzt nachdenklich da und beginnt schweren Herzens zu sprechen …) Richard: „Es ist keine schöne Geschichte, aber schön klassisch. Zu viel Alkohol, zu viele Drogen, zu viel gedankenloses Fremdgehen. (…) Reue, eine Flut von Reue. Ich hab alles verloren. Meinen Stolz, meine Arbeit, meine Familie. Ja, ich hab meine Familie verloren. (…) Irgendwann mal nach Feierabend hab ich mich in einer Bar volllaufen lassen. Ich war dir gar nicht so unähnlich. Keine Ahnung, ich grübelte zu viel, ich fühlte zu viel, ich wollte gar nichts mehr fühlen. (…) Ich hätte ein Taxi rufen sollen, hab ich aber nicht. Ich bin in mein Auto gestiegen und nach Hause gefahren. Da war mein kleiner Sohn, er war acht Jahre zu dem Zeitpunkt und spielte (…), er saß in der Einfahrt und spielte mit seinem Spielzeugauto und wartete auf seinen verlorenen, elenden, besoffenen Vater, dass er nach Hause kommt und mit ihm spielt. Ich hab ihn nicht gesehen. Ich bin in die Einfahrt reingeschossen und hab meinen kleinen Sohn übersehen. (...) Aber er, nein, er ist ausgewichen. Er war es gewohnt, mir auszuweichen, wenn ich da war. Und ich, weißt du, ich kann mich an nichts erinnern. Ja, als ich am nächsten Tag aufwachte, waren sie weg. Meine Frau hat mitgekriegt, was passiert ist. Sie stand am Fenster. Sie hatte einfach die Schnauze voll – also. (...) Er ist jetzt achtzehn, geht noch zur Schule, und Gott, er ist so begabt. (Richard weint jetzt herzzerreißend) Er ist so fröhlich und er ist so lieb. (...) Ich hab alles verpasst, (...) verpasst. Wie mein Sohn aufwächst, einfach verpasst. (...) – okay?" (Richard nimmt die Hand von Liz) Richard: „Komm mal her. Du machst Folgendes: Du gehst hier nicht eher weg, bist du dir verzeihst. Hast du verstanden, alles andere regelt sich von allein." Liz: „Und was ist mit dir, hast du dir jemals verziehen?" Richard: „Ich versuch es, Elizabeth, ich versuch es." (Es folgt ein Freundschaftskuss auf die Stirn, Richard geht ab, Liz sitzt da und sinniert, berührende Musik unterstreicht die Szene).

Wenn diese Filmsequenz im Rahmen der „Vorlesung zur Lebenskunst" gezeigt wird und dann über das Thema „Erinnern, Vergessen, Verzeihen" – sich selbst und anderen verzeihen – philosophiert wird, dann sind die Patienten sehr berührt, und ihre Seele liegt offen. Das ist auch kein Wunder, handelt es sich doch bei dieser Szene um eine archetypische Geschichte aus der Lebenswelt Suchtkranker. Oft ist dann in der Nachbesprechung (in der Gruppe oder in der Einzelnachbesprechung) zu hören, dass Patienten Ähnliches erlebt haben. Die Familie wurde aufgrund der Suchterkrankung zerstört, oft haben Süchtige ihre Beziehungen zu den eigenen Kindern nicht ausreichend gelebt und bereuen das. Das Allerwichtigste aber, dass es für die psychische Gesundheit notwendig ist, sich selbst und auch anderen zu verzeihen, denn gerade bei Suchterkrankungen lassen sich als Komorbidität im biografischen Hintergrund Süchtiger sehr oft man-made Traumata finden, und damit auch das Thema, anderen zu verzeihen. Das kann durch so eine Szene sehr gut thematisiert werden, da die Seele dadurch tief affiziert wird und die Affekte offen da liegen.

Eine weitere Szene aus *Eat Pray Love*, die sich für die Philosophische Kinotherapie sehr gut eignet, findet sich am Schluss des Films. Liz verliebt sich gegen Ende hin in Felipe (Javier Bardem), sie bekommt jedoch plötzlich kalte Füße und Angst. Wenn sie sich ganz auf diese neue Beziehung einlässt, könnte sie ihr mühsam zurückgewonnenes Gleichgewicht verlieren – so ihre Angst. Als Felipe sie für eine Woche auf eine einsame Insel „entführen" möchte, auf der außer 400 Papageien nur Liz und er sein würden, wie er ihr vorschwärmt, beschließt sie abzureisen. Sie sucht ihren „philosophischen Berater" bzw. Medizinmann auf, um sich vor ihrer Abreise zu verabschieden. Liz gibt dem Medizinmann ein Buch, das sie für ihn binden hat lassen, eine Sammlung alter medizinischer Notizen, nach denen schon der Vater des Medizinmannes behandelt hatte und die schon zu zerfallen drohten. Liz: „Für dich." Ketut – der Medizinmann: „Liz, du heilst mich." Liz: „Du hast mich auch geheilt, Ketut. Wenn du nicht gewesen wärst, dann wäre ich nicht nach Bali zurückgekehrt und niemals zu mir selbst." (...) Ketut: „Du bald wieder nach Amerika fliegst?" Liz: „In zwei Stunden. (...) Bist du schon einmal mit einem Flugzeug geflogen, Ketut? Ketut: „Ketut kann nicht fliegen mit einem Flugzeug. Ketut hat keine Zähne. (...) Du bist gute Freundin für mich. Du wie eine Tochter. (...) Wenn ich sterbe, du kommst wieder nach Bali, zur Feuerbestattung? Bestattung auf Bali macht immer viel Spaß. Gefällt dir." Liz: „Okay." Ketut: „Du lächelst immer noch mit deiner Leber, wie ich gesagt?" Liz: „Ja." Ketut: „Du meditierst immer noch, wie dir dein Guru in Indien gezeigt?" Liz: „Ja." Ketut: „Du mit Gott glücklich?" Liz: „Ja." Ketut: „Und du liebst dein neuer Freund?" (...) Liz: „Ich hab mich getrennt." Ketut: „Ich verstehe nicht, warum du getan." Liz: „Ich hatte Angst vor meinem Gleichgewicht." Ketut: „Liz!! (...) höre auf Ketut – wegen Liebe Gleichgewicht verlieren ist oft Teil von Leben im Gleichgewicht." (... Musik ... Liz nickt ... es folgen Bilder, die zeigen, dass Liz auf dem Weg zu Felipe ist und ihn sucht ... aus dem Off hört man Liz sprechen) – Liz: „Letzten Endes kam ich zu der Überzeugung, dass es so etwas gibt wie die Physik der Suche. Eine Kraft in der Natur, die von so realen Gesetzen regiert wird wie das Gesetz der Schwerkraft. Das erste Gesetz der physikalischen Suche lautet ungefähr so: Wer mutig genug ist, alles Vertraute und Wohltuende hinter sich zu lassen, egal was, vom Haus bis zu alten Verletzungen, und sich auf die Suche nach der Wahrheit macht, sei es nach innen gewandt oder nach außen, und wer wahrhaft gewillt ist, alles, was ihm auf dieser Reise widerfährt, als Schlüssel zu betrachten und jeden, der ihm unterwegs begegnet, als Lehrer zu akzeptieren, und vor allem, wer dazu bereit ist, sich unangenehmen Realitäten, die einen selbst betreffen, zu stellen und diese zu verzeihen, dem wird sich die Wahrheit offenbaren. (...) Davon bin ich fest überzeugt, nach all dem, was ich erlebt habe." (Liz findet nun Felipe, es folgen Versöhnung und Umarmung.)

Eine Schlussszene, die für kritische Beobachter das klassische Hollywood-Happy-End reproduzieren mag, im klinischen Kontext jedoch wie Balsam wirkt, zumindest sind das die Erfahrungen aus den Rückmeldungen der Patienten. Die Idee, dass es so etwas wie eine „Physik der Suche" geben könnte und dass der Ausstieg aus der Sucht vielleicht sogar das Wiederentdecken der Lebenssehnsucht impliziert (vgl. Poltrum 2012a und 2012b), sind dann Themen, die im Rahmen der „Vorlesung zur Lebenskunst" nach der Applikation dieser Filmszene besprochen werden. Zur philosophischen Abendmedikation wird dann noch ein Blatt mit den Schlussworten aus *Eat Pray Love* zur Physik der Suche ausgeteilt. Ebenfalls findet sich auf der ausgeteilten philosophischen Rezeptur zur Abendlektüre vor dem Schlafen ein Spruch Goethes, der mit anderen Worten die Idee einer Physik der Suche andenkt. „Was initiatives und schöpferisches Handeln angeht, gibt es nur eine elementare Wahrheit – deren Unkenntnis zahllose Einfälle und großartige Pläne zunichte macht: Dass nämlich in dem Moment, in dem man sich völlig hingibt, auch die Vorsehung sich entwickelt. Es geschehen dann zu unserer Hilfe alle möglichen Dinge, die sonst nie eingetreten wären. Eine ganze Reihe von Ereignissen entspringt der Entscheidung und bewirkt zu unseren Gunsten eine Vielzahl unerwarteter Begebenheiten und Begegnungen und materielle Unterstützung, von denen niemand sich geträumt hätte, dass sie ihm zuteil würden (…). Was immer du tun oder erträumen kannst, du kannst damit beginnen. In der Kühnheit wohnen Schöpferkraft, Stärke und Zauber. Beginne jetzt!" (Goethe bei R. Dahlke 2006, 85 f.)

6. Reiz und Rührung: Die Tränen des Odysseus

Was die Rührung durch ästhetische Objekte, seien es Werke der bildenden Kunst, der Musik, Gedichte, Erzählungen, Märchen oder eben Filme im Seelenleben des Rezipienten zu bewirken vermag, findet sich implizit und vortheoretisch in einer Szene in Homers *Ilias* ausgelegt. Als Odysseus nach jahrelanger Irrfahrt als unerkannter Gast und Fremder auf der Insel der Phaiaken (deutsch auch „Phäaken") landet und dort am Hofe des Alkinos freundlich empfangen wird – Francesco Hayez, 1791–1882, hat diese Szene in einem Gemälde dargestellt –, tritt der blinde und „göttliche Sänger" Demodokos auf, der zu Ehren des Fremden und Gestrandeten die Geschichte und die Irrfahrt um den verschollenen Odysseus besingt. Das rührt den Helden zu Tränen. Odysseus, unerkannt, weint und verbirgt seine Tränen. Er weint, weil er zum ersten Mal aus dem Mund eines anderen seine Geschichte hört und damit zum ersten Mal versteht, was und wie alles passiert ist, was um ihn und mit ihm geschah. (Homer, 8. Jh. v. Chr., 83–95) Aus demselben Grund, warum Odysseus zu Tränen bewegt wurde, wird auch Suzanne de Lormel im Stummfilm *Le mystère des roches de kador* bewegt und aus ähnlichen Gründen sind auch die Patienten in der Kinotherapie gerührt. Es ist nämlich das Wesen des Kunstwerks zu rühren und zu affizieren, und weil in Kunstwerken die Zeichen so zusammengesetzt sind, dass darin Erfahrungen und Geschichten gespeichert sind, in denen sich die Rezipienten erkennen, finden und wiederfinden, rühren und berühren sie. Odysseus erkennt erst in dem Augenblick, was ihm widerfahren ist, und kann darüber trauern, als in der poetischen Rede durch einen anderen die vielen losen und unverbundenen Ereignisse seines Lebens in eine Geschichte, in eine erzählbare Geschichte gefügt wurden. Ähnlich Suzanne de Lormel: Erst als sie sieht, was sie nicht sehen konnte, erkennt sie, was passiert ist, und erwacht dadurch aus ihrer Apathie. Neben der heilenden Dimension von Geschichtsrekonstruktionen (Bernegger u. Musalek 2011, 257–275) und der Tatsache, dass Narrationen Sinn stiften (Sarbin 1986; Röttgers 1992; Böhme 1992; Straub 1998) und Identitäten schaffen – was sich im hermeneutischen Begriff der „Narrativen Identität“ (Ricœur 1988) ja bekundet – ist vor allem das *Wie* der erzählten Geschichte wichtig. Wäre es keine poetische Rede gewesen, wäre Odysseus wahrscheinlich nicht zu Tränen gerührt worden, und im Fall von Suzanne de Lormel ist es offensichtlich, dass sie erst durch die rührenden Bilder des Films wieder ins Leben zurücktreten konnte. Erst die „ästhetische Erfahrung“ des Kunstwerks[26], im Falle der Kinotherapie des Films, vermag die Rezipienten bzw. Patienten so zu affizieren, dass psychisch bzw. noetisch Unbewusstes thematisiert und behutsam gehoben werden kann. Denn nur innerhalb der geeigneten Gestimmtheit kommt man an abgewehrte Inhalte heran. Ohne rhetorische Stimmungsinduktion, ohne „rhetorische Techne“ (vgl. Mainberger 1996, 69–59) keine Psychotherapie. Filmtherapeutische Interventionen lockern die Abwehr, die Abwehr verdrängter Gefühle und In-

26 Vgl. die Einleitung dieser Arbeit.

halte. Filmtherapeutische Interventionen machen jedoch auch durchlässig für metaphysische Überlegungen, und das ist vor allem für die *Philosophische Psychotherapie* von Interesse, denn hier geht es u. a. um die Thematisierung abgewehrter metaphysischer Bedürfnisse und die Induktion von Seinssicherheit bzw. Urvertrauen.

V. Eutopie, Dystopie, Kolonie. Utopisches Denken in der Psychotherapie

„Eine Weltkarte, die das Land Utopia nicht enthielte,
wäre es nicht wert, das man einen Blick auf sie wirft, ..."
Oscar Wilde

Theodor W. Adorno war in den 1950er und 1960er Jahren ein regelmäßiger Gast in den Abend- und Nachtradiosendungen des ARD. Dazu gibt es ein Hörbuch. Ein Höhepunkt der herausgegebenen Gespräche ist dabei zweifelsohne der 1964 geführte Dialog zwischen Ernst Bloch und Theodor W. Adorno (Adorno 1958-67). Adorno und Bloch, die schon seit den 20er Jahren befreundet waren, loten in diesem Dialog die „Möglichkeiten und Grenzen der Utopie heute" aus. Interessant ist in diesem Zusammenhang, dass beide schon in den 60er Jahren von einer „Schrumpfung des utopischen Bewusstseins" (Adorno 1958-67) sprechen und gemeinsam mit Horst Krüger, dem Moderator der Sendung darauf verweisen, dass das Wort Utopie keinen guten Klang mehr habe, dass es „abgewertet" sei und „meist nur im negativen Sinne als utopistisch gebraucht werde". Wenn man dieses Urteil mit einem Zeitabstand von 48 Jahren hört und sich klar macht, dass die frühen 60er Jahre oft als die Vorzeit der großen studentischen Protestbewegungen wahrgenommen werden, als Vorwehen der 68er Generation, mit ihren großen Visionen, die Gesellschaft umzubauen (Poltrum 2008), dann ist man einigermaßen irritiert, diese Diagnose bereits für die damalige Zeit gestellt zu sehen. Ist es doch eher so, dass langläufig die Postmoderne mit der Aufgabe der für die Moderne noch zählenden Grundüberzeugungen als die antiutopische Zeit schlechthin gilt, d.h. mit dem Ende der großen Erzählungen (Lyotard 1982), dem Ende des Glaubens, dass es durch Aufklärung und Fortschritt zu einer Verbesserung der Welt käme, dem Ende des Glaubens an die Emanzipation des vernünftigen oder arbeitenden Subjekts, dem Ende der durch Hegel vermittelten Idee, dass die Geschichte durch die Dialektik des Geistes zum Reich der Freiheit führe. (vgl. auch Habermas 1988)

Wenn man sich die Frage stellt, wie man Utopien einteilen kann, dann gibt es sehr viele Möglichkeiten, dies zu tun. Vor allem von Ernst Bloch kann man hier sehr viel lernen, der sich ja durch sein Buch „Geist der Utopie" (1918) und durch sein dreibändiges Opus Magnum „Prinzip Hoffnung" größte Autorität auf diesem Gebiet erworben hat. Im Vorwort zu „Prinzip Hoffnung" meint Bloch: „Das Thema der fünf Teile dieses Werkes (geschrieben 1938-47, durchgesehen 1953 und 1959) sind die Träume vom besseren Leben." (Bloch 1985, 9). In diese Träume vom besseren Leben lassen sich verschiedene Ordnungen bringen. Von sanften Tagträumen, Wünschen, Sehnsüchten und Hoffnungsakten zu starken Bewusstseinszuständen, in denen die Möglichkeit eines besseren Lebens vorscheint, bis hin zu ganz klar ausgearbeiteten utopischen Entwürfen und schließlich zum Prinzipium Hoffnung, zur „docta spes", zur gelehrten Hoffnung, die im Seinsprinzip der Möglichkeit den Schrittmacher der Wirklichkeit sieht, reichen die verschiedenen Stufen und Klarheitsgrade, in denen sich nach Bloch utopisch Neues meldet. In jedem Fall berührt utopisches Denken, wenn es dabei um den „Traum vom besseren Leben geht" nicht nur das, was durch literarische Utopien beschrieben oder in den großen Sozialutopien angedacht wurde, sondern auch die ganz persönliche Lebenswelt eines jeden Menschen. Überall dort, wo es um Sehnen, Wünschen und Hoffen geht, um den Glauben, ein anderes, besseres Leben wäre möglich und denkbar, ist utopisches Bewusstsein am Werk. Ob sich dieses Hoffen im Persönlichen oder in der Sphäre des Gesellschaftlichen bekundet, ist eher nebensächlich, wenn es um die Ausarbeitung der Leistungskraft des utopischen Denkens geht. Auf jeden Fall spielen die „Träume vom besseren Leben" auf entscheidende Weise in die *Philosophische Psychotherapie* hinein, wie im Folgenden gezeigt werden soll.

1. Kleine Ontologie der Utopie

Utopien lassen sich zunächst einmal in Eutopien und Dystopien, gute und schreckliche Orte einteilen. Vom Schlaraffenland, dem Garten Eden oder dem goldenen Zeitalter, in dem die Menschen in völligem Frieden, sorglos wie Götter lebten, die Körper nicht alterten, reichlich gefeiert wurde und die Erde ohne Arbeit von sich aus alle benötigte Nahrung hervorbrachte (vgl. Hesiod ca. 700 v. Chr.) reichen die bekannten Eutopien. Von Nietzsches Vision des „letzten Menschen", der fragt: „Was ist Liebe? Was ist Schöpfung? Was ist Sehnsucht? Was ist Stern? (...), der alles klein macht" und nicht mehr in der Lage ist, den „Pfeil der Sehnsucht über den Menschen hinauszuwerfen", der sein „Lüstchen für den Tag" und sein „Lüstchen für die Nacht" braucht, um die Sinnlosigkeit und den Nihilismus seiner Existenz zu betäuben (vgl. Nietzsche 1883/85), zu Aldous Huxleys „Brave New

World", in der das alles betäubende Lüstchen dann „Soma" genannt wurde, eine Droge, „deren Genuss gesellschaftliche Irritationen effektiv beseitigt" (vgl. Tauss 2011, 149–180), bis zu George Orwells 1984 oder zum Science-Fiction-Film Matrix (vgl. Haber 2003), der im Übrigen ein altes philosophisches Thema, nämlich jenes zwischen Sein und Schein, abhandelt, reichen die Beschreibungen von Dystopien. Die wirkmächtigste Eutopie bzw. Dystopie sind im christlichen Kontext Himmel und Hölle. Dystopien, das ist nicht nur im Falle der Höllenvorstellung so, haben meistens eine Warnfunktion. Wenn die Gesellschaft oder der Einzelne so weiter lebt wie bisher, dann wird es einmal so sein, wie in der jeweiligen Dystopie beschrieben und gewarnt.

Utopien lassen sich nach Bloch in einem zweiten Schritt danach unterscheiden, ob der Raum oder die Zeit die zentrale Kategorie ist (Bloch in: Adorno 1958-67). Der englische Staatsmann, Humanist und Philosoph Thomas Morus, der den Begriff der Utopie geprägt hat, beschreibt in seinem Roman „Utopia" (1516) eine Gesellschaft, in der die Menschen befriedet, mit hohem technischen Standard und einer für die damalige Zeit weit fortgeschrittenen Medizin lebten, und verlegt diese Insel an einen Ort in der Südsee. Es gibt den guten Ort, die bessere Welt ist da, die Insel Utopia existiert, einzig ich oder wir sind nicht dort, wir sind durch räumliche Distanz vom Eutopos getrennt. Francis Bacons „Nova Atlantis" (1624) wäre ebenfalls eine Raum-Utopie. Europäische Schiffsfahrer auf der Reise von Peru nach China und Japan, so der Narrationsrahmen bei Bacon, werden auf die Insel Neu-Atlantis verschlagen und entdecken dort eine weit fortgeschrittene Zivilisation, in der es Flugzeuge, Uboote, Mikroskope und u. a. das „Perpetum mobile" (...) „in mehreren Ausführungen" gibt (Bacon 1624, 54). Der Raum ist da, der utopische Ort ist vorhanden, ist bei sich, nur wir sind nicht dort. Bei Morus und Bacon ist die Utopie literarisch fingiert und meint, worauf das Wort Utopia ja anspielt, einen Nicht-Ort, einen Noch-Nicht-Ort. Topos heißt im Altgriechischen ja so viel wie Ort und das U ist als Negation des Ortes gemeint. Wobei es sich bei Morus und Bacon jeweils um einen Nicht-Ort im Sinne eines Noch-Nicht-Ortes handelt. Für sich ist der Ort bereits vorhanden, für uns ist er ein Noch-Nicht-Ort, weil der Ort erst auf dem Weg zu uns ist und noch im Verborgenen liegt, er muss noch entdeckt werden. Indem wir in Richtung Südsee-Insel fahren, hebt sich der Ort aus dem „Meer der Möglichkeiten" (Bloch) und wird für uns real.

Bei den Utopien, die vor allem mit dem Medium der Zeit arbeiten, ist der Moment des Werdens der Utopie noch eindringlicher gedacht. Der utopische Ort, der Noch-Nicht-Ort ist noch gar nicht vorhanden, er ist noch nicht bei sich, er ist erst im Entstehen begriffen. Ich, Wir, die Menschheit wären schon da, nur ist der Ort, der gute, eutopische Ort noch nicht zu sich gekommen. Das Reich-Gottes, Kants „ewiger Frieden", Marxens „klassenlose Gesellschaft", in der die Menschen unentfremdet und frei zusammen leben, ist unterwegs und kommt erst im Laufe der Zeit, im Laufe der Geschichte zu sich. Geschichtsphilosophische Entwürfe, die mit Fortschritt und Verbesserung des Lebens im Laufe der Zeit rechnen und so utopischen Charakter besitzen, darauf hat Karl Löwith verwiesen, sind letztlich immer am Modell der theologischen Ausdeutung der Geschichte als eines Heilsgeschehens orientiert (vgl. Löwith 1952). Die Reich-Gottes-Idee, das Kommen des Reich-Gottes im Fortgang der Historie wird als Fortschrittsglaube säkularisiert. (vgl. Röd 1980)

2. Wirklichkeit und Möglichkeit

Auf einer tieferen Ebene operiert utopisches Denken mit den Seinsphären der Aktualität oder Potentialität (Aristoteles) oder, innerhalb der Kategorie der Modalität beschrieben, mit den Bereichen Wirklichkeit und Möglichkeit (Kant). Die Wirklichkeit wird dabei ontologisch oft unbedeutender als die Möglichkeit gedacht, denn die Wirklichkeit ist immer nur eine manifest gewordene Gestalt aus dem Reich der Möglichkeiten. So etwa bei Hölderlin, bei dem sich viele utopische Momente finden und der immer wieder über das Verhältnis von Wirklichkeit und Möglichkeit meditierte.

> „Wenn ich einen Gegenstand als möglich denke, so wiederhol' ich nur das vorhergegangene Bewußtseyn, kraft dessen er wirklich ist. Es giebt für uns keine denkbare Möglichkeit, die nicht Wirklichkeit war." (Hölderlin 1794, 7 f.)

Im Medium des Gedankens, und das dürfte Hölderlin hier meinen, muss etwas bereits Erscheinung geworden sein, muss etwas bereits wirklich sein, um als möglich gedacht zu werden. Das Mögliche hat bereits Sein, ist in dem Sinne immer schon real und wirklich, als es im Gedachten (Wirklichkeit der zweiten Potenz) bereits realisiert ist und nur mehr darauf wartet, in die Wirklichkeit der ersten Potenz zu treten, sich in der Welt zu verwirklichen. Als bloß Gedachtes, aber noch nicht Verwirklichtes schwebt es zwischen Sein und Nichtsein und wartet auf seine Verwirklichung in der Welt. Wird es verwirklicht, tritt nach Hölderlin das Ideal in die Welt.

> „Im Zustand zwischen Seyn und Nichtseyn wird aber überall das Mögliche real, und das Wirkliche ideal (...).“ (Hölderlin 1800, 34)

Innerhalb der Dialektik von Wirklichkeit und Möglichkeit gibt es im Idealfall ein harmonisches Zusammenspiel dieser beiden Seinspole. Was als Möglichkeit erscheint und erkannt wird, tritt durch Realisation in die Wirklichkeit. Ein erkanntes Ideal, ein Gesolltes wird verwirklicht und die Welt oder das persönliche Leben wird dadurch ein Stück besser.

Die Dissonanz von Wirklichkeit und Möglichkeit kennt zwei grundlegende Gefahren, die in der jeweiligen Überbetonung einer der Seinssphären besteht. Die Gefahr der Überbetonung der Macht der Möglichkeit besteht darin, die Wirklichkeit aus dem Auge zu verlieren. Das Zerrbild des Idealisten, Träumers, Schwärmers, Poeten, Romantikers, wäre hier anzuführen, der sich durch seine Reflexionskraft ein Luftschloss und ein „Wolkenkuckucksheim“ (Aristophanes) aufbaut, in Gedanken einen „Palast“ bewohnt, davon träumt, ein Star und Held zu sein, und in der realen Welt in einer „Hundehütte“ lebt und im Zuschauerraum seiner eigenen Existenz sitzt (Kierkegaard 1849, 42). Eine Kritik, die Kierkegaard an den Romantikern und an Hegel übt, wobei er nur das verzerrte Bild des Idealisten und des Romantikers in den Blick nimmt (vgl. auch Thurnher 2002, 24–33). Sich zu sehr im Reich der Möglichkeiten aufzuhalten macht untauglich für die tätige und lebendige Welt. Dichter, Träumer, Schwärmer, ..., sind Realitätsflüchtlinge. Sich in der Seinssphäre der Möglichkeit aufzuhalten, in diesem Sinne Dichter zu sein ist für Kierkegaard Sünde und Verbrechen vor dem Leben, das gelebt werden soll. Verbrechen an der Wirklichkeit und an der Realisierbarkeit des Möglichen. „(...) jede Dichterexistenz (ist) Sünde, die Sünde: dass man dichtet anstatt zu sein, dass man sich nur in der Phantasie mit dem Guten und Wahren beschäftigt, anstatt es zu sein, d.h. existentiell danach zu streben, es zu sein.“ (Kierkegaard 1849)

Die andere Gefahr, die darin besteht, sich primär in der Welt des Wirklichen einzurichten und das Meer der Möglichkeiten zu vergessen, zu vergessen, etwas Anderes, etwas Besseres wäre möglich, zeigt sich in einer blinden Faktengläubigkeit, im Geist des Positivismus, der am Gegebenen kleben bleibt, und in einem Daseinsentwurf, der an einer durchschnittlichen Lebensauslegung festhält, die sich im Modus des „anonymen man“ (Heidegger 1927, § 25–27) vollzieht. Man tut und macht, was „man“ halt so machen muss. Das Leben vollzieht sich in der Sphäre der Uneigentlichkeit und die existenzialistische Mahnung und Erinnerung an die „Eigentlichkeit des Daseins“ (Heidegger 1927), der Aufruf, sein Leben in die Hand zu nehmen, die Idee, „Dichter seines Lebens zu sein“ (Nietzsche 1882), wird bereits im Ansatz erstickt. Der „Spießbürger“ (Kierkegaard 1849, 39), der Konformist, im Bereich der Wissenschaft der epistemologische Positivist, sind allesamt auf das vereidigt, was gegeben ist, und vergessen, was alles auch möglich wäre. Weil das Meer der Möglichkeiten aus dem Auge verloren wird, verklebt das Leben mit dem Gegebenen, erstarrt und verliert seine Lebendigkeit.

Die Dialektik zwischen Wirklichkeit und Möglichkeit, die utopische Essenz schlechthin, ihre Harmonie, durch welche das Ideal erschlossen wird und das Gesollte in die Welt kommt, ihre Dissonanz, von welcher der Träumer oder der Konformist lebt, operiert entweder im Feld des Individuellen, wie hier primär beschrieben, kann aber auch in der Sphäre des Gesellschaftlichen wirkmächtig werden.

3. Ideologie und Utopie

Eine große Gefahr, vielleicht die negative Verführung des Utopischen schlechthin, besteht darin, dass versucht wird, das in der Imagination Erschlossene, das Ideal, das Gesollte mit aller Gewalt in der Realität zu implementieren. In einem gewissen Sinn könnte man sogar sagen, dass der Terror des Idealismus allein darin besteht, dass ständig ein Ideal vor einem schwebt und mahnt, das Gegebene sei noch nicht voll ausgeschöpft, das Gegebene sei erst das zweit- oder drittbeste. Auch ohne Realisierungsversuch, allein durch seine Existenz, ist das Ideal Herd der Beunruhigung und Medium der Unzufriedenheit. Es bewirkt ein ständiges Verlangen nach Änderung und Verbesserung der Welt oder des Lebens. Besonders gefährlich wird es dann, wenn versucht wird falsche Ideale, Ideale, die von falschen Voraussetzungen ausgehen, in die Realität zu setzen. Der Idealismus und der Utopismus, die meinen, das Ganze wäre auch anders möglich und zu haben, schlägt dann um in Terror und Totalitarismus. Frédéric Rouvillois, Professor für öffentliches Recht und Verfasser einer „Anthologie der Utopie", hat sich mit den totalitären Momenten des utopischen Denkens beschäftigt. Er verweist in diesem Zusammenhang nicht nur darauf, dass Entwürfe von Oben immer etwas Aggressives und vor allem Undemokratisches haben, sondern, dass es sogar in einer gewissen Sachlogik begründet sei, wenn Mussolini 1913 eine Zeitschrift mit dem Namen „Utopia" gründete (Rouvillois 1998 u. 2009). Das Andere und Fremde zu eliminieren, ist etwas, das dem Utopischen als Gefahr eingeschrieben ist. Ideologie und Utopie sind sehr verwandt, haben aber auch etwas Trennendes (vgl. Ricoeur 1986 u. Mannheim 1929). Im Übrigen wusste schon Hölderlin, dass der Versuch, Ideale zu realisieren, leicht in Tyrannei umschlägt. So lässt er Alabanda im Hyperion sagen: „Immerhin hat das den Staat zur Hölle gemacht, daß ihn der Mensch zu seinem Himmel machen wollte." (Hölderlin 1797, 319) Was für eine gefährliche und negative Rolle die Sprache und die Dichtung im Zusammenhang mit dem Totalitären des Utopischen spielen könnte, denn Dichtung ist in einem gewissen Sinne immer auch Welterschließung, Seinseröffnung und Erinnerung an Ideale, daran hat Elfriede Jelinek gemahnt. Mit ihrer Textcollage „Wolken.Heim" (Jelinek 1987/1988), in der sie u. a. Texte von Fichte, Hegel, Hölderlin, Heidegger, Kleist und Texte aus den Briefen der RAF von 1973-1977 (Polt-Heinzl 2004, 42) collagiert, befragt sie die „politischen Implikationen des deutschen Idealismus" und die Gewalt oder Macht des „hymnische(n) Ton(s) der klassischen Literaturtradition" (Polt-Heinzl 2004, 47). Ist die feierliche Glut des Hymnus, der das ganz Andere besingt und in Erinnerung ruft, nicht ein gefährlicher Funke, der sich leicht in Kampfbegeisterung für das feierlich Besungene entzündet? Ein Feuer, das die erkannten und hymnisch gepriesenen Ideale bedingungslos in die Realität umzusetzen bereit ist? Umzusetzen um jeden Preis? Lagen nicht Nietzsches Zarathustra und Hölderlins Hyperion in den Tornistern der Kriegsbegeisterten? Mit Jelinek gesprochen und durch ihre Übertreibung verdeutlicht: „Deutsch ist die Sprache der Dichtung und der Vernichtung (...)." (Jelinek 1985, 154) Das pathosgeladene und in Ergriffenheit besungene Ideal, neigt es nicht immer schon dazu, das Andere zu vereinnahmen, es in die Immanenz des Eigenen zu ziehen?

Es gibt also einen Terror des Idealismus und des utopischen Denkens, wenn die Dialektik von Wirklichkeit und Möglichkeit in ihrer Harmonie gestört wird, gestört durch falsche Ideale oder durch den Realisierungsversuch von an und für sich wertvollen Idealen zum falschen Zeitpunkt bzw. mit der Brechstange. Eutopien, wenn sie denn solche sind, schlagen leicht in Dystopien um. Diesen Terror gibt es aber nicht nur im Bereich des Gesellschaftlichen und in der Sphäre der Staatsutopien. Auch im Feld des Individuellen und Familiären, letztlich auf allen möglichen Bezugsebenen können Ideale Terror ausüben. Ich erinnere mich an eine drogensüchtige Patientin, die berichtete, dass ihr alkoholkranker Vater sie und ihre Mutter unter Androhung von Schlägen – die sie dann auch bekamen – dazu gezwungen hat, jeden Sonntag in die Kirche zu gehen. Ein an und für sich sinnvolles Ideal, eine religiöse Gesinnung zu pflegen, wird so verkehrt, dass es in Gewalt umschlägt. Utopisches Denken kennt also sehr viele Gefahren einer möglichen Entgleisung. Vielleicht nicht schlimmer, aber ebenso fatal wie die möglichen Entgleisungen des Utopismus wäre es, gar keine Utopien mehr zu haben und keine Ideale zu verfolgen. Das Leben würde dann erstarren, würde unlebendig werden und wäre so vom Gegebenen betäubt, dass es dem lähmenden Stillstand immer wieder durch Droguierungen zu entkommen wünschte oder eine andere Existenzverfehlung nach sich ziehen würde. Aus den möglichen Terrorgefahren des Utopischen den Schluss zu ziehen, auf alle Utopien und Idealitäten zu verzichten, ist mindestens so gefährlich wie die Verfolgung und der Versuch, Utopien und Ideale wirklich werden zu lassen. Weil wir in dieser Arbeit vor allem die positiven Aspekte des utopischen Denkens beleuchten, den affirmativen Moment des Utopischen hervorheben möchten, mussten wir im Vorfeld die wichtige Kritik am Utopismus erwähnen und würdigen, was wir hiermit getan haben. Man darf aber nicht bei der Kritik am Utopismus stehenbleiben, weil sonst zu viel Nützliches gerade auch für die Psychotherapie aus der Hand gegeben würde. Um die dialektische Dissonanz von Wirklichkeit und Möglichkeit in eine Harmonie zu überführen, also weder den Seinsbereich des Wirklichen noch den des Möglichen aus dem Auge zu verlieren, hat Bloch den Begriff der „konkreten Utopie“ und die Kategorie des „militanten Optimismus“ entwickelt (Bloch 1985, 229). „Konkrete Utopie“ beschreibt eine reale Möglichkeit, die ohne Gewalt in die Wirklichkeit überführt werden kann, also die oben beschriebene Verzerrung und Aggression des Utopischen nicht enthält. Die Kategorie des „militanten Optimismus“, welche zwischen dem Pessimismus steht, der an keine Veränderung und Besserung glaubt, und dem naiven, ungeprüften, automatischen Optimismus, der zu leichtgläubig ist, meint eine Haltung der subjektiven Entschlossenheit im „Bündnis mit den real-gegenwärtigen Tendenzen" (ebd.). Es geht also auch beim Utopischen um das richtige Maß, das jedoch nicht mit Mittelmäßigkeit zu verwechseln ist. Im Übrigen ist ja der Utopismus eine Gestalt der Bewusstseins- und Subjektphilosophie und müsste, um die Gefahr eines Diktates von Oben zu umgehen, wenn es um gesellschaftliche Verhältnisse geht, durch eine „kommunikative Rationalität" und eine Theorie der „intersubjektiven Verständigung" ergänzt werden (Habermas 1995, 523). In der Sphäre der individuellen Existenz, der Sphäre, die in der Psychotherapie ja hauptsächlich zum Tragen kommt, hat das utopische Denken ungebrochene Geltung, wie im Folgenden noch gezeigt wird.

4. Docta spes, Freud und das Unbewusste der anderen Seite

Hinter der Überschrift „Docta spes, Freud und das Unbewusste der anderen Seite" verbirgt sich der Versuch, die Ideen von Ernst Bloch, dem Lehrmeister des utopischen Denkens, mit Grundüberzeugungen der Psychoanalyse zu konfrontieren. Die Kontroverse zwischen Bloch und Freud bietet sich nicht nur darum an, weil Bloch selber die Auseinandersetzung mit den Überlegungen Freuds gesucht hat, sondern weil sich in dieser Thematisierung eine Dimension des Psychotherapeutischen zeigt, auf die im Zeitalter der positivistischen Kolonialisierung und Amputation der Psychiatrie nicht genug hingewiesen werden kann. Im Übrigen hat Alfred Lorenzer, mit einem anderen Fokus als dem Unsrigen, einige Etappen der Konstellation Freud/Bloch hervorragend rekonstruiert (Lorenzer 1986).

Während sich Freud vor allem mit dem Nachttraum, dem Unbewussten, das als Nicht-Mehr-Bewusstes ein Sediment der Vergangenheit ist, dem Grundtrieb der Libido und dem Therapiewiderstand im Subjekt auseinandersetzte, interessierte sich Bloch vor allem für das, was sich im Tagtraum bekundet, für das, was das Unbewusste der anderen Seite, das Unbewusste als Noch-Nicht-Bewusstes erschließt, was der Grundtrieb des Hungers mit den Menschen macht und für den Geburtswiderstand im Objekt des Neuen. Die Verwandtschaft von Libido und Hunger, die Bloch eher unterbetonte und entgegengesetzt verstehen wollte, wurde vor allem von Lorenzer hervorgehoben und neu akzentuiert, und kann deshalb hier weggelassen werden. Zum Verhältnis von Nachttraum und Tagtraum, klassisch freudianisch Unbewusstem und dem blochschen Unbewussten hier ein längeres Zitat. Mit einem philosophischen Lyrismus vom Feinsten beschreibt Bloch diese Dimensionen folgend:

„Seelisches Leben ist allemal abendlich und morgendlich zugleich eingefaßt. Der Nachttraum bewegt sich im Vergessenen, Verdrängten, der Tagtraum in dem, was überhaupt noch nie als gegenwärtig erfahren worden ist. Was außer dem bewußten Feld liegt, nennt man seit etwa zweihundert Jahren allgemein das Unbewußte. Es war eine große Entdeckung, dass seelisches Leben mit dem Bewußtsein nicht zusammenfällt. Unbewußtes freilich gilt, wo immer es als bewußtseinsfähig gedacht wird, nicht als seiner schlechthin unbewußt, wie etwa ein Stein, sondern als vorbewußt. Aber auch so wurde und wird bis heute das psychisch Unbewußte lediglich als eines verstanden, das unterhalb des Bewußtseins liegt und aus diesem herabgesunken ist. Das Unbewußte liegt – nach dieser Auffassung – im Bodensatz; (...) Das Unbewußte ist hier also ausschließlich *Nicht-Mehr-Bewußtes*; als solches bevölkert es einzig die Mondscheinlandschaft des zerebralen Verlusts. Demgemäß ist es auch dann, wenn die Psychoanalyse es ein Vorbewußtes nennt, kein neu heraufdämmerndes Bewußtsein von inhaltlich Neuem, sondern ein altes mit alten Inhalten, das lediglich unter die Schwelle gesunken ist und sie durch mehr oder minder glattes Erinnertwerden wieder übertreten kann. Dergestalt ist das Unbewußte bei Freud einzig das Vergessene (...) oder das Verdrängte (...). Zwar betont der spätere Freud, daß es außer dem vergessenen und verdrängten Unbewußten noch eine dritte Art gebe, nämlich ein Unbewußtes ‚im Ich selbst'. ‚Auch ein Teil des Ichs, ein Gott weiß wie wichtiger Teil des Ichs kann unbewußt sein, ist sicher unbewußt'; indes fährt Freud gleich danach fort: ‚Wenn wir uns so vor der Nötigung sehen, ein drittes, nicht verdrängtes Unbewußtes aufzustellen, so müssen wir zugestehen, daß der Charakter des Unbewußtseins für uns an Bedeutung verliert' (Das Ich und das Es, 1923, 17). An Bedeutung deshalb, weil dies dritte Unbewußte (Freud gibt als seine Erscheinungen überraschenderweise sogar die bedeutende geistige Produktion an) dem Schema der Verdrängung sich nicht fügt. Es ist damit aber jenes Vorbewußte gestreift, das überhaupt nicht in Freuds Konzept paßt, das Vorbewußte in der anderen Bedeutung, nach der anderen Seite, in dem kein Verdrängtes, sondern ein Heraufkommendes zu klären ist. Der Nachttraum mag sich aufs Nicht-Mehr-Bewußte beziehen, er regrediert darauf hin. Aber der Tagtraum ist auf ein mindestens dem Träumer Neues, wohl gar auf ein an sich selber, in seinem objektiven Inhalt Neues aufgetragen. Im Tagtraum eröffnet sich so die wichtige Bestimmung eines *Noch-Nicht-Bewußten,* als die Klasse, wozu er gehört. Eine letzte psychologische Bestimmtheit des Tagtraums geht damit auf, es gilt, sie zu erläutern. Sie ist bis jetzt gänzlich außer Begriff geblieben, es gibt noch keine Psychologie des Unbewußten der anderen Seite, der Dämmerung nach vorwärts. Dies Unbewußte blieb unnotiert, obwohl es den eigentlichen Raum der Bereitschaft zum Neuen und der Produktion des Neuen darstellt. Das Noch-Nicht-Bewußte ist zwar ebenso Vorbewußtes wie das Unbewußte der Verdrängtheit und Vergessenheit, es ist sogar in seiner Art ein ebenso schwieriges und Widerstand leistendes Unbewußtes wie das der Verdrängtheit. Aber ihm ist keinesfalls das heutige, manifeste Bewußtsein übergeordnet, sondern ein künftiges, erst heraufkommendes. Das Noch-Nicht-Bewußte ist so einzig das Vorbewußte des Kommenden, der psychische Geburtsort des Neuen. Und es hält sich vor allem deshalb vorbewußt, weil eben in ihm selber ein noch nicht ganz manifest gewordener, ein aus der Zukunft erst heraufdämmernder Bewußtseinsinhalt vorliegt. Gegebenenfalls sogar ein erst objektiv in der Welt entstehender; so in allen produktiven Zuständen, die mit nie Dagewesenem in Geburt stehen. Dazu ist der Traum nach vorwärts disponiert, damit ist Noch-Nicht-Bewußtes als Bewußtseinsweise eines Anrückenden geladen; das Subjekt wittert hier keinen Kellergeruch, sondern Morgenluft." (Bloch 1985, 130 ff.)

Parfum und nicht Verwesung ist der Geruch des Noch-Nicht-Bewußten, des unbewussten der anderen Seite. Damit berührt Bloch eine teleologische Kategorie, die primär im Zeitigungsmodus der Zukunft angesiedelt und für die Psychotherapie von allergrößter Bedeutung ist. (vgl. Rieken et al. 2011, 60–64; Rieken u. Gelo 2015, 68 f.) Vielen Patienten ist im Laufe ihrer Lebens- und Krankengeschichte nicht nur das Träumen, Sehnen, Wünschen und Hoffen vergangen, sondern meistens und oft wird darauf vergessen, dass Leben in jedem Augenblick auch positive Sorge und Übernahme der Zukunft heißt. Zu früh musste das traumatisierte oder anderweitig erschütterte Bewusstsein seine Funktionen auf nacktes Überleben umstellen und sich irgendwie zurechtfinden und die träumende Kraft der phantasierenden Welterschließung zu Gunsten des Irgendwie-Durchkommens opfern. Die meisten Leben existieren dann in der zweit- oder drittbesten Variante ihrer Möglichkeit. Weil die psychischen Funktionen zu früh auf Funktionieren und Überleben umgestellt werden mussten, wurde das Tagträumen vergessen, die Sehnsüchte abgetötet und das Wünschen und das utopische Denken verlernt. Der kleine Junge, der einen ausgeprägten Scannerblick und die Fähigkeit zur Affekteinschätzung anderer Menschen entwickelte, vergaß immer dann, wenn der alkoholkranke Vater hereinkam, schlagartig sein Spiel, weil er diagnostizieren musste, wie denn des Vaters Stimmung ist, um die Möglichkeit von Schlägen einzuschätzen. Das kleine Mädchen, das den hysterischen Attacken und Suizidinszenierungen ihrer psychisch kranken Mutter ausgesetzt war, hatte irgendwann keine Tagträume mehr, sondern Alpträume. Die psychischen Funktionen des traumatisierten und verletzten Selbst sind zu sehr mit Überleben und Wundversorgung beschäftigt, als das noch Kraft und Energie für die positive Sorge um die Zukunft bliebe. Das Tagträumen, Sehnen, Wünschen und Hoffen wurde verlernt und vergessen. *Hoffnungsvergessenheit* ist eine Diagnose, die im psychiatrischen Umfeld sehr oft gestellt werden muss. Umso mehr ist es gerade in den psychotherapeutischen Bemühungen notwendig, das Hoffen wieder zu erlernen. Denn: „Es kommt darauf an, das Hoffen zu lernen. Seine Arbeit entsagt nicht, sie ist ins Gelingen verliebt statt ins Scheitern.“ (Bloch 2000, 36) Dabei geht es nicht um ein naives Hoffen, nicht um eine leere Gefühlsaufwallung und ein emotionales Getöse. Es geht um die docta spes, das Prinzip Hoffnung, die kundige, die begriffene Hoffnung (Bloch 1985, 5), eine Hoffnung die weiß, wieder weiß und erlernt, dass das Hoffen ein Gehofftes hat und dass das Gehoffte im Akt des Hoffens seine Geburtsstätte hat. Das Hoffen ist kein leerer Bewusstseinszustand, das Hoffen ist eine Grundbestimmung der objektiven Welt, eine Bestimmung innerhalb der Materie (Bloch 1985, 238 f. u. 1623), wie Bloch meint. „Erwartung, Hoffnung, Intention auf noch ungewordene Möglichkeiten: das ist nicht nur ein Grundzug des menschlichen Bewusstseins, sondern, konkret berichtigt und erfasst, eine Grundbestimmung innerhalb der objektiven Wirklichkeit insgesamt.“ (Bloch 2000, 42)

Die traumatisierte Seele muss also wieder erlernen oder den Glauben finden, auch wenn die Startbedingungen miserabel waren, dass es die objektive Welt, die „Tendenz-Materie“, das Sein oder was immer man hier für einen Namen einsetzen möchte, gut mit einem meint und dass Sehnen, Wünschen, Hoffen und Phantasieren, sich eine bessere Welt und ein Leben vorstellen nicht nur Existenznotwendigkeiten sind, sondern dass die ersten schüchternen Formen, mit denen Neues, Besseres sich anmeldet, eben die Gestalten des utopischen Denkens sind. Es muss erkannt und wieder erlernt werden, was Goethe wunderbar zur Sprache brachte:

„Unsere Wünsche sind Vorgefühle der Fähigkeiten, die in uns liegen, Vorboten desjenigen, was wir zu leisten imstande sein werden. Was wir können und möchten, stellt sich unserer Einbildungskraft außer uns und in der Zukunft dar; wir fühlen eine Sehnsucht nach dem, was wir schon im Stillen besitzen. So verwandelt ein leidenschaftliches Vorausgreifen das wahrhaft Mögliche in ein erträumtes Wirkliches.“ (Goethe in: Dichtung und Wahrheit, Buch IX, bzw. in: Bloch 2000, 42)

Um zu dieser Glaubensüberzeugung zu stehen und für das utopische Denken schlechthin braucht es Mut, sehr viel Mut. Wo dieser Mut fehlt, wo er aus verständlichen Gründen fehlen mag, besteht eine sehr hohe Anfälligkeit für die Schwermut. Man kann nicht ein ganzes Leben lang im Publikum der eigenen Existenz sitzen und nur seine zweit- oder drittbeste Lebensform und Existenzmöglichkeit leben, ohne dass das irgendwann auf das Gemüt drückt. Schwermut (vgl. Clair 2006), die Trägheit des Herzens, die Schwarz-Galligkeit, die Mutlosigkeit, die nicht vermag, sich ein Herz zu fassen, die schon im Ansatz alles schwarz sieht, erkennt nicht das Licht, das im Hoffen, Sehnen, Wünschen und Träumen leuchtet und flüstert: Ein anderes, besseres, schöneres Leben ist möglich, real möglich. Psychotherapie, welche auf die Dimension des Utopischen verzichtet, beraubt sich selbst und reinszeniert in ihrer Theorie, in welcher der Utopismus meistens kaum eine Rolle spielt, die positivistische Amputation und Wirklichkeitskastration, die nach dem Zusammenbruch des Idealismus den wissenschaftlichen Geist in einen Dämmerzustand versetzte. Im Dienste am Patienten muss an das Utopische erinnert werden.

Neben der Dimension des Verlernens und Wiedererlernens des Utopischen gibt es aber auch die Gefahr des Übersehens und Geringschätzens dessen, was ist. Der Utopismus vermag das Gegebene zu transzendieren und Neues zu antizipieren. Das soll dort geschehen, wo das Gegebene lahmt und fault. Problematisch wird es, wenn aus dem Geist der ungerechtfertigten Unzufriedenheit heraus das Gegebene nicht in seiner Würde erkannt und anerkannt wird. Dort wird der Utopismus zur Vergiftung der Gegenwart. Man lebt in vollem Reichtum, hat alles, was für das Glück notwendig wäre, und weiß all das, was gut ist, nicht zu würdigen und zu schätzen. Der Verlust der Dankbarkeit für das Gute angesichts des hypertrophen und hyperreflexiven

Blicks für das Negative tritt ein. Die Negativphänomene, und das scheint der im Ontologischen festzumachende Grund für die Hysterie um die Negation zu sein, melden sich ja mit viel stärkerer Aufmerksamkeit in das Bewusstsein als die Positivphänomene, was am Beispiel der Verborgenheit der Gesundheit ja sehr deutlich zu zeigen ist (Gadamer 1993). Solange der Leib tadellos funktioniert und gesund ist, hält er sich im Modus der Abwesenheit, erst bei Krankheit meldet er sich und schreit um Aufmerksamkeit. Ähnlich ist es mit allem anderen, was immer und jederzeit verfügbar, versöhnt und gut ist. Es hält sich im Modus der Unscheinbarkeit. Ein sehr häufig zu diagnostizierendes Symptom psychischer Störungen ist die Hyperreflexivität und hypertroph gesteigerte Fokussierung auf die negativen Dinge des Lebens. Im Falle der Depression ist dieser Negativismus eben ein Depressionszeichen, aber oft ist diese Tendenz zum Negativen auch jenseits einer manifest gewordenen Depression zu beobachten. Dort ist sie dann Ausdruck davon, dass der oder die Betreffende der ontologischen Mächtigkeit der Negationsphänomene auf den Leim gegangen ist. Dort geht es dann nicht so sehr um die Erinnerung an das Utopische, das Utopische lebt ja primär von der Negation, der Negation des Gegebenen, sondern um die Versöhnung mit dem, was ist. Um die Einsicht: Es ist eigentlich schon alles da, ich muss es nur sehen lernen. Das Sehen und Wieder-Sehen-Lernen kann auch eine erneute Reise in die Kindheit implizieren, eine eutopische Reise, die all jene Orte aufsucht, die schön, gut und versöhnlich waren. Nach dem Motto von Ben Furman „es ist nie zu spät eine glückliche Kindheit zu haben" oder einer Erkenntnis von Christine Lavant:

> „Wenn ich mich bloß recht zusammennehme und mit aller notwendigen Aufmerksamkeit zurückdenke, so finde ich schon den schimmernden Schein, der jede wahre Kindheit ausmacht (...). Lange lebte ich in dem Irrtum, keine Kindheit gehabt zu haben, weil ich bloß dem nachging, was hart und bitter darin war. Eine böse Lust ist dies, alle gehabten Schmerzen so lange auszudehnen, bis sie sich wie ein Kleid aus Tränen und Vergrämtheit um einen legen, in welchem man dann mit eigentümlichen Stolz einhergeht, als gäbe es nichts Kostbareres und Edleres als dies. Aber man gerät damit früher oder später unfehlbar zu denen, die von jeglicher Freude verworfen werden." (Lavant 1996, 56 f.)

Im Übrigen gibt es verschiedenste Motive, das Gute der Vergangenheit nicht zu sehen. Im traurigsten Fall war diesbezüglich wenig vorhanden, dann muss das Wenige umso mehr gewürdigt, eingerahmt und im inneren Museum der Kostbarkeiten an einem ganz besonderen Platz aufgestellt werden. Wenn es wenig Funkelndes und Schimmerndes gab, was leider vorkommt, braucht man dazu unter Umständen die Zeitlupe, das Mikroskop und Vergrößerungsglas der Psychotherapie. Ein anderes Motiv, die gute Gewesenheit nicht zu sehen, kann auch darin bestehen, dass man eine Entschuldigung für seine selbstverschuldete Gegenwart sucht. Durch den Verweis, dass die Herkunft, die eigentlich so schlecht nicht gewesen wäre, miserabel war, lässt sich so manches entschuldigen. Man stiehlt sich über diese Abwehr aus der Verantwortung und macht andere für die eigene Misere verantwortlich. Ein sehr häufiger Rückschaufehler ergibt sich auch daraus, dass Verluste leichter zu verkraften sind, wenn in der Rückschau nur das Negative z.B. des einst geliebten und verlorenen Objekts im Gedächtnis behalten wird. Bei Trennungen jeglicher Art eine sehr häufig zu beobachtende Erinnerungsabwehr. (vgl. Lukas 2004) Abgewehrt wird all das Schöne und Gute des Anderen, all das, was man einst liebte, abgewehrt aus Selbstschutz. Es würde zu weh tun, sich einzugestehen, dass man einen kostbaren Schatz verloren hat. Psychotherapie ist, wenn es um das Wieder-Sehen der Leichtigkeit und Schönheit des Seins geht, über weite Strecken eigentlich eine Art Kardiologie – Herzerweichung.

> „Wem aber das Herz verhärtet ist in der Ödnis unwahrer Maße, dem schenkt sich die Ordnung nicht mehr. Ihn bedroht sie mit den Bildern von Dürre und Flut." (Lavant 1995, 28)

Das beste Mittel zur Herzerweichung ist bekanntlich die Liebe. Das ist auch eine alte Erfahrung innerhalb der Psychotherapie. Wenn sich ein Patient verliebt, dann versöhnt ihn das mit seinem ganzen Leben und die Therapie macht unheimliche Fortschritte. Zumindest, solange die Liebe hält.

5. Medizinische Utopien und Dystopien

Medizinische Utopien sind so alt wie die Menschheit. Bereits im Alexanderroman wird von einem Brunnen berichtet, der ewige Jugend und Gesundheit verspricht. Von Lukas Cranach dem Älteren gibt es zum Topos des Jungbrunnen ein wunderbares Gemälde, in dessen Mitte ein großes Badebecken zu sehen ist, an das Alte, Schwache und Kranke mit einem Karren herangeführt werden (vgl. Cranach 1546, Der Jungbrunnen). Im Wasser verjüngen und verlebendigen sich die Gebrechlichen und steigen frisch gestrafft und vergnügt aus dem Becken. Eine Vorform der Anti-Aging Medizin, wenn man so will. Auf Thomas Morus' Insel „Utopia" leistet die Medizin ebenfalls nahezu Utopisches. Zumindest bekommt man diesen Eindruck, wenn man die Beschreibung des Behandlungsgeistes in den Spitälern der Insel mit unserem modernen Klinikalltag vergleicht. Raphael Hythlodeus – der Erzähler bei Morus – berichtet: „Die meiste Rücksicht wird aber (…) auf die Kranken genommen, die in öffentlichen Spitälern gepflegt werden. Es gibt nämlich vier Spitäler im Stadtbezirk, etwas außerhalb der Mauern gelegen, so geräumig, dass sie für sich ebensoviel kleinen Städten gleichen; es soll dadurch ermöglicht werden, auch die größte Zahl Kranker ohne Enge und deshalb bequem zu lagern (…). Diese Krankenhäuser sind so vorzüglich eingerichtet und mit allen Heilmitteln so gut versehen, die Pflege wird darin so zart und gewissenhaft ausgeübt, die erfahrensten Ärzte betätigen sich mit solchem Fleiße, dass es kaum jemand in der ganzen Stadt gibt, der es im Falle der Erkrankung nicht vorzöge, dort statt zu Hause zu liegen, obgleich niemand gegen seinen Willen hineingeschickt wird." (Morus 1516, 74) In Francis Bacons New Atlantis, das ja auf Platons Bericht über die untergegangene und hoch entwickelte Zivilisation Atlantis (Platon 22a-25d) anspielt, das durch den Tod Bacons leider nicht über das Entwurfsstadium hinaus gekommen ist, werden die Wissenschaftler der Insel alle zwölf Jahre in die ganze Welt entsandt, um die Sprachen und Forschungsmethoden der internationalen Kollegenschaft kennen zu lernen. Im Haus Salomon, einer Art Akademie der Wissenschaften, wird das Wissen gesammelt und für die Gemeinschaft nutzbar gemacht. Neben vielen technischen Errungenschaften ist auch die Medizin weit fortgeschritten. Es gibt dort u. a. „Hörgeräte" und eine Art „Paradieswasser", „das infolge seiner besonderen Zubereitung der Gesundheit außerordentlich zuträglich" ist und „lebensverlängernd" wirkt. (Bacon 1624, 45) Neben diesen älteren Utopien, welche die Medizin mit im utopischen Blick haben, gibt es natürlich auch modernere Varianten vom Topos der Gesundheit. Martin Tauss zeigt in einem sehr spannenden Beitrag mit dem Titel „Medizin und Menschenbild zwischen Biologie und Transzendenz, Aldous Huxleys utopisches Vermächtnis aus heutiger Sicht", wie Huxleys Ideen vermittelt durch seinen zweiten utopischen Roman „Eiland" (1962), der entgegen der Dystopie „Brave New World" (1932) eine eutopische Gesellschaft zeigt, mit aktuellen wissenschaftlichen Entwicklungen und Debatten in Korrespondenz stehen. Vieles was Huxley 1962 angedacht hat ist heute Realität. Folgende Verbindungen arbeitet Tauss heraus: Der Einsatz und die Bedeutung von Psychopharmaka zur Veränderung der Persönlichkeit, Spekulationen über eine gentechnologisch veränderte Gesellschaft, die Begegnung zwischen dem Buddhismus und der Wissenschaft, die Entdeckung des Prinzips Achtsamkeit für die Therapie, die Erforschung von Religiosität auf neurobiologischer Basis, sowie die Evidenz-orientierte Neubewertung der Substanz-unterstützten Psychotherapie (vgl. Tauss 2011, 149–180).

Neben medizinischen Eutopien gibt es natürlich auch medizinische Dystopien. Eine Dystopie wäre eine Gesellschaft, in der es keine Krankheit und kein Leid mehr gäbe. Sind doch Leid, Schmerz, Trauer immer wieder Anlass gewesen, diese Erfahrungen in kreativen Akten zu sublimieren und Kultur zu erzeugen. Hölderlin bemerkt im Empedokles dazu: „Dir hat der Schmerz den Geist entzündet." (Hölderlin 1798/1800, 565) Das Feuer des entzündeten Geistes nennt man allgemein Kultur. Jetzt ist Kultur natürlich nicht immer und auf keinen Fall nur Sublimierung von Schmerz und Leid, aber dennoch spielt Kunst und Kreativität in der Bewältigung von Leiderfahrungen eine große Rolle. (vgl. Holm-Hadulla 2008) Helmut Albrecht zeigt dies in einem ebenfalls sehr spannenden Beitrag am Beispiel von Frida Kahlo. (Albrecht 2011, 103–119) Eine Gesellschaft, in der es keine Krankheit und kein Leid mehr gäbe, wäre eine Gesellschaft, in der die Kultur verflachen würde.

Eine andere, medizinisch architektonische Dystopie, die leider irgendwie real wurde, hat Musil im „Mann ohne Eigenschaften", vermutlich in Anspielung auf Adolf Loos' „Ornament und Verbrechen" in ironischer Weise beschrieben: „Der moderne Mensch wird in der Klinik geboren und stirbt in der Klinik: also soll er auch wie in einer Klinik wohnen!" (Musil 1930, 19 f.)

Dass die vergangene und gegenwärtige Medizin nicht nur zu literarischen Eutopien verführte, zum Hoffen auf die Leistungskraft der Medizin, sondern immer auch Gegenstand dystopischen Warnens war und zurecht vor dem entfesselten medizinischen Willen zur Machbarkeit warnte, zeigen drei in der skeptischen Medizinliteratur wiederkehrende Motive dystopischen Misstrauens. Erstens, die Sorge, dass es durch das Paradigma der Genetik „zu einer Wiederbelebung eugenischer Ideen" kommt, zweitens, dass eine unverantwortliche Forschung keinen Halt vor „moralwidrigen medizinischen Experimenten" haben könnte, und drittens, dass die „zunehmende Kommerzialisierung der medizinischen Forschung", die primär durch die Aussicht auf erhoffte Gewinne motiviert ist, derart dominant wird, dass ethische Normen und Standards über Bord geworfen werden könnten. (vgl. Gordijn 2004, 42 f.)

Eine weitere Angst in Bezug auf die medizinische Machbarkeit betrifft die Neueroberung paramedizinischer Felder. Immer mehr entdeckt die Medizin die Wünsche und Sehnsüchte der Menschen, mit denen sich viel Geld verdienen lässt. Möglichst lange schön, potent und geistig fit sein. Viagra, Hirndoping durch Neuro-Enhancement, Botox, Waschbrettbauch- und Silikonbusenimplantate versprechen Straffheit, Jugend, Dynamik, mentale Optimierung und Attraktivität. Unter dem Stichwort Enhancement wird von Ethikern beklagt, dass die Medizin von ihrem kurativen und palliativen Kerngeschäft abrückt und als Wunsch erfüllende Medizin den großen Markt der Gesunden zu erobern versucht, die sich von der Heilkunst eine Vitaloptimierung erhoffen und versprochen bekommen. In kritisch zynischer Vernunft, und nicht affirmativ, wie von manchen Kritikern missverstanden, hat Peter Sloterdijk vor einigen Jahren in seinem Essay „Regeln für den Menschenpark", angesichts der Bio-Macht die Frage gestellt, wie wir uns eigentlich in Zukunft weiterzüchten sollen (Sloterdijk 1999). Daran anschließend könnte man in Anbetracht der Enhancement-Technologien die Frage stellen, was wollen und sollen wir alles chemisch und oder operativ optimieren lassen? Was soll demokratisch und sozialversicherungstechnisch allen offen stehen und was muss aus der Privatkasse gezahlt werden? Waschbrettbauch und Silikonbusen für alle oder nur für die, die es sich leisten können?

Wie Martin Tauss im oben erwähnten Beitrag zeigt (Tauss 2011, 149–180), wurde angesichts des Fortschritts in den Neurowissenschaften zu Beginn der 1990er Jahre vom amerikanischen Kongress die „*Decade of the Brain*" ausgerufen und ein Jahrzehnt nach den USA auch in Deutschland eine „Dekade des Gehirns" verkündet. Im Bereich der Psychiatrie lässt sich seit Jahren die Tendenz ausmachen, psychiatrische Erkrankungen als Gehirnerkrankungen zu interpretieren. Dabei wird meistens vergessen, dass das neuronale Abbild oder Korrelat von psychischen Störungen, die Gravur im Hirnorgan, nicht im Sinne einer Kausalität verstanden werden kann. Verwechselt wird die psychophysische Korrelation, die body-mind-circulation, mit einer psychophysischen Kausalität. (vgl. Fuchs 2009) Für den Bereich der Suchterkrankungen ergeben sich aus dieser Verwechselung neue Therapiehoffnungen. Die Tiefe Hirnstimulation (THS) oder deep brain stimulation, die bei Parkinson und einer Reihe anderer neurologischer Erkrankungen bereits sehr gut und gängig eingesetzt wird, verspricht zusehends auch im Felde der Psychiatrie Heilung zu leisten. Angeblich erfolgreiche Behandlungen an kleineren Patientengruppen mit Depression, Tourette-Syndrom und Zwangsstörungen (vgl. Bauer et al. 2008; Flaßpöhler 2012) motivieren, die THS, die mittels fix implantierter Hirnsonde vorgenommen wird, nun auch an Patienten mit Suchterkrankungen vorzunehmen. An der Universität Magdeburg, Universitätsklinik für Psychiatrie, Psychotherapie und Psychosomatische Medizin, wurden im Zeitraum von September 2007 bis 2009 fünf Patienten mit der Diagnose Alkoholabhängigkeit auf der rechtlichen „Grundlage eines individuellen Heilversuches" mittels THS behandelt (vgl. Müller 2009). Stimuliert wurde dabei der Nucleus Accumbens, der im Zusammenhang mit Abhängigkeitserkrankungen schon seit längerem im Fokus steht. Die Schlussfolgerungen aus der auf dem zweiten Deutschen Suchtkongress in Köln präsentierten Studie lauteten: „Wir berichten über die erfolgreiche Behandlung der weltweit ersten fünf Patienten mit bisher therapieresistenter Alkoholabhängigkeit. Da die Behandlungen im Rahmen individueller Heilversuche durchgeführt wurden, gibt es einige methodische Einschränkungen, so dass die positiven Ergebnisse kritisch betrachtet werden sollten. Sie rechtfertigen jedoch die Durchführung einer klinischen Studie mit erhöhter Fallzahl." (Müller 2009). Jedem Süchtigen und psychisch Kranken in Zukunft seine Hirnsonde? Eutopie oder Dystopie?

Wie es sich mit einem Hirnschrittmacher lebt, welche positiven und negativen Aspekte die THS mit sich bringt, das hat auf sehr berührende Weise Helmut Dubiel beschrieben. Dubiel ist Professor für Soziologie und hat seit 14 Jahren Parkinson. In seinem Buch „Tief im Hirn. Mein Leben mit Parkinson", beschreibt er traurig, stolz und klug den Kampf mit seiner Krankheit und die Erfahrungen mit dem Hirnschrittmacher. Dubiel, der die Stimulationsstärke seiner Hirnsonde selbst ändern kann, berichtet unter anderem davon, wie er durch Knopfdruck zwischen „besser gehen" oder „besser sprechen" wählen kann und dass er dadurch auch die Depression, in der er sich befand, mit ein- und ausschaltete. „So faszinierend wie erschreckend war vor allem, dass die Depression von mir abfiel, so als sei ein eisernes Band um meine Seele gesprungen. Faszinierend war die Leichtigkeit dieses Vorgangs. Ein Knopfdruck, bestätigt durch ein kaum hörbares digitales Piepsen, unterstützt von einer winzigen Leuchtdiode, öffnete schlagartig den mir verhangenen Himmel. Freunde, die ich anrief, meinten, ich wäre frisch verliebt, so fröhlich muss ich geklungen haben." (Dubiel 2008) Sehr persönlich, aber auch mit Distanz und philosophischen Reflexionen erzählt er, wie es ist, mit einem Körper zu leben, der die Verfügbarkeit verweigert. Es ist ein Bericht über Ängste und Depressionen, aber auch eine kleine Geschichte des Glücks, wie sich das Leben ändert, wenn nichts mehr selbstverständlich ist. „Ich habe mich in den letzten Monaten – mit einigem Erfolg – darum bemüht, die positiven Bestände meines Lebens zu sichern, statt zu beklagen, was ich nicht mehr habe oder kann. So habe ich begonnen, mich mit dem Schrittmacher auszusöhnen. Er gibt mir Beweglichkeit und Energie. Ich kann ihn jetzt akzeptieren, weil ich mir häufiger die Freiheit nehme, ihn abzustellen. Dann kann ich (wenn auch nur für zwei Stunden) denken und reden und die Gedanken beim Reden verfertigen, ganz wie früher, so als sei nichts geschehen." (Dubiel 2008, 156)

6. Psychotherapie als Entkolonialisierung und utopische Neubesetzung

Psychotherapie kann im schlimmsten aller möglichen Fälle zu einer institutionalisierten Neurosenzüchterei werden, dies dann, wenn all die gehabten Schmerzen und Leiderfahrungen kultiviert und nie losgelassen werden. Wenn Psychotherapie zu einer Gedenkstätte des Grauens und Schreckens wird, die von Patient und Therapeut immer wieder aufgesucht wird, droht die Gefahr, die guten Orte des Lebens nicht mehr zu sehen. Es ist natürlich wichtig, in einer Phase der Therapie, die auch sehr lange dauern kann, genau diese Orte aufzusuchen, allerdings geht es im Letzten um die Verabschiedung dieser Orte. Um sich von etwas zu verabschieden, muss man etwas aufsuchen, man muss an den Ort gehen, von dem man sich verabschieden möchte. Irgendwann muss man diesen Ort aber auch wieder verlassen, sonst kommt es zu keinem Abschied und Abschluss. Der Ort der Psychotherapie ist ein sehr heterogener Ort. Er besteht, wie Viktor E. Frankl einmal meinte, aus zwei Unbekannten, dem Patienten und dem Therapeuten. Welche Orte im Laufe der Therapie aufgesucht, gestreift, verabschiedet, neu entdeckt werden, das hängt von den zwei Unbekannten ab, die sich eine Zeit lang immer wieder sehen und wo der eine den anderen begleitet und mit ihm auf Reisen geht. Psychotherapie findet meistens in einem realen Raum mit Tür, Sessel,

Fenster und Couch statt, in der einer Sache, die sonst kaum oder vielleicht noch nie beachtet wurde, Raum gegeben wird. Psychotherapie ist ein ganz besonderer Ort. Als Ort ist die Psychotherapie ein Heterotopos. Was ist eine Heterotopie? Michel Foucault hat diesen Begriff 1966 als Gast in der Radiosendung „Culture française" geprägt (vgl. Foucault 1966). Eine Heterotopie ist keine Utopie, denn Foucault möchte den Begriff der Utopie für Orte reservieren, die „tatsächlich keinen Ort" im realen Raum haben (ebd. 11). Eine Heterotopie ist ein „Gegenraum", der sich allen anderen Räumen und Orten widersetzt. Kinder kennen und entdecken solche Gegenräume mir großer Treffsicherheit. Foucault erwähnt das „Indianerzelt auf dem Dachboden", das „Ehebett der Eltern am Donnerstagnachmittag", auf dem man „das Meer" entdeckt, „weil man zwischen den Decken schwimmen kann", aber auch den „Himmel", „weil man auf den Federn springen kann", man findet im Bett den „Wald", „weil man sich darin versteckt", und das Bett ist auch die „Nacht", „weil man unter den Laken zum Geist wird" (ebd. 10). Die Erwachsenenwelt kennt ebenfalls Heterotopien, Orte und Räume, die alle „anderen Räume in Frage" stellen, „was zweifellos" (…) „das eigentliche Wesen der Heterotopien" darstellt (ebd. 19). Genannt werden: Gärten, Friedhöfe, Irrenanstalten, Bordelle, Gefängnisse, Kino, Theater, Museen, Bibliotheken, …, das Schiff, die „Heterotopie *par excellence*" (ebd. 21), und die Kolonie. In einer Reihe von Schriften, „Wahnsinn und Gesellschaft" (1973), „Überwachen und Strafen" (1976), „Die Geburt der Klinik" (1976) hat sich Foucault ja dann bekanntlich mit einer ganzen Reihe von „Krisen- und Abweichungsheterotopien" (ebd. 12) beschäftigt und durch diesen Blick auf Ab-Orte oder Un-Orte unserer Kultur einen neuen Diskurstyp geschaffen.

Psychotherapie stellt im foucaultschen Sinn sicher auch eine Heterotopie dar, auch wenn sie bei Foucault keine Erwähnung findet. Psychotherapie ist ein Ort, in dem Dinge zur Sprache kommen, die sonst keinen Ort und kein Wort haben, ein Ort mit einer ganz anderen Zeitlichkeit und Räumlichkeit als der Alltag. Es geht in der Therapie oft um das Verweilen, den langsamen und entschleunigten Blick auf Vergangenes, Gegenwärtiges und Zukünftiges. Im besten Fall beherrschen Patient und Therapeut die Kunst des Verweilens. Wenn diese Momente gegeben sind, dann kann etwas Heilsames entstehen. Die psychotherapeutische Praxis ist auch ein Zug oder ein Zeitlupenraumschiff, das verschiedenste Orte besucht. Reale und imaginäre Orte. Werden die guten und schönen Orte des Lebens aufgesucht, dann wird Psychotherapie zur „Topophilie". Ein Begriff, den wir von Gaston Bachelard entlehnen, der in seiner „Poetik des Raumes" davon spricht, dass das „Forschungsfeld" seines Buches „die Bilder des glücklichen Raumes" sind. Räume, die „gegen feindliche Kräfte" zu „verteidigen" sind und die allesamt „geliebte Räume" und „gepriesene Räume" sind. (Bachelard 1987, 25) In der Psychotherapie, zumindest in den ressourcenorientierten Therapieverfahren, geht es immer um das Aufsuchen guter und „sicherer Orte" und damit um eine „Topophilie" im bachelardschen Sinn. (vgl. Reddemann 2006)

Auf der psychotherapeutischen Fahrt und Reise durch den Raum wird man aber auch an schrecklichen Orten, Plätzen und Gegenden vorbeikommen. Die schlimmsten Orte und Räume sind die zerstörten, geraubten und besetzten Räume, wenn man so möchte der Raum der „Kolonie" (vgl. Foucault 1966, 20). Psychotherapie ist immer auch ein Stück weit Entkolonialisierung, Aus- und Aufräumung der besetzten und belagerten Bedeutungsräume. Ist das einmal vollzogen, kann sie zur utopischen Neubesetzung anregen. Der Ort der Psychotherapie hat manchmal mit Verstehen, hin und wieder mit Erklären zu tun, aber über weite Strecken ist Psychotherapie einfach nur Erörterung. „‚Erörtern', das meint nicht so sehr: *etwas* erörtern, als: uns an den Ort des ‚Wesens' von etwas bringen – ‚Versammlung in das Ereignis'." (Pöggeler 1963) Was sich ereignet, bringt einen im besten Fall vor seine ureigensten Möglichkeiten, wie Heidegger nicht müde wurde zu sagen. Das Ureigenste zu erschließen, leistet von jeher die Achtsamkeit der dichterischen Einbildungskraft und das denkende Dichten der Utopie. Damit ist ein Topos der Psychotherapie, des Seins und Daseins genannt. „Aber das denkende Dichten ist in der Wahrheit die Topologie des Seyns." (Heidegger 1954, 23).

Was Psychotherapie war, ist oder werden kann, das wird von jeder Therapeutengeneration neu bestimmt. Gegenwärtig treibt sich in Europa das Gespenst der manualisierten Psychotherapie herum, die Idee, ein standardisiertes Vorgehen, das mit allen Patienten gleich verfährt, zeitige einen besseren Behandlungserfolg als individualisiertes Vorgehen. Psychotherapie mit Geländer. Wie kommt es zu dieser Idee? Weil geglaubt wird, man kann nur dann Therapieverfahren, Schulen und die Wirkung von verschiedenen Interventionen miteinander vergleichen, wenn standardisiert behandelt wird. Es soll verglichen werden, wie diese oder jene Methode wirkt, und vor allem, welche besser wirkt. Nach einem alten Wort und Begriff der Methode, auch darauf verweist Heidegger, heißt Methode so viel wie der „Weg hinüber zu", der Weg, „der zu einer Sache, zu einem Sachgebiet hinführt" (Heidegger 1994, 132), und meint damit, dass der Weg zu einer Sache, zu einem Phänomen von der Sache selbst, vom Phänomen selbst vorgegeben wird. Im Falle der Psychotherapie ist das Vorgegebene das, was zur Sprache kommen möchte und zur Sprache gebracht werden will. Was da zum Vorschein, zur Sprache und zur Welt kommen möchte, das wissen am Beginn der therapeutischen Wanderschaft weder der Patient noch der Therapeut genau. Es gibt maximal Ahnungen. Dass ein wahrhaftiges Gespräch etwas Heilsames und Klärendes hat, diese Erfahrung ist bekannt. Hin und wieder hat man den Eindruck, dass die gegenwärtige Psychotherapieforschung die einzige Institution ist, die diese Wahrheit und Erfahrung nicht mehr kennt. Die aktuelle Psychotherapieforschung ist mit dem empirisch positivistischen Nachweis der Wirkung von Psychotherapie beschäftigt. Ein wahrhaftiges Gespräch hat immense Wirkungen und kein Mensch – Psychotherapieforscher ausgenommen – käme auf die Idee, diese Wirkung nur dann als Wirkung anzuerkennen, wenn mit naturwissenschaftlichen Methoden gezeigt wird, dass das, was ohnehin jeder weiß, auch „wirklich" wirkt, eben naturwissenschaftlich symbolisiert und in der Metapher der Zahl ausgedrückt ist.

Psychotherapie hat ihre guten und ihre problematischen Seiten. Zu ihrer problematischen Seite kann ein Zug gehören, den auch das utopische Denken aufweisen kann. Es wird durch die reflexive Erschließung von neuen Lebensbereichen in der Therapie im Reich der Imagination etwas gelebt, das im Realen nie wirklich wird. Gerade weil im Imaginären etwas verwirklicht ist, sich dadurch jemand ein Ventil verschafft und der Veränderungsdruck, der darin bestünde, in der Realität etwas zu ändern, entlastet wird, bleibt es im Realen unverwirklicht. Psychotherapie wird dann Ersatzhandlung, eine Probehandlung, die immer nur Probe bleibt und nie zur Uraufführung auf die Bühne des Lebens gelangt. Man kommt in die Therapie, um nichts ändern zu wollen und um eine Legitimation für sich und andere zu haben. Die Legitimation klingt dann so: Ich bemühe mich doch, ich will mein Leben ändern und gehe daher in Therapie. Die Änderung bleibt aber im Kopf stecken. Eine gelungene Therapie hingegen ist wie eine Lokomotive, die den Patienten ein Stück weit durch sein Leben bringt, die Veränderungsprozesse begleitet, an verschiedenen Orten, guten und bösen, vorbeikommt, und von einem immer wieder neu entworfenen Ziel angezogen ist. Das ist etwas, das die Psychotherapie mit der positiven Dimension der Utopie und des utopischen Denkens verbindet. Damit sind wir am Schluss dieses Abschnitts und enden mit einem Bild, das Horst Krüger im Gespräch mit Adorno und Bloch über die „Möglichkeiten der Utopie heute“ gebraucht hat: „Utopien sind wie Lokomotiven, die die Züge des Menschengeschlechts durch die Geschichte ziehen. Freilich kommen diese Züge nie an, weil der Fahrplan von jeder Generation neu entworfen werden will.“ (vgl. T. W. Adorno 1958-67)

VI. Musen und Sirenen. Orpheus als Psychotherapeut

1. Fragmente der Mythenbewertung

Wenn man die Sprachspiele der Alltagsrede befragt, welche Bedeutungen mit dem Wort Mythos verbunden werden, dann wird deutlich, dass es negative Konnotationen sind, die sich an diesen Begriff heften. So spricht man etwa vom Mythos des Fortschritts und meint damit, dass das Märchen nicht mehr geglaubt wird, dass es durch Wissenschaft, Technik und Aufklärung zu einer Verbesserung der Welt und einem gerechteren Leben komme. Oder wäre es etwa denkbar, dass in einem Streitgespräch ein Gesprächspartner zum anderen sagt: „Hör doch auf, das ist doch blanke Mythologie, was du da von dir gibst." Das Wort Mythos ist in der alltäglichen Rede verbunden mit dem Prädikat: unglaubwürdige Geschichte, Erzählung, eben nur Erzählung und nichts außerdem. Wenn man sich die Geschichte der Bewertung des Mythos ansieht, dann wird deutlich, dass Affirmation und Kritik am Mythos mit der Enge und Weite des jeweils herrschenden Wissens- und Erfahrungsmodells zusammenhängen. Der Status und die Rolle, den die sinnliche Wahrnehmung innerhalb des bewertenden epistemologischen Rahmens hat, ist meist ausschlaggebend, ob im Mythos Wahrheit oder bloßer Schein vermutet wird. Paradigmatisch für eine Engführung der Wirklichkeit und Abwertung des Mythos ist der Positivismus. August Comte, der den Begriff des Positivismus prägte und mit seinem berühmten Drei-Stadien-Gesetz vorgibt, die Entwicklung des Geistes im Laufe der Wissensgeschichte nachzuzeichnen, unterscheidet das „theologische oder fiktive Stadium", in welchem der Mythos angesiedelt ist, vom „metaphysischen oder abstrakten Stadium", welches schon einen Fortschritt in Richtung endgültige Erkenntnis anzeigt, aber immer noch eine Vorstufe zum eigentlichen „positiven oder wissenschaftlichen Stadium" darstellt (Comte 1844). Das positiv Gegebene, das, was sich an den Erscheinungen so festsetzen, feststellen und festlegen lässt, dass es eine räumliche und zeitliche Schematisierung, eine Bestimmung des so Gegebenen innerhalb der Kategorien des messenden und rechnenden Verstandes zulässt, hat den Anspruch auf Realität und Wirklichkeit. Der Rest der Erfahrung wird in das subjektiv Imaginäre und in das Mythische verwiesen. Mythos ist für den Positivismus Vorstufe, kindliche Vorform des begrifflich strengen und wissenschaftlichen Erkennens. Noch Sigmund Freud, der ja im ersten Anschein als Rehabilitateur des Mythos gelten könnte, der den zweiten großen Positivisten, John Stuard Mill, ins Deutsche übersetzte (vgl. Wucherer-Huldenfeld 1994), denkt in Bezug auf den Mythos in den vom Positivismus vorgegebenen Kategorien. In einem Brief an Fließ schreibt Freud: „Kannst du dir denken, was ‚endopsychische Mythen' sind? Die neueste Ausgeburt meiner Denkarbeit. Die unklare innere Wahrnehmung des eigenen psychischen Apparats regt zu Denkillusionen an, die natürlich nach außen projiziert werden und charakteristischerweise in die Zukunft und in ein Jenseits. Die Unsterblichkeit, Vergeltung, das ganze Jenseits sind solche Darstellungen unseres psychischen Inneren. Meschugge? Psychomythologie." (Freud 1887-1904, 311) Oder an anderer Stelle: „Ich glaube in der Tat, daß ein großes Stück der mythologischen Weltauffassung, die weit bis in die modernsten Religionen hinein reicht, nichts anderes ist als in die Außenwelt projizierte Psychologie." (Freud 1901, 287 f.) Damit wird der Rückgriff Freuds auf den Mythos (Ödipus, Narziss) von vornherein zum bloßen Bildungszirrat und dient lediglich zur psychologistischen Illustration. Mythologie wird zur Psychologie, eben zur „Psychomythologie" und hat außerhalb dieser kein Existenzrecht und vor allem keinen Anspruch auf eigene Wahrheit. Auf Karl Abraham (1909), Otto Rank (1922), C. G. Jung (1954), Herbert Marcuse (1979) und Horst-E. Richter (2005) und deren Auseinandersetzung mit dem Mythos im Lichte psychoanalytischen Denkens sei an dieser Stelle lediglich verwiesen.

Wenn man die Geschichte der antiken Aufklärung oder die Aufklärung im engeren Sinn, im 18. Jahrhundert betrachtet, dann ist ebenfalls klar, dass der Mythos schlecht weg kommt. Bereits Xenophanes meinte, dass die „Äthiopier behaupten, ihre Götter seien stumpfnasig und schwarz", und die „Thraker", dass die Götter „blauäugig und blond" seien (Xenophanes, DK 21 B16, 223), und „würden die Pferde die Götter (...) malen", so würden diese aussehen wie Pferde. (Xenophanes, DK 21 B 15, 223). Der Mythos wird bereits hier als Anthropomorphismus entlarvt, obwohl es ein langer Weg ist, bis sich solche Überlegungen zu historischen Grundüberzeugungen ausbilden und breitenwirksam werden. Die psychologischen Voraussetzungen hierfür dürften wohl in einer anhaltenden „Geborgenheitsunsicherheit" in Bezug auf das Metaphysische (Richter 2005, 23) bzw. die Erfahrung der „transzendentalen Obdachlosigkeit" (Lukács 1971, 32) sein. In den Götterdämmerungen des 18. und 19. Jahrhunderts drückt sich dieser Transzendenzverlust vollends aus. Kant und die deutsche Aufklärung, die französischen Enzyklopädisten

(Lamettrie, Diderot, Holbach) mit ihrem Zug ins Materialistische und die englischen Empiristen taten das ihre, um den Mythos in Misskredit zu bringen. Die großen Atheismen im 19. Jahrhundert (Feuerbach, Marx, Darwin) förderten ebenfalls eine breit angelegte Mythendestruktion. Eine erste große Rehabilitierung erfährt der Mythos in der Romantik.

Die Gebrüder Grimm sammeln Märchen und Mythen, Ludwig Tieck interessiert sich für die Wahrheit und Weisheit der Volkslieder. Es wurde beklagt, dass die Aufklärung mit ihrer Vernunftbetonung und ihrem Rationalismus zu einer Entzauberung der Welt geführt hat, die Luft dünn geworden ist und der schönste Spiegel, den wir für unser Selbstverständnis hatten, die mythischen Bilder, verblassten. Der Verlust des Mythos, so werden Horkheimer und Adorno zweihundert Jahre nach der historischen Romantik argumentieren, hat zu einer Sinneinbuße geführt. „Auf dem Weg zur neuzeitlichen Wissenschaft leisten die Menschen auf Sinn verzicht." (Horkheimer u. Adorno 1969, 11) Die Romantik im frühen 19. Jahrhundert kann generell als Gegenbewegung und Reaktion auf den metaphysischen Nihilismus gelesen werden. Der Ruf nach einer Remythologisierung wird laut. Friedrich Schlegel fordert in seiner berühmten „Rede über die Mythologie": „Wir haben keine Mythologie. Aber, setzte ich hinzu, wir sind nahe daran, eine zu erhalten, oder vielmehr es wird Zeit, dass wir ernsthaft dazu mitwirken sollen, eine hervorzubringen." (Schlegel 1800, 312) Im Geiste dieses Neuaufbruchs argumentieren der junge Hegel, Schelling und Hölderlin, dass es eine neue Mythologie, eine Mythologie der Vernunft brauche.

> „Monotheismus der Vernunft und des Herzens, Polytheismus der Einbildungskraft und der Kunst, dies ist's, was wir bedürfen! Zuerst werde ich hier von einer Idee sprechen, die, soviel ich weiß, noch in keines Menschen Sinn gekommen ist – wir müssen eine neue Mythologie haben, diese Mythologie aber muß im Dienste der Ideen stehen, sie muß eine Mythologie der Vernunft werden. Ehe wir die Ideen ästhetisch, d. h. mythologisch machen, haben sie für das Volk kein Interesse; und umgekehrt, ehe die Mythologie vernünftig ist, muß sich der Philosoph ihrer schämen. So müssen endlich Aufgeklärte und Unaufgeklärte sich die Hand reichen, die Mythologie muß philosophisch werden und das Volk vernünftig, und die Philosophie muß mythologisch werden, um die Philosophen sinnlich zu machen." (Hegel 1796/1797, 13 f.)

Das Bedürfnis nach dem Mythos, wird im 20. Jahrhundert argumentiert, ist Ausdruck der Ablehnung einer nur vom Zufall beherrschten Welt (vgl. Kolakowski 1973). Der Mythos ist eine Erzählung, die das ‚Leben in einen höchsten Wert einbettet', eine Narration, die eine ‚Orientierung an Werten ermöglicht, die nicht mit uns untergehen' und steht für Werte, die nicht ‚relativ auf die sozialen Codes und die geschriebenen Normen einer bestimmten Gesellschaft' bezogen sind (Frank 1982). Letzteres erscheint uns heute als Makel und Zeichen des Konservativen. Interessant ist in diesem Zusammenhang, dass die Mythenrezeption mit wenigen Ausnahmen (z.B. die Frühsozialisten, Ernst Bloch) der politischen Rechten vorbehalten war (vgl. Frank 1982) und mit Alfred Rosenberg und seinem „Mythos des zwanzigsten Jahrhunderts" (1930) mit auf der Anklagebank bei den Nürnbergern Prozessen saß. Gerade weil sich aber im Mythos existenzielle Grundwahrheiten und eine berechtigte „Rationalitätsmüdigkeit" (Frank 1982, 26) aussprechen, dürfe der Mythos nicht der politischen Rechten überlassen werden, so argumentiert etwa Manfred Frank. Im vergangenen Jahrhundert war es vor allem auch Hans Blumenberg, der mit „Arbeit am Mythos" (1979) auf die existenzielle Bedeutung des Mythos hingewiesen hat. Dass sich der Mythos nicht in klare, nichtbildhafte Sprache überführen lässt, ist für Blumenberg dabei das eigentlich Entscheidende und gerade die Polyvalenz des Mythos gibt ihm seinen Reichtum und macht seine Interpretierbarkeit und Anwendung in unterschiedlichsten Krisen und Situationen möglich.

2. Phänomenologische Mythenexegese

Als ausgezeichnetes Beispiel eines Denkens mit einer erweiterten Wirklichkeitskonzeption kann die Phänomenologie verstanden werden. Prinzipiell kann jeder Gegenstand einer phänomenologischen Analyse unterzogen werden, und jegliches Sein hat Anspruch auf Existenz. Musen, Sirenen, Nixen, Nymphen und Feen sind aus phänomenologischer Perspektive nicht mehr oder weniger existent als Bäume, Tische und Segelboote. Ihr Sein ist lediglich gemäß der noetisch-noematischen Korrelation in anderen intentionalen Akten zugänglich und verweist auf andere Seinsweisen und Seinsbereiche als Bäume, Tische und Segelboote. Während vulgäre Dinge, die normalerweise und verkürzt oft als reale Dinge bezeichnet werden, angreifbar sind und somit einer räumlichen und zeitlichen Schematisierbarkeit im Sinne einer metrischen Hier- und Jetztangabe genüge leisten, gehören Musen, Sirenen, Nixen, Nymphen und Feen einer Erscheinungswirklichkeit an, für die die Kriterien der ‚vulgären Dinglichkeit' nicht ausreichen. Das Sein der mythischen Figuren stellt eine andere Sphäre dar als die Dingwelt. Während traditionell die Dingwelt, die „res extensa" (Descartes), in der Außenwelt angesiedelt wird, wird die mythische Seinssphäre in der subjektiven Innenwelt, im Intrapsychischen, im Reich des Imaginären und der Einbildungskraft verortet. Spätestens seit dem Verweis, dass das Wesen psychischer Akte, das Wesen der Intentionalität in seiner Transzendenz besteht (Heidegger 1925, 34 ff.), dass das „Ich denke" streng genommen immer ein „Ich denke etwas" heißt, bedeutet das, dass der Denkakt nicht das Sein des Denkinhaltes hervorbringt, sondern dass der Denkakt durch seinen Transzendenzbezug lediglich korrelativ auf den Denkinhalt bezogen ist. Es gibt also keine Kausalität zwischen Denkakt und Denkinhalt, der Denkakt bringt nicht das Sein des Gedachten hervor, sondern ist lediglich korrelativ darauf bezogen (vgl. Held 1990, 15 f., 22 ff.; Waldenfels 1992, 16). So wie das Auge nur korrelativ auf die Welt des Sichtbaren bezogen ist und diese Welt des Sichtbaren nicht hervorbringt, so ist das Denken auch nur korrelativ auf das Denkbare bezogen und bringt das Sein des Gedachten nicht hervor. Was bedeutet das für die Frage nach dem Mythos? Doch wohl nur dies, dass Musen, Sirenen, Nixen, Nymphen und Feen ein ‚reales' Sein haben und nicht kausale Hervorbringungen der Einbildungskraft sind.

Denn: „Jedes Denkphänomen hat seine gegenständliche Beziehung." (Husserl 1907, 72–73) Die Einbildungskraft ist ähnlich wie das Auge beim Sehen nur das Medium, innerhalb dessen etwas sichtbar wird. Im Falle des Mythos ist die dichterische Einbildungskraft innerhalb der noetisch-noematischen Korrelation der noetische Akt und das Noema (vgl. Prechtl 1991, 42 f.), die Noemata sind die mythischen Gestalten. Musen, Sirenen, Nixen, Nymphen und Feen. Die noetisch-noematische Korrelation lässt sich als Aktiva und Passiva fassen. Der noetische Akt, das dichterische Einbilden lässt sich demnach als aktives Aufsuchen oder als passives Wahrnehmen des Mythischen beschreiben. In jedem Fall korreliert das Aufsuchen oder Wahrnehmen (noesis) mit einer aktiven oder passiven Heimsuchung durch die mythischen Figuren (noema). Im einen Fall ist die Heimsuchung, welche von den mythischen Figuren ausgeht, das Aktive und das dichterische Aufnehmen, Unterscheiden und Benennen der mythologischen Gestalten das Passive. Bildhaft gesprochen: Die mythischen Figuren bestellen beim noetischen Akt den Erscheinungsraum ihres Zeigens. Im anderen Fall wird die Heimsuchung passiv erlebt und das Aufsuchen aktiv. Wer die noetisch-noematische Korrelation verstanden hat, weiß um die ontologische Gleichursprünglichkeit von Akt und Inhalt und dass dieses Geschehen jenseits von Aktivität und Passivität geschieht. Der späte Heidegger hat mit dem Begriff des „Ereignisses" diese Zusammenhänge zu erläutern versucht (vgl. Heidegger 1936/37, 470).

Ein alter dichtungstheoretischer Topos spricht davon, dass die Dichtung eine Art verborgene Theologie sei (vgl. Bachem 1956). Nicht das diskursive Denken, nicht das beweisende Ergründen, nicht das instrumentelle Vorstellen ist der Ort, an dem die Sphäre des Mythos erschlossen wird, sondern das preisende Sprechen und besinnliche Denken. Ist das Numinose, das Mythische ein ganz ausgezeichnetes Phänomen, ein Phänomen, das sich aus den Alltagserfahrungen heraushebt, dann kann dieser Seinsbereich weder durch ein Sprechen erschlossen werden, das ähnlich ist wie die zwischenmenschliche Rede, noch kann es die trockene und blutleere Sprache der Wissenschaft sein. Das Mythische und Numinose kann nur in einer Sprache real werden, die bereit ist, das Genannte in ihrem Sprechen zu preisen, zu würdigen und zu feiern. Das verlangt die Feierlichkeit dieses Phänomenbereichs. Schön hat Boccaccio diesen Topos erläutert, der sich bei vielen Denkern und Dichtern, u. a. bei Hesiod, Hölderlin, Hegel und Heidegger findet (vgl. Poltrum 2005, 53–59).

> „Und da sie erkannten, daß es einer solchen Gottheit nicht würdig sei, Worte zu sagen, wie sie vertraulich, ein Freund zum anderen, oder Herr zum Diener, sagen, so bestimmten sie, daß die Priester, die zu den ersten Männern gewählt waren, passende Worte erfänden. Und ihre Priester fanden solche Worte, um sie noch mehr dem gewöhnlichen Gebrauch der Menschen zu entziehen, setzten sie sie kunstvoll in Verse (...). Und weil sie in ihren Versen von göttlichen Dingen sprachen, wurden sie nicht nur Dichter, sondern auch Theologen genannt." (Boccacio bei Bachem 1956, 88)

Um den Seinsbereich des Mythischen zu erschließen, um das Mythische sprechend zu machen, bedarf es also eines dichtend-denkenden Sprechens, welches im Modus des feierlichen Preisens den numinosen Figuren das Erscheinen ermöglicht. So wie das Auge nicht hören kann und das Ohr nicht sehen, so wird der Seinsbereich des Mythischen nicht zugänglich, wenn die Bereitschaft zum feierlichen Preisen und zum Danken (vgl. dazu Schaeffler 1991) nicht gegeben ist. Denn: Diese Akte sind die Akte, in denen das Phänomen des Mythischen sichtbar werden kann. In anderen Akten schweigt das Mythische. In der dichterischen Praxis des Musenanrufs, der eine lange Tradition in der europäischen Literatur hat, sind diese Zusammenhänge gewusst. (vgl. Curtius 1967)

3. Der Musenanruf

Der schönste Musenanruf und eine für antike Verhältnisse ungewöhnlich lange Anrufung (Verdenius 1972, 225–260) findet sich bei Hesiod. Bevor der Dichter in der Lage ist, die mehr als 300 numinosen Gestalten der Theogonie zu benennen (vgl. Albert 1998) und vom Ursprung der Welt zu künden, ruft er die Musen an. „Mit den Helikonischen Musen lasst uns beginnen zu singen, die den großen und gotterfüllten Helikonberg bewohnen und um die dunkelfarbige Quelle mit leichtem Fuß tanzen und um den Altar des allgewaltigen Kronossohns." (Hesiod bei Albert, 41) Die Musen wohnen nicht an irgendeinem Ort, sie wohnen dort, wo die Götter zu Hause sind. Die Musen bewegen sich nicht irgendwie, sie sind mit „leichtem Fuß" tanzend. Das will hervorgehoben werden, geht es doch darum, die Musen zu preisen, ihnen Honig um den Mund zu schmieren. Jetzt kommt Hesiod, nachdem er zaghaft mit seiner Laudatio begonnen hat, so richtig in Fahrt. „Und wenn sie den glatten Leib im Permessos gebadet haben oder in der Hippokrene oder dem gotterfüllten Olmeios, tanzen sie auf dem Gipfel des Helikon ihre Reigen, schöne und liebliche." (Hesiod bei Albert, 41) Der Funke der Inspiration, ein wesentliches Moment des dichterischen Sagens, entzündet sich nun ganz und öffnet das Herz und die Einbildungskraft des Dichters. Hesiod weiter: „Glücklich ist wen die Musen lieben, süße Rede fließt von seinem Mund." (Hesiod bei Albert, 51) Alles, was Hesiod berichtet, dass am Anfang Chaos war, dann Uranos, Gaia und Eros auftauchen, all das weiß Hesiod, weil es ihm die Musen sagen. „Diese (d. h. die Musen) nun lehrten einst den Hesiod schönen Gesang, als er Schafe weidete unter dem gotterfüllten Helikon." (Hesiod bei Albert, 43) Der antike Dichter, derjenige, von dem das dichtenddenkende Sagen ausgeht, spielt nur eine Nebenrolle. Die Hauptakteure sind die Musen. Der antike Dichter ist nur der Pressesprecher oder das Diktiergerät der Musen. Das ist in der Moderne anders. Dort ist das künstlerische Subjekt Genie (vgl. Kant 1790, 241–257; Schelling 1800, 108 ff.) – die klassische und romantische Genieästhetik reflektiert diese Zusammenhänge und kennt zumindest bei Schelling noch die Dimension des „Anhauchs", unter welcher der Künstler steht. Das Genie scheint „unter der Einwirkung einer Macht zu stehen, die ihn von allen andern Menschen absondert, und ihn Dinge auszusprechen oder darzustellen zwingt, die er selbst nicht vollständig durchsieht, und deren Sinn unendlich ist." (Schelling 1800, 111) Der geniale Mensch, nicht die ‚Fabrikware Mensch', wie Schopenhauer dann später sagen wird, steht sogar so unter der Einwirkung dieser Macht, dass er an der Grenze und an der Schwelle steht. Damit ist die romantische Formel „Genie und Wahnsinn" geprägt. (vgl. dazu Schopenhauer 1844, 445–476 u. Pöggeler 1960, 353–389)

In konstruktivistischer bzw. neurokonstruktivistischer Überspitzung dieser Überlegungen, in der narzisstischen Moderne wird schließlich davon ausgegangen, dass die Macht, die hinter den Hervorbringungen des künstlerischen Subjekts steht, nichts anderes ist als die Macht seines Gehirns. Die der Einbildungskraft erscheinenden Gestalten werden damit zu Hervorbringungen des Gehirns. Musen, Sirenen, Nixen, Nymphen und Feen stehen in einer ähnlichen Relation zum Gehirn wie der Harnstoff zur Niere oder der Kot zum Dickdarm. Sie verweisen nicht mehr auf ein eigenständiges Sein jenseits des menschlichen Subjekts. Innerhalb dieser narzisstisch-konstruktivistischen Ontologie wird das Numinose zu einer kausalen Hervorbringung der dichterischen Einbildungskraft, das ohne diese nicht ist und keine eigene Existenz hat. Eine etwaige Anrufung der Musen hätte innerhalb dieser Ontologie gar keinen Sinn. Das ist bei Hesiod anders. Die Anrufung der Musen und Heimsuchung durch die Musen ist das eigentlich Entscheidende. Die Musen, werden sie einmal zum Sprechen gebracht, so Hesiod weiter, wissen aber nicht nur Wahres zu verkünden, sie können den Dichter auch in die Irre führen. Das geben sie ehrlich zu: „Seht, wir wissen viel Falsches zu sagen, dem Wirklichen Ähnliches, wir wissen aber auch, wenn wir wollen, Wahres zu verkünden." (Hesiod bei Albert, 43)

Neben dem Topos des Musenanrufes, der hier als Beleg für das Wissen um die Notwendigkeit des feierlichen Preisens des Mythischen angeführt wurde, ein Würdigen, das für die Erschließung des Mythischen unabdingbare Voraussetzung zu sein scheint, müsste man an dieser Stelle noch den Topos der dichterischen Musenabwehr thematisieren, welche vor allem vor dem Hintergrund der Abwehr heidnischer Inspirationsquellen für den christlichen Dichter vonnöten war, und der Frage nachgehen, wo die Anrufung der Musen außer bei Hesiod noch für den lebendigen Erfahrungszusammenhang zwischen Heiligen, Preisen und Offenbar-Machen des Numinosen steht, und wo er nur mehr stilistisches Beiwerk, Hohlformel und unglaubwürdig gewordene Begriffsleiche des Dichtens ist. Ernst Robert Curtius hat diese Arbeit teilweise geleistet (vgl. Curtius 1967). Zu nennen wäre an dieser Stelle noch Platon, der im Phaidros die verschiedenen Arten des „göttlichen Wahnsinns" nennt, die alle „Urheber größter Güter" sind und dabei auf die „Eingeistung und Wahnsinnigkeit" durch die Musen zu sprechen kommt. Platon: „Wer aber ohne diesen Wahnsinn der Musen in den Vorhallen der Dichtkunst sich einfindet, meinend, er könne durch Kunst allein genug ein Dichter werden", der, so könnte man den Sokratesschüler paraphrasieren, irrt gewaltig (Platon 245 a). Dichter ohne Museninspiration sind Stammler, Stotterer.

4. Musen und Sirenen

Neben den olympischen Musen, die von Zeus und Mnemosyne in neun Liebesnächten gezeugt wurden, und Sappho, die von vielen antiken Interpreten als die zehnte, die sterbliche Muse bezeichnet wurde (vgl. Schlegel 1795, 95), kannte die Antike noch andere Sängerinnen, die, da ihr Singen völlig anders ist als das Singen und Sagen der Musen, mit in unsere Untersuchung aufgenommen werden müssen. Gemeint sind die Sirenen. Der antike Historiker Pausanias berichtet, dass es sogar einmal einen Gesangwettbewerb zwischen Musen und Sirenen gegeben hat, welchen die Musen für sich entscheiden konnten. (Pausanias bei Wunderlich 2007, 58 f.) Dass es Hera war, die diesen Wettbewerb angezettelt hat, ist insofern interessant, als die Musen ja die Töchter von Zeus und Mnemosyne sind. Hera wurde wieder einmal hintergangen. Mnemosyne, deren Name Heidegger einmal mit „das Andenken an das zu-Denkende" übersetzt hat (vgl. Heidegger 1952, 6. f.), war Hera vielleicht ein Dorn im Auge und vielleicht wollte Hera die Musen vorführen, schmähen und Mnemosyne dadurch bestrafen. Doch das muss Spekulation bleiben. Pausanias und Strabon berichten nichts über das Motiv dieses Wettbewerbs. Überliefert ist nur, dass sich die Sirenen aus Scham über ihre Gesangsniederlage ins Meer gestürzt hätten und zu Felsen geworden seien (Wunderlich 2007, 187). Über den Tod der Sirenen ist viel spekuliert worden. Der anonyme Verfasser des späthöfischen Epos „Reinfried von Braunschweig“ (vgl. Wunderlich 2007, 61 f.) kommt sogar auf die Idee, dass eine der Sirenen auf Grund gesanglicher Überanstrengung einen Herzinfarkt gehabt hätte. Jedenfalls ist klar, dass es einen phänomenologischen Wesensunterschied zwischen Musen und Sirenen gibt.

Musen, das zeigt das Beispiel des Musenanrufs bei Hesiod, beginnen erst zu sprechen, wenn man sie ruft, preist und würdigt. Musen sind harmlos. Sie können zwar Falsches verkünden, geben das aber unbehelligt gleich am Beginn ihrer Rede zu. Musen sprechen überhaupt nur dann, wenn man sie anruft. Das bedeutet aber auch, dass Musen primär Hörende sind. Sie hören den Dichter und sagen ihm, wonach er fragt. So wie der Dichter die Musen ernst nimmt, so nehmen die Musen auch den Dichter, sein Erkenntnisinteresse, seine Frage und seine Bitte nach Auskunft ernst. Hier besteht ein grundlegender Unterschied zu den Sirenen. Sirenen singen auch. Sie singen sogar wunderschön und lieblich, so berichtet der Mythos. Sie singen so schön und verheißungsvoll, dass sich die vorbeifahrenden Schiffer ihrem Gesang kaum entziehen können. Die Schiffer wollen nah an den Sirenen sein. Die Sirenen versprechen durch ihren Gesang Schönheit, Süße und Eros, bringen jedoch Verderben, Elend und Tod. Es wird berichtet, dass alles um die Sirenen herum zu Asche wird. Man verglüht gleichsam vor Leidenschaft und verbrennt, wenn man sich ihnen annähert. Mit dem Eros zu locken und den Thanatos zu bringen ist das Wesen der Sirenen. Sirenen sprechen, ohne dass sie angerufen werden. Sie singen die vorbeikommenden Schiffer an und wollen Aufmerksamkeit. Dabei können sie gerade das nicht, was die Musen auszeichnet. Sirenen sind taub. Sie können nicht hören. Sie interessieren sich nicht für die Vorbeifahrenden. Sie interessieren sich nicht für Odysseus, der nach Hause, zu Penelope und Telemach möchte. Sie interessieren sich auch nicht, wohin Orpheus und die Argonauten wollten, als sie an ihrer Insel vorbeikamen. Sirenen wollen nur eines: Aufmerksamkeit um jeden Preis. Egal, ob sie damit die Vorbeikommenden vom Kurs ihres Lebens abbringen oder nicht. Den Sirenen zu verfallen bedeutet realer oder psychischer Tod. Für welche existenzielle Grunderfahrung die Sirenenmythe steht, welche psychopathologischen Zusammenhänge sie beschreibt, wird sich im Fortgang der Untersuchung noch klären.

5. Odysseus und Orpheus

Neben Odysseus, der ja von Kirke gewarnt wurde, wenn er an der Insel der Sirenen vorbei komme, dann solle er sich in Acht nehmen, da die Sirenen mit ihrem Versprechen, die Lebenssehnsucht zu stillen, nur lügten und in Wahrheit Stillstand und Tod brächten, und der bekannten, von Odysseus gewählten Strategie, sich an den Mast zu binden und seinen Ruderern die Ohren mit Wachs zu verstopfen, war es Orpheus, der unterwegs mit den Argonauten ebenfalls an den Sirenen vorbei kam. Im Übrigen hat Michael Köhlmeier zurecht darauf verwiesen, dass es Odysseus wohl nicht allzu eilig hatte, nach Hause zu kommen, hätte er sonst von der 10-jährigen Irrfahrt 2 Jahre bei Kirke und 7 Jahre bei Kalypso verbracht? Eine Heimkehrer- und Abenteurergeschichte also (vgl. Köhlmeier 2000, 168, 176). Dass die Mythe von Odysseus und den Sirenen viele Interpretationen nach sich zog, liegt nicht nur an ihrer Polyvalenz, sondern auch an der Stärke dieser Metapher. Horkheimer und Adorno (1969) sahen in den „Maßnahmen, wie sie auf dem Schiff des Odysseus im Angesicht der Sirenen durchgeführt werden", eine „ahnungsvolle Allegorie der Dialektik der Aufklärung" (ebd. 41). Eine Metapher für die von der Aufklärung bewirkte „Herrschaft über die Sinne" (ebd. 42) und den dafür gezahlten Preis: Umschlag in die Knechtschaft. In neomarxistischer Manier übertragen sie dieses Bild in die Dialektik von Herr und Knecht. „Die tauben Ohren, die den fügsamen Proletariern seit dem Mythos blieben, haben vor der Unbewegtheit des Gebieters nichts voraus. Von der Unreife der Beherrschten lebt die Überreife der Gesellschaft. Je komplizierter und feiner die gesellschaftliche, ökonomische und wissenschaftliche Apparatur, auf deren Bedingung das Produktionssystem den Leib längst abgestimmt hat, um so verarmter die Erlebnisse, deren er fähig ist. (...) Die Ruderer, die nicht zueinander sprechen können, sind einer wie der andere im gleichen Takte eingespannt wie der moderne Arbeiter in der Fabrik, im Kino und im Kollektiv." (ebd. 43) Auf die durch den Arbeitsprozess betäubte Sinnlichkeit und tauben Ohren reagiert dann das Geschrei und Getöse der Kulturindustrie, so führen Horkheimer und Adorno im Kapitel Kulturindustrie, Aufklärung und Massenbetrug aus (Horkheimer u. Adorno 1969). Die Strategie des Odysseus, sich an den inneren Mast aus Pflichterfüllung zu binden, das eigene Begehren abzuschnüren, es anderen, seinen Proletariern zu verbieten, scheint wenig empfehlenswert zu sein, wenn es darum geht, freudvoll und lustvoll durchs

Leben zu kommen. Nicht für Herr und nicht für Knecht. Wenn man die Sirenen als Metapher für Drogen und Suchtmittel nimmt, lässt sich durch diese Mythe einiges sehen. Sirenen haben große Ähnlichkeiten mit Drogen. So wie viele Suchtmittel sehr viel Positives leisten, man denke an die angenehme anxiolytische und enthemmende Wirkung des Alkohols – wie viele Lippen wären ungeküsst geblieben ohne diese Wirkung –, an die Schlaf induzierenden Effekte mancher Substanzen oder an die Leistungssteigerung durch Stimulanzien, so versprechen auch die Sirenen sehr viel. Bei dauerhaftem Konsum sind diese Substanzen ähnlich tödlich wie die Annäherung an die Sirenen. Und im Falle der Suchtbehandlung ist die Strategie des Odysseus im Umgang mit den Sirenen ähnlich zum Scheitern verurteilt wie die Idee, man könne der lebenslangen Verführung durch Drogen dadurch beikommen, dass man nicht nach links und rechts blickt, allen Lüsten und Genüssen abschwört und sich an den inneren Mast aus Pflichterfüllung, rationalem Lebensentwurf und Askese bindet. Sinnlosigkeit ist der Preis, den man für die Loslösung von der Sinnlichkeit zahlt. Rückfall und Sucht die logische Folge. Damit wäre aber das Hauptziel einer gelingenden Suchtbehandlung der substanzfreie Rausch, die nüchterne Trunkenheit und drogenfreie Ekstase (vgl. Poltrum 2012b) – die Transzendenz der tiefensinnlichen Erfahrung. Damit sind wir bei der Strategie die Orpheus gewählt hat. Es wird berichtet, dass Orpheus, als er die Sirenen von weitem hörte, seine Lyra nahm und schöner und lauter als die Todesvögel sang. So kam er unversehrt und freudvoll an den Sirenen vorbei. Dass Orpheus dies vermochte, liegt vielleicht auch daran, dass er Sohn der „vortrefflichsten aller Musen“ war, wie Hesiod (Hesiod bei Albert 1998, 49) berichtet. Kalliope, die Muse der Philosophie, der Wissenschaft und der epischen Dichtung war in dieser Gefahrensituation offenbar seine Schutzpatronin. Erinnert an die Stimme des guten inneren Objektes, erinnert an seine Mutter, erinnert an Muse Kalliope, hat er vielleicht in dem Moment, in dem ihn die Sirenen gerufen haben, die Muse, seine Mutter angerufen, sie möge doch zum Schutze für ihn singen und ihm einflüstern, was durch seinen Gesang so laut und schön werden soll, dass es die Sirenen übertönt. Im Moment der Gefahr und tödlichen Verführung geht es darum, seine Achtsamkeit vom Todesgesang abzuziehen und auf etwas anderes zu hören. Auf die guten inneren Objekte und schützenden Noemata. Da der schön-schreckliche Gesang der Sirenen aber eine derart große Anziehungs- und Verführungskraft hat, kann das, auf was das Hören umgelenkt werden soll, nur etwas sein, das noch schöner und mächtiger singt. Gerade das scheint der Orpheusmythos ja zu belegen. Damit sind wir aber bei einem Phänomen, das von alters her als das am meisten hervorleuchtende und am hellsten strahlende bezeichnet wurde,[27] das „Hervorleuchtendste (...) und das Liebreizendste“ (ekphanestaton kai erasmiotaton) das Schöne, die Schönheit (Platon 250d). Sirenen sind schön: schön-schrecklich. Musen sind schön: schön-wahr-gut. Sirenen gehören in die Ästhetik des Erhabenen, Musen zum Topos der Kalokagathia. Musen, so scheint es, sind schöner und ontologisch mächtiger. Zumindest legt der Ausgang des antiken Gesangwettbewerbs diesen Schluss nahe. Auf jeden Fall geht es bei der Sucht, die ja immer irgendwie eine Anästhetisierung der Existenz und der Sinne darstellt, bei der Drogensucht ist dieser Zusammenhang am evidentesten, um die Wiedergewinnung der ästhetischen Seite des Lebens. Man könnte diese Zusammenhänge in die Formel packen: Die Anästhetisierung durch Drogen und Sirenen ist in der Suchtbehandlung durch die Ästhetik und die Musen zu ersetzen (vgl. Poltrum 2007, 255–270 u. 2010).

6. Orpheus, Sisyphos und Narziss

Aber nicht nur der drohenden Gefahr durch die Sirenen widerstand Orpheus und rettete dadurch sich und die Argonauten, sondern auch in einer anderen Erzählung brachte Orpheus seine psychotherapeutischen Fähigkeiten ein. Es wird berichtet, dass Orpheus, als er in der Unterwelt war, um Eurydike zu befreien – was ihm nach manchen Varianten des Mythos gelang (vgl. Storch 2006, 267) – durch seinen Gesang auch Sisyphos von seinem Wiederholungszwang heilte. Als Sisyphos Orpheus singen hörte, vergaß er seinen Stein und lauschte befreit und selbstvergessen der Schönheit der Musik (vgl. Ovid bei Storch 2006). Ästhetische Kontemplation als temporale Erlösung vom Leiden am Dasein. Eine ästhetische Position, die dann vor allem von Schopenhauer entfaltet wurde (vgl. Pöltner 2008, 166–174). Vielleicht hat Albert Camus das gemeint, als er schrieb: „Der Kampf gegen Gipfel vermag ein Menschenherz auszufüllen. Wir müssen uns Sisyphos als glücklichen Menschen vorstellen.“ (Camus 1959/1991). Selbstvergessenheit in der lauschenden Hingabe an die Schönheit der Musik hält den Lastcharakter des Daseins und die partielle Sinnlosigkeit des Lebens auf Distanz. Dass Orpheus durch seinen Gesang die

27 Vgl. diese Arbeit Abschnitt VII, Kapitel 3.

Götter erweichte, ihm Zutritt zur Unterwelt zu gewähren, liegt wohl daran, dass das Singen des Orpheus ein reines Singen war. Keine strategische PR- und Werbe-Performance, sondern Gesang um des Singen willen. Gesang, der das Singen- und Sagenkönnen feiert. Rilke hat das in seiner „Sonette an Orpheus" deutlich zum Ausdruck gebracht: „Gesang, wie du ihn lehrst, ist nicht Begehr, / nicht Werbung um ein endlich noch Erreichtes; / Gesang ist Dasein. Für den Gott ein Leichtes." (Rilke 1922, 676), (vgl. dazu auch Heidegger 1946, 316 f. u. 1967, 78).

Im Übrigen dürfte Herbert Marcuse der Erste gewesen sein, der in seinen freudianisch-marxistischen Meditationen erkannte, dass im orphischen Prinzip sehr viel Therapeutik zu finden ist. „Die orphische (...) Welterfahrung negiert die Erfahrungsform, die die Welt des Leistungsprinzips aufrechterhält." Oder: „Orpheus ist der Archetyp des Dichters als Befreier und Schöpfer: er richtet eine Ordnung in der Welt auf – eine Ordnung ohne Unterdrückung." (Marcuse 1979, 144 u. 147 f.) Neben dem orphischen Prinzip ist es bei Marcuse das positiv besetzte Bild des gesunden Narziss, des primären Narzissmus (ebd. 146), in dem er ein weiteres Urbild der „Großen Weigerung" erkennt, einer Weigerung, die die Ersetzung des Lustprinzips durch das Realitätsprinzip nicht hinnehmen will. „Die Urbilder des Orpheus und des Narziß versöhnen Eros und Thanatos. Sie rufen die Erinnerung an eine Welt wach, die nicht bemeistert und beherrscht, sondern befreit werden sollte – eine Freiheit, die die Kräfte des Eros entbinden würde, die jetzt noch in den unterdrückten und versteinerten Formen des Menschen und der Natur gefesselt sind. Diese Kräfte werden nicht als Zerstörung, sondern als Friede begriffen, nicht als Schrecken, sondern als Schönheit." (ebd. 143) Und in der Tat war es ja so, dass Orpheus durch seinen Gesang sogar Felsen erweichte und zum Weinen brachte, dass er wilde Tiere befriedete und Konflikte auf der Argo schlichtete, wenn er seine Leier nahm und aufspielte. Orpheus, der Mediator, stiftet Frieden durch die harmonisierende Wirkung der Dichtung. Zu Orphik, Tod, Therapeutik und Musik vergleiche auch Hans Saner (1999, 81–90 u. 2000).

Alles Dichterische, alles Orphische hat aber auch etwas positiv Narzisstisches, denn „Dichter sind doch immer Narzisse." (Schlegel bei Menninghaus 2005). Jede künstlerische Aktivität und alles, was mit Lebenskunst und Lebenskönnerschaft zu tun hat, hat auch etwas vom gesunden Narzissmus. So wie Narziss die Libido auf sich lenkte, so ist es die Grundvoraussetzung künstlerischen Tätigseins, den inneren Bildern, Ideen und Gestalten seine Achtsamkeit zu schenken und die Aufmerksamkeit von der Außenwelt abzuziehen. Das hat Freud gesehen, wenn er schreibt: „Wenn wir unseren seelischen Apparat gerade nicht zur Erfüllung einer der unentbehrlichen Befriedigungen brauchen, lassen wir ihn selbst auf Lust arbeiten, suchen wir Lust aus seiner eigenen Tätigkeit zu ziehen. Ich vermute, dass dies überhaupt die Bedingung ist, der alles ästhetische Vorstellen unterliegt, aber ich verstehe zu wenig von der Ästhetik, um diesen Satz durchführen zu wollen." (Freud 1905, 104)

Es gibt also den gestörten und den gesunden Narzissmus. Der psychisch kranke Narziss, das erklärt seine Störung sehr gut, ist durch sexuellen Missbrauch entstanden. Bei Ovid lesen wir: „die wasserblaue Nymphe Liriope, die einst der Cephisus mit den Windungen seines Stromes umschloß; der so in seinen Wellen Gefangenen tat er Gewalt an. Aus ihrem schwangeren Schoß gebar die wunderschöne Nymphe ein Kind, (...) sie nennt es Narcissus." (Ovid bei Renger 1999, 45) Die tragische Zeugung des schönen Knaben erklärt vielleicht auch, warum Mutter Liriope vom Seher Tiresias wissen wollte, ob ihm ein langes Leben beschieden sei. Wollte sie ihn abtreiben? (vgl. auch Wucherer-Huldenfeld 1994, 290) Auf jeden Fall steht Liriope unter dem Verdacht, dass sie sich als Mutter, durch ihren Sohn ständig an dieses Trauma erinnert, vielleicht schwer tat, ihrem Kind die Zuwendung zukommen zu lassen, die es für eine freie Entfaltung gebraucht hätte. Vielleicht ist das auch der Urgrund dafür, warum Narziss seine Libido auf sich selbst zurück gewendet hat. Der maladaptive Versuch, sich die Anerkennung zu geben, die er von außen, von seiner Mutter nicht bekommen hat. Übertriebene Selbstanerkennung aufgrund äußerer Anerkennungsvergessenheit. Vielleicht hat Narziss, als er älter war, auch darum jegliche Werber abblitzen lassen, weil in ihm eine mütterliche Angst weiterlebte, eine Art transgeneratives Trauma. Die Angst: „selbst zum Opfer ungewollten sexuellen Gebrauchs durch andere zu werden" (Menninghaus 2007, 45). Neben Narziss, dem Traumatisierten, gibt es noch einen anderen Narziss. Freud hat diese Dimension des Narzissmus in der Auseinandersetzung mit dem Romancier und Literaturnobelpreisträger Romain Rolland den „uneingeschränkten Narzissmus" genannt (Freud 1929/1939). Ein Narzissmus, der nichts Pathologisches hat, der keine Trennung zwischen Ich und Außenwelt zulässt, der lediglich ein Stadium innerhalb der Entwicklung zum Ich markiert und der dem von Rolland beschriebenen „ozeanischen Gefühl" entspräche, jedoch ohne diesem Gefühl das zuzugestehen, was Rolland darin findet: nämlich den Ursprung der Religion (vgl. Baatz 1996, 143–163).

Im Bild des Narziss, der ja versucht, an die Quelle zu gehen, der versucht, seine Ressourcen zu entdecken, sie für einen kurzen Moment auch findet, für den Moment, in dem der Andere als Bild im Wasser auftaucht und Narziss eine nie zuvor empfundene Liebe erlebt, in diesem Bild läge die Erlösung. Würde Narziss wirklich erkennen, dass er es ja ist, der dort so liebenswert erscheint, hätte er seine Störung nicht mehr nötig. Die Geschichte gehört hier unterbrochen. An die Quelle gehen und in der Beschäftigung mit dem Ureigensten sich selber finden. Dass in der klassischen Erzählung tragischer Anfang und Ende der Geschichte im Wasser liegt, dass der Selbstheilungsversuch durch den Gang an die Quelle zum Untergang wird, symbolisiert die unerlöste Wiederholung, die in jedem wirklichen Trauma steckt. Narziss hätte wirklich und nicht nur scheinbar zur Quelle gehen müssen. „Narkissos müsste zurückgehen, vom ehemals unheilbringenden Fluß, vom Weiterdahintreibenden zurück zur Quelle (fons), zum Ursprung und Grund des Daseins, von woher die Bezüge zum Ganzen, zum Sein mit Anderen, für Andere und von Anderen her sich lichten." (Wucherer-Huldenfeld 1994, 292).

7. Mythopoetische Psychopathologie

Zurück kommend auf den phänomenologischen Wesensunterschied von Musen und Sirenen wagen wir nun einen ersten Einblick in eine in therapeutisch-psychoedukativer Absicht geprägte mythopoetische Psychopathologie. Wie am Beispiel der Sucht und Suchttherapie – Orpheus und die Sirenen – (vgl. auch Musalek 2009, 18) und am Beispiel des Wiederholungszwangs (Orpheus und Sisyphos) bereits angedeutet, scheint es so zu sein, dass der kleinste gemeinsame Nenner zwischen Sucht-, Zwang-, Wahn- und Traumaphänomenen etwas mit dem Sirenischen zu tun hat. Bei allen Unterschieden und differentialdiagnostischen Aspekten, dies einmal in die phänomenologische Epoché genommen, zeichnen sich die genannten Phänomene dadurch aus, dass es einen unheimlich starken Attraktor gibt, der ähnlich wie die Sirenen alle Aufmerksamkeit auf sich zieht, damit eine erotische Mächtigkeit entfaltet, die gleichzeitig den partiellen psychischen Tod und damit den Verlust an Lebendigkeit und Freiheit mit sich bringt. Eines der Hauptkriterien der Sucht ist ja der Kontrollverlust, man kann sich dem Attraktor nicht mehr entziehen, ähnlich scheint es beim Zwang, beim Wahn zu sein, so dass man nicht ab- oder umschalten kann und irgendwann gar keine Distanz mehr zum Wahngebilde hat (vgl. Blankenburg 1965 u. 1967). Und im Trauma bricht ein Bild oder ein Gedanke immer wieder ins Bewusstsein ein und verbrennt die richtungsgeleitete Aufmerksamkeit. Es scheint bei all diesen Phänomenen eine ästhetische Intensität am Werk zu sein, die schrecklich ist und ein partielles psychisches Versagen mit sich bringt. Die Steuerungsfähigkeit der Achtsamkeit und gerichteten Aufmerksamkeit wird immer wieder, passiv-aktiv einbrechend,[28] von einem hoch gefährlichen, irgendwie erotisch- tödlichen Attraktor besetzt. In alten Zeiten hat man genau dasselbe Phänomen, das wir heute als psychische Störung und psychische Krankheit im medizinischen Sinne verstehen – und zu Recht so verstehen – aus den metaphysischen und ontologischen Annahmen der damaligen Weltbilder heraus durchaus verständlich und logisch, als Besessenheit durch eine transzendente Macht beschrieben. Die psychopathologischen Phänomene, die heute je nach Paradigma eher psychologistisch, biologistisch, bio-psychosozial oder noo-bio-psycho-sozial erklärt werden, wurden in Vergangener Zeit als Besessenheitsphänomene beschrieben.[29] Die grundlegenden Inhalte von Süchten, Zwängen, Wahnvorstellungen und Traumata mögen sich geändert haben, die Phänomene selbst sind dieselben geblieben. Innerhalb einer mythopoetischen Psychopathologie, die in therapeutischer Absicht geprägt wurde, geprägt wurde, um Patienten eine verstehende Einsicht in ihre Störung zu geben, um Patienten starke Bilder für ihr Problem in die Hand zu geben, eignet sich der Mythos der Sirenen und die Erzählung von den Musen in ausgezeichneter Weise, um einen Wesenszug der Störung und der Heilung durchsichtig zu machen.

Zurück zur Ausgangsüberlegung: Die Steuerungsfähigkeit der Achtsamkeit und gerichteten Aufmerksamkeit, die natürliche „Selbstverständlichkeit“ (vgl. Blankenburg 1971) wird bei den psychopathologischen Phänomenen Sucht, Zwang, Wahn, Trauma immer wieder, passiv-aktiv einbrechend, von einem hoch gefährlichen, irgendwie erotisch-tödlichen Attraktor geraubt. Sucht, Zwang, Wahn, Trauma, leisten das, was Sirenen bewirken. Genau in

28 Vgl. die Einleitung dieser Arbeit.

29 Vgl. diese Arbeit Abschnitt VIII, Kapitel 4.3.

dem Moment, in dem man Patienten ihre Störung in der Metapher der Sirenen durchsichtig werden lässt, gewinnen sie Distanz und erleben Einsicht in die hypnotische Dimension, die Problemhypnose, die von diesen Phänomenen ausgeht. Zur psychotherapeutischen Induktion und Aktivierung der Selbstheilungskräfte, zur Ressourcenaktivierung und zur Strategieentwicklung im Umgang mit den Sirenen dient dann der Vergleich mit den Musen und die Erzählung von Odysseus und Orpheus. Wobei wir an unserer Klinik Orpheus' Umgang mit den Sirenen, schöner und lauter als sie zu musizieren, der Strategie des Odysseus vorziehen. Es gilt mit Hilfe der Musen die eigene Stimme, das eigene Wort und das eigene Sein zu finden. Die gute Selbstvergessenheit und das Wiederfinden seiner selbst wird durch die Kraft des Musischen geleistet. Mit dieser Metapher und diesem Mythos statten wir jeden unserer Patienten aus. Zu unserem multimodularen Therapieprogramm und zu den Orpheusmodulen zählen unter anderem die weiter oben erwähnte „Cinematherapie" und die „Vorlesung zur Lebenskunst".

8. Dichtung als Therapeutikum

Damit sind wir am Schluss dieses Abschnitts und wagen eine These: Immer dann, wenn Psychotherapie wirkt, hat das etwas mit dem Wesen des Dichterischen zu tun.[30] Jetzt ist es natürlich nichts Neues, dass Psychotherapie mit der wohltuenden Dimension der Sprache und des Aussprechens zu tun hat (vgl. Gadamer 1993), hat doch bereits Anna O. von der talking cure gesprochen und Freud von der Wunder-, Zauber- und Heilkraft der Worte (vgl. Freud 1890, 17) oder etwa Malcom in Shakespeare zum depressiven Macbeth: „Gib Worte deinem Schmerz: Gram, der nicht spricht, presst das beladene Herz bis das es bricht." (vgl. Lang 2000, 112)

Eine tiefere Phänomenebene markierend, stellte Freud einst die Frage: „Wie wird etwas bewusst?" (...) „Und die Antwort (...) durch Verbindung mit den entsprechenden Wortvorstellungen." (Freud 1923, 289) Symptome, das ist ja die Bahnbrechende Idee der Psychoanalyse gewesen, vergehen „mit dem Wissen um ihren Sinn." (Freud 1917, 311) Bei diesem Wissen um den Sinn des Symptoms handelt es sich um einen Akt der Versprachlichung. Einem Symptom wird eine Bedeutung verliehen, eine Erzählung und Narrati-

30 Vgl. diese Arbeit Abschnitt IV, Kapitel 6.

on entsteht, die in der Lage ist, den bösen Zauber des Symptoms zu brechen. Dabei ist der Status dieser Erzählung, dieser Narration bzw. des Bedeutung verleihenden Aktes auf einer Seinsebene anzusiedeln, bei der es nicht um intersubjektive Zustimmbarkeit oder objektive Bedeutung geht.

Wichtig ist allein, dass diese nicht versprachlichten, stummen, unverstandenen Zeichen, diese unbenannten Bewusstseins-Trümmer, welche die Bedeutungskette immer wieder unterbrechen und als sprachlich unverdaute Zeichen immer wieder an der Mauer der Bedeutungslosigkeit oder der Mauer der immer wieder re-signierenden, immer wieder gleich zeichnenden Bedeutungseindimensionalität zerschellen, dass diese stummen oder sich in ihrer Bedeutungseinseitigkeit immer wieder gleich präsentierenden Zeichen in einem neuen Akt der Versprachlichung und Bedeutungszuschreibung befreit werden. Im Lichte der strukturalen Psychoanalyse stellt sich der Zusammenhang zwischen Symptom, Versprachlichung und Zeitlichkeit folgend dar. Etwas wird dann zum Symptom, wenn es nie bedeutsames Zeichen war, nie versprachlicht wurde oder aber so versprachlicht wurde, dass sich immer wieder dieselbe Erzählung wiederholt. Symptome sind Zeichen, die immer wieder in denselben bedeutungsverleihenden Akten denselben Sinn, denselben einsinnigen und einengenden Sinn erhalten. Die Neuverknüpfung und Neugenerierung von Bedeutung, das freudsche Verschwinden des ‚Symptoms mit dem Wissen um seinem Sinn', stellt dann aber streng genommen eine Bedeutungsintention dar, die aus der Zukunft und nicht aus der Vergangenheit her rührt. In der strukturalen Psychoanalyse stellt sich dieser Zusammenhang folgend dar: „das Symptom stellt eine verstümmelte, verzerrte Spur dar, das Fragment einer Wahrheit, die aber nicht schon im vorhinein in der Tiefe des Unbewussten auf uns wartet, sondern erst am Ende des psychoanalytischen Prozesses konstruiert sein wird. Der Sinn des Symptoms wird von der Analyse nicht aufgedeckt, sondern konstruiert." (Žižek 1991, 9) Damit sind wir aber bei dem, was der Begriff der Poiesis immer schon meinte. Platon hierzu: „Du weißt doch, dass Dichtung (ποίησις, poiesis) etwas gar Vielfältiges ist. Denn was nur für irgendetwas Ursache wird, aus dem Nichtsein in das Sein zu treten, ist insgesamt Dichtung." (Platon 205c) Psychotherapie ist in diesem ontologischen Sinn Dichtung. Dichtung, wenn es gelingt, etwas Unbenanntes oder ein immer wieder gleich Benanntes neu zu benennen und damit den bösen Zauber zu brechen. Neben dieser Dimension des Benennens und Brechens des bösen Zaubers, ein Zusammenhang, der sich z.B. im Märchen des Rumpelstilzchen selbst auslegt und durchsichtig macht, gibt es noch eine weitere therapeutische Kraft des Sprechens. Wenn wir mit den Meditationen des späten Heidegger das Wesen der Sprache (vgl. Heidegger 1993, 253 f., u. Heidegger 1952, 85) von dort her verstehen, von wo man allgemein die Eigennamen her versteht, dann heißt sprechen rufen. So wie die Mutter am Fenster steht und ruft: Martin komm, das Essen ist fertig, und damit ihren Sohn in die Anwesenheit ruft, so ist das Wesen der Sprache und des Wortes dazu in der Lage, durch das Nennen nicht nur den bösen Zauber einer Sache zu brechen, sondern etwas, das noch nicht da ist, etwas, das noch nicht in der Nähe ist, in die Anwesenheit zu bitten. Im Falle einer sinnzentrierten, zukunftsgerichteten psychotherapeutischen Intervention vermag das rechte Wort im rechten Moment etwas, das im Leben des Patienten fehlt, noch nicht ist, aber gewünscht, ersehnt und erhofft wird, in die Anwesenheit zu rufen, es durch das Nennen klar und anstrebenswert zu machen. Auch das leistet die Sprache. Und umso mehr, je mehr das so nennende und rufende Wort als dichterisches Wort das zur Sprache bringt, was wir alle brauchen, lieben und verehren: Die Schönheit und den Duft der Dinge.

VII. Die großen Philosophen als Psychotherapeuten

1. Nietzsche als Diagnostiker, Patient und Psychotherapeut

> „(...) so zwang ich mich, als Arzt und Kranker in einer Person, zu einem umgekehrten unerprobten *Klima der Seele* (...)." (...) „Die Krankheit selbst kann ein Stimulans des Lebens sein (...)." „Sollte mein Erlebnis – die Geschichte einer Krankheit und Genesung, denn es lief auf eine Genesung hinaus – nur mein persönliches Erlebnis gewesen sein?" (...) „(...) ich machte aus meinem Willen zur Gesundheit, zum *Leben*, meine Philosophie (...)." (...) „Aber lassen wir Herrn Nietzsche: was geht es uns an, dass Herr Nietzsche wieder gesund wurde?" (...) „Philosophie darf als Heil- und Hilfsmittel im Dienste des wachsenden, kämpfenden Lebens angesehen werden (...)."
>
> *Friedrich Nietzsche*

Philosophie, das soll das Kapitel zu Nietzsche zeigen kann so etwas wie eine „kognitive Selbstmedikation" sein. „Philosophie darf als Heil- und Hilfsmittel im Dienste des wachsenden, kämpfenden Lebens angesehen werden (...)." (Nietzsche 1886, 284) Der „innere Weise" oder der „innere Therapeut", den jeder Mensch in sich trägt, tritt oft als guter Gedanke, wohltuende Vorstellung oder tröstende Kognition auf und im Falle von Philosophen, die an psychischen, körperlichen und/oder existentiellen Problemen leiden oft in Form derer Philosophie. Die Philosophie eines Denkers kann somit *auch* als autotherapeutische Medikation fungieren. Im Falle Nietzsches, der an vielen Beschwerden und Gebrechen laborierte, übernimmt die Figur des Zarathustras autotherapeutische Funktionen. Anders gesagt: der Archetyp des „inneren Heilers" begegnet Nietzsche in Gestalt des Zarathustras. Doch Nietzsche ist nicht nur sein eigener Therapeut und durch die ständige Reflexion über das Verhältnis von Gesundheit, Krankheit und was für eine Bedeutung das für das Werk eines Schaffenden hat zum Vordenker Freuds geworden (Kaiser-El-Safti 1987; Figl 1996), sondern dadurch, dass die mannigfaltigen Leiden des Philosophen Nietzsche auch mit dem Leiden am Geist der Zeit in der er lebte zu tun haben, z.B. dem Zusammenbruch der Metaphysik, ist Nietzsche auf vielen verschiedenen Ebenen gleichzeitig Diagnostiker, Patient und Psychotherapeut in einer Person. Genau diese vielfältige, von Nietzsche immer wieder selbst zum Gegenstand der Reflexion gemachte Verschlungenheit von Philosophie, Biographie und der Zeit in der einer denkt dürfte für die immense Wirkgeschichte seines Denkens verantwortlich sein. (vgl. Behler 1988, 28 ff.) Der Gang der Untersuchung zu Nietzsche teilt sich in drei Kapitel: Das erste Kapitel – 1.1. Gesundheit, Krankheit, Genesung – thematisiert Nietzsches medizinphilosophische Reflexionen. Kapitel zwei – 1.2. Einsamkeit, Stimmungsschwankungen, Krankheitssymptome – hat die vielen Leiden des multimorbiden Nietzsches zum Gegenstand und das dritte Kapitel – 1.3. Ressourcendiagnostik. Nietzsches noogene Ressourcen – behandelt die Selbstheilungsstrategien des Psychotherapeuten Nietzsches.

1.1. Gesundheit, Krankheit, Genesung

Das Thema Gesundheit, Krankheit, Diagnostik und Therapie ist im Leben und im Werk Friedrich Nietzsches auf mannigfaltige Weise präsent. Als Kranker laborierte Nietzsche an vielen verschiedenen körperlichen und psychischen Symptomen, als Homo patiens plagte ihn über weite Strecken des Lebens seine tiefe Vereinsamung und Einsamkeit, als heißblütiger Denker und Philosoph litt er an der unterkühlten und blutleeren Philosophie seiner Zeit und als Therapeut der Seele war er der große Inspirator der Psychoanalyse (Gasser 1997). Neben der biographischen Dimension des Leidens, der „realen" körperlichen und psychischen Konfrontation mit Krankheiten und Beschwerden unterschiedlichster Art, spielt die Frage nach Gesundheit und Krankheit aber auch in seiner Philosophie eine wichtige Rolle. Die Metaphorik von Gesundheit und Krankheit löst an vielen Stellen im Werk Nietzsches die Problematik von Wahrheit und Falschheit ab, da den Lebensphilosophen Nietzsche nicht so sehr die reinen Erkenntnis- und Wahrheitsprobleme interessieren, sondern die Frage, ob ein Gedanke lebensdienlich oder lebensfeindlich ist, ob sich hinter einem Gedanken die Fülle des Lebens, Kraft, Macht und Gesundheit artikuliert, oder ob es das niedergehende Leben, Schwäche und Krankheit sind, welche einen philosophischen Gedanken oder ein philosophisches System zur Welt brachten. Die Frage, die man sich bei der Begutachtung eines philosophischen oder artistischen Entwurfs zu stellen hat, ist die, ob hier „der *Hass* gegen das Leben oder der *Überfluss* an Leben schöpferisch geworden" ist. (Nietzsche 1888, 426) In diesem Sinne sah Nietzsche, der „Entlarvungspsychologe", (Gödde 1996, 19–43) die Aufgabe des Philosophen auch darin, Diagnostiker und „Arzt der Cultur" (Tongeren

2008, 14) zu sein, aufzudecken, ob eine Philosophie dem Leben dient oder das Leben verneint. Einem Brief an Erwin Rohde und einer Notiz Nietzsches kann man den Titel für eine geplante *Unzeitgemäße Betrachtung* entnehmen: „Der Philosoph als Arzt der Cultur" (ebd.), und in der zweiten Vorrede zur Fröhlichen Wissenschaft spricht er vom „philosophischen Arzt", der sich mit dem Problem der „Gesamt-Gesundheit" zu beschäftigen habe und von dem er erwarte, dass er „einmal den Mut haben wird, meinen Verdacht auf die Spitze zu bringen und den Satz zu wagen: bei allem Philosophieren handelte es sich bisher gar nicht um ‚Wahrheit', sondern um etwas anderes, sagen wir um Gesundheit, Zukunft, Wachstum, Macht, Leben … ." (Nietzsche 1886, 7)

Viele Stellen seiner Schriften belegen, dass sich Nietzsche nicht nur für das „Verhältnis von Gesundheit und Philosophie" (ebd. 5) interessiert, sondern dass die Metapher des „Arztes" (vgl. Nietzsche 1993, 4; 1886, 198; 1886a, 275), des Philosophen als Arzt eine große Bedeutung für Nietzsche besaß. „Philosophie" insgesamt kann so etwas wie „Halt, Beruhigung, Arznei, Erlösung, Erhebung" sein, davon war Nietzsche überzeugt. (Nietzsche 1886, 5) Der neuen, lebendigeren Philosophie und Bildung, die er Zeit seines Lebens sucht und ausarbeitet, spricht er eine „kräftigere Gesundheit" zu und meint, dass es sich um eine „Gesundheitslehre des Lebens" (Nietzsche 1988, 331) handelt bzw. handeln solle. In der Schrift „Also sprach Zarathustra", in der Nietzsches heroisches Alter Ego seinen Hauptgedanken ausspricht – den Gedanken der ewigen Wiederkehr – findet sich diese Zentralüberlegung der, man ist versucht zu sagen, nietzscheanischen „Medizinphilosophie", unter der Kapitelüberschrift „Der Genesende". Dort lesen wir auch, dass den Gedanken der ewigen Wiederkehr zu denken nicht nur Genesung bedeute, wie die Überschrift suggeriert, sondern gleichzeitig auch die „größte Gefahr und Krankheit" darstelle, die einem zuteilwerden kann. (Nietzsche 1883-85, 210) In „Ecce Homo" schließlich, in der Nietzsche seine Schriften und Werke kommentierte, heißt es von Zarathustra, dass die „physiologische Voraussetzung" Zarathustras die „*grosse Gesundheit*" sei. (Nietzsche 1888a, 337) Doch damit nicht genug, die Aussagen in Nietzsches Werk über Gesundheit, Krankheit und Genesung sind nicht nur als Metaphern und als lebensphilosophische Ersatzworte für Wahrheit und Falschheit zu verstehen, und Nietzsches selbst auferlegte Rolle als Philosoph bestand nicht nur darin, „Arzt der Cultur" zu sein, sondern ihm war, da er selber an der Kultur litt, die er als Philosoph therapieren wollte, durchaus bewusst, dass er nur dann ein guter Arzt und Philosoph sein könne, wenn er zuvor seine eigenen Leiden erfolgreich behandelte.

> „Nietzsche hat selber mehr als 10 Jahre gebraucht, um gerade dies auch für sich selber zu entdecken. In seinen frühen Arbeiten war er wie ein Philosoph, der kein Philosoph und Arzt für sich selber war. Er hat versucht, eine kranke Kultur gesund zu machen, indem er seine Diagnose gab und seine Therapeutik verschrieb. In den Vorreden von 1886 *(Vorreden zur „Fröhlichen Wissenschaft" und zu „Menschliches Allzumenschliches II.", Anm. d. Verf.)* beschreibt er, wie er seitdem entdeckt hat, dass die Krankheit auch in ihm selber war. Dadurch hat er (...) aber allmählich auch noch etwas anderes entdeckt, nämlich, dass Genesung nicht durch ein Medikament erreicht werden kann, und dass Gesundheit nicht ein ganz anderer Zustand ist, der von dem der Krankheit ganz geschieden ist, sondern dass Gesundheit, oder besser: Genesung, gerade darin besteht, dass man sich zu seiner Krankheit in der rechten Weise zu verhalten lernt, oder wie Thomas Long Nietzsches Begriff der Gesundheit umschreibt: a transformative capacity to respond in an assertive way to a painful stimulus." (Tongere 2008, 26 f.)

Nietzsche war, was seine philosophischen Unternehmungen betrifft, einerseits der Diagnostiker und Therapeut einer in seinen Augen falschen, kranken Weise des Philosophierens. Diese zog für ihn mit dem Geist des Platonismus und dem Christentum ins Abendland, der kurz gesagt darin bestand, das Diesseits zugunsten des Jenseits zu opfern, das endliche Leben zugunsten des ewigen Lebens preiszugeben, und im Grunde in einer Lebensmüdigkeit, in einem Lebenspessimismus wurzelte. Andererseits wurde Nietzsche aber auch irgendwann klar, dass er genau an dieser pessimistischen Philosophie – in jungen Jahren u. a. als Anhänger Schopenhauers – selber litt und zugrunde gehen würde, wenn er nicht lebensfrohere philosophische Entwürfe und Einsichten in selbsttherapeutischer Absicht dagegensetzen würde. Nietzsche verstand seine Philosophie somit einerseits als Diagnostik und Therapie des damals herrschenden Zeitgeistes, der pathologischen Variante des Christentums und des Pessimismus, und gleichzeitig, da Nietzsche selber an dieser „Pathologie" litt – darum litt, weil er selber zeitweise diesen Pessimismus vertrat und glaubte – ist seine Philosophie über weite Strecken als noetisches Ringen mit eigenen, verinnerlichten philosophischen Überzeugungen zu verstehen, die er als ungesund erkennt und entlarvt. Die Philosophie Nietzsches ist somit auch kognitive Selbstmedikation (Poltrum 2009) des nietzscheanischen Pessimismus. Nietzsche verstand sich nicht nur als „Arzt der Cultur“, sondern auch als sein eigener Arzt. In der Vorrede zu Menschliches Allzumenschliches II. (1886) gibt Nietzsche Selbstauskunft über seine Schrift und über die Gemütsverfassung, welche sich in dieser Abhandlung findet. Ein längeres Zitat soll das belegen:

> „Einem feineren Auge und Mitgefühl wird es nicht entgehn, was vielleicht den Reiz dieser Schriften ausmacht, – dass hier ein Leidender und Entbehrender redet, wie als ob er *nicht* ein Leidender und Entbehrender sei. Hier *soll* das Gleichgewicht, die Gelassenheit, sogar die Dankbarkeit gegen das Leben aufrecht erhalten werden (…),“ die Aufgabe, „das Leben *wider* den Schmerz zu verteidigen und alle Schlüsse abzuknicken, welche aus Schmerz, Enttäuschung, Überdruß, Vereinsamung und andrem Moorgrunde gleich giftigen Schwämmen aufzuwachsen pflegen. Dies gibt vielleicht gerade unsern Pessimisten Fingerzeige zur eignen Prüfung? – denn damals war es wo ich mir den Satz abgewann: ‚Ein Leidender hat auf Pessimismus *noch kein Recht*!‘, damals führte ich mit mir einen langwierig-geduldigen Feldzug gegen den unwissenschaftlichen Grundhang jedes romantischen Pessimismus, einzelne persönliche Erfahrungen zu allgemeinen Urteilen, ja Welt-Verurteilungen aufzubauschen, auszudeuten … kurz, damals drehte ich meinen Blick *herum*. Optimismus zum Zweck der Wiederherstellung, (…).“ „Gleich wie ein Arzt seinen Kranken in eine völlig fremde Umgebung stellt, damit er seinem ganzen ‚Bisher‘, seinen Sorgen, Freunden, Briefen, Pflichten, Dummheiten und Gedächtnismartern entrückt wird und Hände und Sinne nach neuer Nahrung, neuer Sonne, neuer Zukunft ausstrecken lernt, so zwang ich mich, als Arzt und Kranker in einer Person, zu einem umgekehrten unerprobten *Klima der Seele* (…).“ „Das Leben selbst *belohnt* uns für unseren zähen Willen zum Leben, für einen solchen langen Krieg, wie ich ihn damals mit mir gegen den Pessimismus der Lebensmüdigkeit führte (…).“ „Sollte mein Erlebnis – die Geschichte einer Krankheit und Genesung, denn es lief auf eine Genesung hinaus – nur mein persönliches Erlebnis gewesen sein?“ (Nietzsche 1886a, 274 ff.) Ähnliches lesen wir in Nietzsches zweiter Vorrede zur „Fröhlichen Wissenschaft“, in der er Auskunft über sein Buch und die

darin enthaltene Genesung gibt. „(...) die Dankbarkeit eines Genesenden, – denn *die Genesung* war dieses Unerwartetste (...).“ „Dies ganze Buch ist eben nichts als eine Lustbarkeit nach langer Entbehrung und Ohnmacht, das Frohlocken der wiederkehrenden Kraft, des neu erwachten Glaubens an ein Morgen und Übermorgen, des plötzlichen Gefühls und Vorgefühls von Zukunft, von nahen Abenteuern, von wieder offenen Meeren, von wieder erlaubten, wieder geglaubten Zielen. Und was lag nunmehr alles hinter mir! Dieses Stück Wüste, Erschöpfung, Unglaube, Vereisung mitten in der Jugend, dieses eingeschaltete Greisentum an unrechter Stelle, diese Tyrannei des Schmerzes (...) diese radikale Vereinsamung als Notwehr gegen eine krankhaft hellseherisch gewordene Menschenverachtung, diese grundsätzliche Einschränkung auf das Bittere, Herbe, Wehetuende der Erkenntnis (...).“ „Aber lassen wir Herrn Nietzsche: was geht es uns an, dass Herr Nietzsche wieder gesund wurde?“ (Nietzsche 1886, 3 f.)

Wenn man diese Stellen genau liest und den Inhalt z.B. der „Fröhlichen Wissenschaft“ analysiert, das darin ausgesprochene Amor fati, die Liebe zum Leben und zum Schicksal (ebd. 181) zur Kenntnis nimmt, die Rolle und Bedeutung beachtet, die Nietzsche darin der Kunst und der ästhetischen Existenz für das Leben zuschreibt (ebd. 124 f. u. 198 f.), und die ethisch-ästhetische Variante des darin ausgesprochenen Wiederkunftsgedanken (ebd. 231 f.) vor Augen hat, einen Gedanken, den Rüdiger Safranski zu Recht einmal als Nietzsches „autosuggestives Hilfsmittel zur Lebensgestaltung“ bezeichnet hat (Safranski 2006/2007, 236 f.), dann ist klar, dass Nietzsche nicht nur Patient und Leidender, sondern auch Therapeut seiner selbst war. Der unter mannigfachen klinischen Symptomen und existentiellen Nöten leidende Nietzsche wird Therapeut seiner selbst und durch seine Schriften – durch die Niederschrift seines Selbstheilungsprogramms – zum Klinischen Philosophen für den Teil seiner Leser, die ähnlich wie er aus biographischen und oder zeitgeschichtlichen Gründen mit dem Stachel des Pessimismus ringen. Auch wenn Nietzsche am Schluss seines Lebens gesundheitlich zusammengebrochen ist und an den Spätfolgen einer progressiven Paralyse laborierte, gibt es Abschnitte im Leben Nietzsches, in denen seine mannigfaltigen Leiden so an seiner Lebensphilosophie und Weltanschauung nagten, dass er merkte, dieser Tendenz zum Pessimismus müsse er etwas entgegensetzen. Er mobilisierte das, was man mit Viktor Frankl die Trotzmacht des Geistes nennen könnte (Frankl 1998, 124–134). Zeugnis dieses Trotzes stellt über weite Strecken das Lebensbejahende und nahezu Rauschhafte seiner Philosophie dar. Das Bemerkenswerte dabei ist, dass sich Nietzsche dieser Tatsache völlig bewusst war.

> „Von der Kranken-Optik aus nach gesünderen Begriffen und Werthen, und wiederum umgekehrt aus der Fülle und Selbstgewissheit des reichen Lebens hinuntersehn in die heimliche Arbeit des Décadence-Instinkts – das war meine längste Übung, meine eigentliche Erfahrung, wenn irgend worin wurde ich darin Meister. Ich habe es jetzt in der Hand, ich habe die Hand dafür, Perspektiven umzustellen: (…).“ „Ich nahm mich selbst in die Hand, ich machte mich selbst wieder gesund (…).“ „Ein typisch morbides Wesen kann nicht gesund werden, noch weniger sich selbst gesund machen; für einen typisch Gesunden kann umgekehrt Kranksein sogar ein energisches Stimulans zum Leben, zum Mehr-leben sein. So in der That erscheint mir *jetzt* jene lange Krankheits-Zeit: ich entdeckte das Leben gleichsam neu, mich selber eingerechnet (…) – ich machte aus meinem Willen zur Gesundheit, zum *Leben*, meine Philosophie (…) Denn man gebe Acht drauf: die Jahre meiner niedrigsten Vitalität waren es, wo ich *aufhörte*, Pessimist zu sein: der Instinkt der Selbst-Wiederherstellung *verbot* mir eine Philosophie der Armuth und Entmuthigung (…).“ (Nietzsche 1888a, 266 f.)

Nietzsche hat also, das zeigt das Zitat, gerade in der Zeit, in der er extrem litt, aufgehört Pessimist zu sein und begonnen „sich selber wieder gesund“ zu machen. Dieser Gesundungsprozess ist Teil seines philosophischen Programms und das Spannende dabei ist, dass sich der „Entlarvungspsychologe“ Nietzsche über die autotherapeutische Dimension seiner Philosophie Rechenschaft ablegte, dass er also durchschaute, inwiefern das Philosophieren nicht nur mit Wahrheit und Falschheit zu tun hat, sondern auch mit Gesundheit und Therapeutik.

Die Philosophie eines Denkers enthält natürlich immer mehr als die persönliche Problematik des Autors, aber diese schreibt sich immer mit in die Philosophie ein. So kann man philosophische Entwürfe oder Systeme auch als Selbstheilungsversuche deuten und als kognitive Selbstmedikation beschreiben. Im Falle von Nietzsche muss man diese kognitive Selbstmedikation als gelungene Heilung verstehen, die eine Zeit lang die Wunden des leidenden Philosophen gut versorgt haben. Man sollte aber nicht vergessen, dass philosophische Ideen ihrer Intention nach mehr und anderes sind als Formen der kognitiven Leidbewältigung. „Daß das Werk *auch* Ausdruck einer Lebenskrise, Lösungsversuch und Heilmittel sein kann für den, der es geschaffen, wie für den, der es aufnimmt, sagt nicht, daß es *nur* dies sei." (Cermak 1983, 225) Im Falle Nietzsches ist diese allgemeine Problematik hinsichtlich des Verhältnisses von Biographie und Werk um Vieles komplexer, da Nietzsche genau dieses Verhältnis ständig mitreflektiert. Das Werk Nietzsches oder Teile seines Werkes sind nicht nur Ausdruck der Leiden Nietzsches, sondern bewusste Überwindungs- und Loslösungsversuche vom Leiden. Der phasenweise erfolgte und gelungene selbsttherapeutische Versuch Nietzsches soll hier vor allem analysiert werden.

Ein weiterer Aspekt, der die Thematik von Gesundheit, Krankheit und Genesung bei Nietzsche noch komplizierter macht, ist der, dass Nietzsche, vom eigenen konkreten Leiden absehend, auch über das Verhältnis von Leid, Krankheit, Biographie und Werk im Allgemeinen nachdenkt. In „Nietzsche contra Wagner" heißt es dazu: „Wenn ich Etwas vor allen Psychologen voraus habe, so ist es das, dass mein Blick geschärfter ist für jene schwierigste und verfänglichste Art des *Rückschlusses*, in der die meisten Fehler gemacht werden – des Rückschlusses vom Werk auf den Urheber, von der That auf den Thäter, vom Ideal auf Den, der es *nöthig* hat, von jeder Denk- und Werthungsweise auf das dahinter kommandirende *Bedürfnis*. – In Hinsicht auf Artisten jeder Art bediene ich mich jetzt dieser Hauptunterscheidung: ist hier der *Hass* gegen das Leben oder der *Überfluss* an Leben schöpferisch geworden?" (Nietzsche 1888b, 426) Was Nietzsche also bei sich selber beobachtet hat, dass philosophische Überlegungen und Gedanken in einem gewissen Verhältnis zur Biographie und Befindlichkeit des Autors stehen, im eigenen Fall in autotherapeutischer Spannung zum leid- und krankheitsbedingten Lebensüberdruss, also im Verhältnis eines Gegensatzes zum Lebensgefühl stand, hat er doch gemeint, dass „die Jahre" seiner „niedrigsten Vitalität" auch die waren, wo er „*aufhörte*, Pessimist zu sein", und dass er sich selber „in die Hand" nahm und „wieder gesund machte", beginnt er nun bei anderen kritisch zu beobachten. Dabei ist das einzige Kriterium, das Nietzsche bei anderen Autoren und Artisten jeglicher Art interessiert, ob es der Hass oder Überfluss ist, der schöpferisch geworden ist. Jene Artisten und Autoren, die wie Nietzsche selbst, aus ihrem „Willen zur Gesundheit, zum Leben" ihre Philosophie machen, dürften dann den Segen des Philosophen haben, auch wenn sie dabei wie Nietzsche selbst Leidende sind. Wem es hingegen an diesem Willen zur Gesundheit fehlt und wer in seiner Philosophie oder Kunst jammert, das Leben anklagt und verneint, wer Pessimist ist und aus seinem Lebensüberdruss seine Weltanschauung zimmert und nicht gegen diese Tendenz ankämpft, der wird von Nietzsche verurteilt bzw. dem analytischen Blick des Entlarvungspsychologen ausgesetzt.

Eine weitere Reflexionsebene, die sich bei Nietzsche zum Thema Krankheit findet, ist sein ganz persönliches Krankheitserlebnis, die Reflexion darüber, wie seine Krankheit sein Leben allmählich verändert hat, wie ihn seine Krankheit langsam aus seinem alten Leben als Philologe herausgelöst hat, wie er seine Ernährung umstellte und durch seine Wetterfühligkeit gezwungen wurde, seine Aufenthaltsorte nach dem jeweils für seine Befindlichkeit günstigsten Klima zu wählen, kurz, was für lebensweltliche Änderungen seine Beschwerden mit sich brachten. „Die Krankheit gab mir insgleichen ein Recht zu einer vollkommenen Umkehr aller meiner Gewohnheiten; sie erlaubte, sie gebot mir Vergessen; sie beschenkte mich mit der Nötigung zum Stilliegen, zum Müßiggang, zum Warten und Geduldigsein ... Aber das heißt ja denken! ... Meine Augen allein machten ein Ende mit aller Bücherwürmerei, auf deutsch Philologie; ich war vom ‚Buch' erlöst, ich las jahrelang nichts mehr – die größte Wohltat, die ich mir je erwiesen habe! – Jenes unterste Selbst, gleichsam verschüttet, gleichsam still geworden unter einem beständigen Hören-Müssen auf andere Selbste (– und das heißt ja lesen!), erwachte langsam, schüchtern, zweifelhaft – aber endlich redete es wieder. Nie habe ich so viel Glück an mir gehabt, als in den kränksten und schmerzhaftesten Zeiten meines Lebens: (...)." (Nietzsche bei Cermak 1993, 217 f.) Ob man Nietzsche das hier glauben soll oder ob das als ein Manöver zur Täuschung des Lesers zu verstehen ist, als ein heroischer Selbstversuch, der sich nicht eingestehen will, wie zerstörerisch die eigenen Leiden sein können, sei dahin gestellt, vielleicht ist es nur der verzweifelte Versuch, das Gute im Bösen zu sehen. Wie auch immer. Neben den Schilderungen des „persönlichen Krankheitserlebnisses" finden wir bei Nietzsche noch allgemeine Meditationen über den „Ursprung von Krankheiten", ferner Überlegungen über den „Wert der Krankheiten", über pathologische „Strategien der Leidverarbeitung" – wenn z.B. ein Leidender andere ungerechtfertigter Weise für sein Leid verantwortlich macht – und weiters hält der Therapeut Nietzsche noch praktische „Ratschläge für Kranke" bereit. (vgl. Cermak 1993, 216–227)

Aus dem sehr dichten und vielfältig verschlungenen Material zum Thema Gesundheit, Krankheit, Diagnostik, Therapie und Genesung, das sich im Werk Nietzsches aufspüren lässt, gibt es eine Perspektive, die für uns von besonderem Interesse ist. Die Frage, welche Aspekte der Philosophie Nietzsches den Charakter einer kognitiven Selbstmedikation haben, und wie die noetischen Ressourcen[31] genau aussehen, die Nietzsche mobilisiert und mit denen er ein Stück weit seine eigenen Wunden und Leiden versorgt. Zur Klärung dieser Frage soll zunächst auf Nietzsches vielfältige Leidenszustände eingegangen werden, dabei wird zwischen existentiellen Nöten, psychischem und physischem Leid nicht unterschieden (vgl. Poltrum u. Musalek 2008, 26 f.). Zum einen weil Nietzsche da selber nicht streng unterschied, und zum anderen, weil Leid und Krankheit immer den ganzen Menschen treffen. Was hier besonders interessiert, sind die philosophischen Abwehrmechanismen und Abwehrstrategien die Nietzsche wählt, um nicht an seinem Leid zu zerbrechen. Damit soll aber keinesfalls an der philosophischen Geltung und an der Gültigkeit jener Theoreme der nietzscheanischen Philosophie gezweifelt werden, die als „Abwehrmechanismen" (vgl. Freud, A. 1936) gegen seine Leiderfahrungen mobilisiert wurden. Die Genese und mögliche Rekonstruktion eines philosophischen Theorems aus der Biographie eines Denkers sagt nichts über die Geltung des genetisch rekonstruierten Theorems aus. Im Falle Nietzsches verbindet sich die Frage nach Genesis und Geltung sogar auf sehr glückliche Weise, denn Teile seiner Philosophie, die den Charakter der kognitiven Selbstmedikation angesichts mannigfaltiger Leidenszustände haben und genetisch so erklärt werden könnten, haben auch in ihrer philosophischen Substanz Geltung, wie noch zu zeigen sein wird. Was im Falle Nietzsches psychologisch erklärt werden könnte, kann hier nicht psychologistisch wegerklärt werden, denn das im Rahmen der kognitiven Selbstmedikation Entdeckte hat im Falle Nietzsches objektive Relevanz. Anders gesagt: Beim Versorgen der eigenen Wunden entdeckt Nietzsche gültige Wahrheiten. Die Tatsache, dass die entdeckten Wahrheiten beim Verarzten oder durch die Notwendigkeit der Wundversorgung entdeckt wurden, ändert nichts daran, dass die Erkenntnisse wahr sind.

31 Vgl. diese Arbeit Abschnitt III, Kapitel 3.

1.2. Einsamkeit, Stimmungsschwankungen, Krankheitssymptome

Es gibt ein Porträt von Edward Munch, dass Friedrich Nietzsche darstellt. Munch porträtierte Nietzsche 1906 anhand einer Fotographie und stellte den Philosophen auf einer Brücke stehend, in einen Abgrund blickend dar. Die expressionistische Darstellung, die den Denker wie in ein großes Nichts starrend zeigt, könnte als die Illustration zu einem Gedicht Nietzsches aus dem Jahre 1888 gelesen werden. Nietzsche: „An der Brücke stand / jüngst ich in brauner Nacht. / Fernher kam Gesang: / goldener Tropfen quoll's / über die zitternde Fläche weg. / Gondeln, Lichter, Musik – trunken schwamm's in die / Dämmrung hinaus … // Meine Seele, ein Saitenspiel, / sang sich, unsichtbar berührt, / heimlich ein Gondellied dazu, / zitternd vor bunter Seligkeit. / – Hörte Jemand ihr zu? … ." (Nietzsche 1994, 34)

Nietzsches Einsamkeit, die neben der Lebenssehnsucht sicher auch aus diesem Gedicht spricht, lässt sich zum einen psychologisch erklären und zum anderen aus philosophischer Notwendigkeit heraus verstehen, darauf hat Karl Jaspers (1935) in seiner Nietzschestudie hingewiesen. Zwei Perspektiven, die sich nicht unbedingt genau auseinander halten lassen. Der große Anspruch und Maßstab, den Nietzsche an sich und an andere Menschen anlegte, der große Wahrheitswille, wie es Jaspers nennt (ebd. 85), machte Nietzsche „über die Maßen empfindlich", für eigene Mängel und die Mängel anderer. Aus Stolz, möglicherweise verletztem Stolz, brach Nietzsche Beziehungen vorzeitig ab und habe die Tendenz gehabt, sich nur mit wahren Größen einzulassen. Nietzsche sei hilfsbereit, liebenswürdig und aufmerksam gegenüber anderen gewesen, so wird er von Jaspers porträtiert, aber im letzten ohne wirkliche Bindung an das „Selbstsein des Anderen" geblieben (ebd. 86). Eine mangelnde Bereitschaft zu wirklicher Kommunikation und eine leichte Kränkbarkeit hätten Nietzsche zum Rückzug von anderen und damit in die Einsamkeit geführt. Von der psychologischen Deutung und Erklärung der Einsamkeit Nietzsches hebt Jaspers jene Einsamkeit ab, die aus der Notwendigkeit der Aufgabe heraus entstand, die sich Nietzsche selbst stellte (ebd. 87). Nietzsche wollte zu einer neuartigen und radikalen Erkenntnis durchdringen und war sich bewusst, dass so ein Lebensentwurf Exerzitien des Alleinseins abverlangte. Radikales Philosophieren fordert ein radikales Leben, das den Preis der Einsamkeit zahlt. Eine Bindung und Verpflichtung gegenüber einer Aufgabe, welche reale Bindungen an Mitmenschen zurückstellt. Jaspers meint, dass Nietzsches selbst gewählte Einsamkeit weniger psychologisch, aus der Unfähigkeit zu zwischenmenschlichen Bindungen zu deuten ist, sondern aus der von Nietzsche selbst gestellten Aufgabe des Philosophierens. Darüber gibt Nietzsche auch selber Auskunft: „Die Antinomie meiner … Lage und Existenzform … liegt darin, dass alles das, was ich als philosophus radicalis *nötig* habe – Freiheit von Beruf, Weib, Kind, Vaterland, Glauben usw. usw. ich als ebensoviele *Entbehrungen* empfinde, insofern ich glücklicher Weise ein lebendiges Wesen und nicht bloß eine Analysiermaschine bin." (an Overbeck 14.11.1886, ebd. 87) Wie immer auch der Grund der Einsamkeit gedeutet wird, so ist offensichtlich, dass Nietzsche zeitweise extrem unter dieser litt. Einsamkeit, so berichtet Lou Andreas Salomé, „war der erste starke Eindruck, durch den Nietzsches Erscheinung fesselte." (Salomé 1966, 100) Die Bekenntnisse der Vereinsamung ziehen sich durch viele Jahre (ebd. 77). Seine Briefe geben berededtes Zeugnis davon. 1886 schreibt er an Overbeck: „Wenn ich Dir einen Begriff meines Gefühls von *Einsamkeit* geben könnte! Unter den Lebenden so wenig als unter den *Toten* habe ich jemanden, mit dem ich mich verwandt fühlte. Dies ist unbeschreiblich schauerlich ..." (5.8.1886); 1888 schreibt er in einem anderen Brief: „Es kommt so selten noch eine freundliche Stimme zu mir. Ich bin jetzt allein, absurd allein … Und Jahre lang kein Labsal, kein Tropfen Menschlichkeit, nicht ein Hauch von Liebe" (an v. Sydlitz 12.2.1888); Oder: „Für den Einsamen ist schon Lärm ein Trost"; An anderer Stelle: „Nun lebt keiner mehr, der mich liebt; wie sollte ich noch das Leben lieben!" (Nietzsche bei Jaspers 1935, 91) Trotz dem in diesen Zeilen verbürgten Leiden an der Einsamkeit scheint es, dass Nietzsche mit diesem Leid irgendwie zurechtkam und nur hin und wieder unter der Last des Alleinseins litt, zumindest ist das der Schluss, den Jaspers aus einigen anderen Belegstellen zieht, in denen Nietzsche mit heroischer Geste über Einsamkeit philosophiert, wie z.B. in Ecce Homo, wo es heißt: „Der geringste Zwang, die düstre Miene, irgend ein harter Ton im Halse sind alles Einwände gegen einen Menschen, um wie viel mehr gegen sein Werk! … Man darf keine Nerven haben … Auch an der Einsamkeit *leiden* ist ein Einwand, – ich habe immer nur an der „Vielsamkeit" gelitten …" (Nietzsche 1888a, 297)

Neben der Einsamkeit litt Nietzsche an sehr vielen unterschiedlichen psychischen und körperlichen Beschwerden. Was die psychischen Symptome anbelangt, sind dabei die sehr ausgeprägten Stimmungsschwankungen, extreme Phasen von Hochs und Tiefs hervorstechend. Jaspers nennt es den Gegensatz zwischen den *„gesteigerten Zuständen* einer schöpferischen

Seinserfahrung und der furchtbaren Melancholie *depressiver* Wochen und Monate". (Jaspers 1935, 96) Nietzsche selbst spricht rückblickend auf diese Stimmungsschwankungen davon: „Die Vehemenz der inneren Schwingungen war erschrecklich die letzten Jahre hindurch." (14.12.1887) (ebd.) „Ich war in einem wahren *Abgrund* von Gefühlen, aber ich habe mich ziemlich senkrecht aus dieser Tiefe in meine Höhe erhoben ..." (an Overbeck 3.2.1883) oder: „Es ist wieder Nacht um mich; ..." (11.3.1883) (Jaspers 1935, 96 f.); zur Inspiration: „Eine Entzückung, deren ungeheure Spannung sich mitunter in einen Thränenstrom auslöst, ... ein vollkommnes Ausser-sich-sein mit dem distinktesten Bewusstsein einer Unzahl feiner Schauder und Überrieselungen bis in die Fusszehen; eine Glückstiefe, (...) Alles bietet sich als der nächste, der richtigste, der einfachste Ausdruck." (Nietzsche 1888a, 339 f.) Unter dieser Erfahrung der Inspiration sind die ersten drei Bücher des *Zarathustra* entstanden, das belegen die zur selben Zeit entstandenen Briefe (Jaspers 1935, 96) und wird von Nietzsche in *Ecce Homo* berichtet (ebd. 340 f.). Die Zeit nach der Zarathustrainspiration war dafür wieder ein „Nothstand ohne Gleichen" (ebd. 341 f.). Zu Nietzsches zyklothymer Gemütslage kam im Laufe des Jahres 1888, ein Jahr vor seinem „geistigen" Zusammenbruch Anfang Jänner 1889 in Turin, eine neue Wesensfarbe dazu. Seine Briefe wurden schroffer und aggressiver und sein Gemütsspektrum erweiterte sich um eine neue Art der Euphorie, die mit der Inspiration der Zarathustrazeit wenig gemein hatte. Die Erregung zeichnete sich jetzt durch „gesteigerte Aggressivität, Drastik und Maßlosigkeit" aus, wie Jaspers (1935, 99) bemerkt.

Was die genaue Analyse der vielen körperlichen und psychischen Symptome Nietzsches anbelangt, seine therapeutischen Fremd- und Selbstversuche, das Meer der medizinisch-pathographischen Untersuchungen zu seinem Fall, sei an dieser Stelle auf die ausgezeichnete Studie von Pia Daniela Volz „Nietzsche im Labyrinth seiner Krankheit. Eine medizinisch-biographische Untersuchung" (1990) verwiesen, welche mit Abstand die umfangreichste und beste Studie zum Thema Nietzsche und seine Krankheiten darstellt. Ein sehr lebendiges Bild der vielen körperlichen Gebrechen, an denen Nietzsche im Laufe der Zeit laborierte, insbesondere seines neurasthenisch-hypochondrischen Charakters, wird von Stefan Zweig gezeichnet. Stefan Zweig dürfte die meisten Symptome aus Selbstbeschreibungen Nietzsches gewonnen haben, das belegt das Kapitel „Apologie der Krankheit", das sich in der Nietzschestudie (vgl. Zweig 1925, 236–326) von Zweig findet sehr gut, da immer wieder Originalzitate Nietzsches in die Beschreibungen Zweigs eingeflochten sind. Aus darstellungsdidaktischen Gründen hier ein längeres Zitat von Stefan Zweig, welches den Patienten und die vielen Leiden Nietzsches sehr gut greifbar und anschaulich macht.

> „Unzählbar die Schreie des gemarterten Körpers. … Kopfschmerzen, betäubend hämmernde Kopfschmerzen, die für Tage den Taumelnden sinnlos hinschlagen auf Sofa und Bett, Magenkrämpfe mit blutigem Erbrechen, Migränen, Fieber, Appetitlosigkeiten, Müdigkeiten, Hämorrhoiden, Darmstockungen, Schüttelfröste, Nachtschweiß – ein grausiger Kreislauf. Dazu die ‚dreiviertel blinden Augen', die bei der geringsten Anstrengung sofort anschwellen und zu tränen beginnen und dem geistigen Arbeiter nur ‚anderthalb Stunden Augenlicht täglich erlauben'." (Zweig 1925, 247) „Diese unheimliche, geradezu dämonische Überempfindlichkeit von Nietzsches Nerven, die schon die flüchtigst verzitternden, für andere tief unter der Schwelle des Bewusstseins dämmernden Nuancen deutlich als Schmerz auswägen, ist seiner Leiden einzige Wurzel und ebenso Urzelle seiner genialen Wertungsfähigkeit. Bei ihm muß es gar nichts Substantielles sein, kein wirklicher Affekt, der das Blut schon zu physiologischer Reaktion aufzucken lässt – die bloße Luft mit ihren stündlichen Veränderungen meteorologischer Natur wird schon Ursache unendlicher Peinigungen. Vielleicht war überhaupt noch niemals ein geistiger Mensch so sehr atmosphärisch empfindlich, so schreckhaft wissend um jede Spannung und Schwankung der meteorologischen Vorgänge, so ganz Manometer, Quecksilber und Reizbarkeit: … Seine Nerven melden jeden Meter Höhe, jeden Druck des Wetters sofort als Schmerz in den Organen und reagieren mit rebellischem Takt auf jede Revolte in der Natur. Regen, verdüsteter Himmel deprimieren seine Vitalität (‚bedeckter Himmel setzt mich tief herab'), Belastung mit tiefen Wolken spürt er bis hinab in die Gedärme, Regen ‚depotenziert', Feuchtigkeit ermattet, Trockenheit belebt, Sonne erlöst, Winter ist eine Art Starrkrampf und Tod. Nie steht die zitternde Barometernadel seiner aprilhaft wetterschwankenden Nerven jemals still: am ehesten noch in wolkenloser Landschaft, auf den windstillen Hochplateaus des Engadin." (Zweig 1925, 250)

Getrieben von dieser Wetterfühligkeit und klimatischen Abhängigkeit seiner Nerven, die für den neurasthenischen Charakter[32] Nietzsches sprechen oder positiv formuliert für die Sorge um „die günstigen klimatischen Vorbedingungen für sein Schaffen" stehen (Bollnow 2009, 45 f. u. 101), reiste Nietzsche zwischen 1879 und 1889 den für seine Gemütsverfassung jeweils optimalen klimatischen Bedingungen nach. Sieben Jahre lang verbrachte Nietzsche den Sommer in der Schweiz, in Sils Maria, im Winter weilte er vorwiegend in Italien (Genua, Rapallo, Turin) und in Nizza, bis er schließlich Anfang des Jahres 1889 in Turin zusammenbrach. Am Bahnhof in Turin sah Nietzsche, der sein Leben lang gegen Mitleidsgefühle wetterte, wie ein Pferd von einem Kutscher blutig gepeitscht wurde, und warf sich dem Tier mitleidsvoll um den Hals. Vermutlich wollte er das Tier vor den Schlägen des Kutschers bewahren. Wenn man bedenkt, dass die Peitsche in Nietzsches Biographie und Werk hin und wieder eine Rolle spielte, dann hat dieser Zusammenbruch einen Sinnüberschuss, den man kaum erschließen kann. Zunächst ist da die ironische Fotographie, die auf Betreiben von Nietzsche in Luzern im Mai 1882 entstand und Nietzsche und Paul Rée zeigt, wie sie einen kleinen Wagen halten, auf dem Lou Andreas Salomé mit einer Peitsche in der Hand sitzt. Reé und Nietzsche haben Lou beide sehr verehrt und ihr jeweils einen Heiratsantrag gemacht (Frenzel 1966, 103 f.). Neben dieser fotographischen Peitschenszene gibt es das berühmt-berüchtigte Peitschenzitat im *Zarathustra*, in dem ein altes Weiblein Zarathustra „zum Danke eine kleine Wahrheit" über Frauen mitteilt, wie es dort heißt: „Du gehst zu Frauen? Vergiß die Peitsche nicht." (Nietzsche 1883-85, 60) Über dieses Zitat ist viel gesagt und spekuliert worden (vgl. Diethe 2000 u. Schmidt 1994). Annemarie Pieper (1990) hat darauf verwiesen, dass das Zitat neben der üblichen Deutung, dass, wer zu einer Frau gehe, eine Peitsche mitnehmen solle, auch bedeuten könnte, dass man Acht geben müsse, wenn man zu Frauen geht, da diese eine Peitsche haben. Die zweite Deutung zeichnet kein viel besseres Frauenbild Nietzsches, bringt jedoch eine nicht unerhebliche Sinnverschiebung mit sich, sollte in dieses Zitat überhaupt Nietzsches eigene Meinung über Frauen einfließen – da ja nicht unbedingt alle im *Zarathustra* auftauchenden Figuren und Sprecher Nietzsches eigene Ansichten wiedergeben. Darüber hinaus muss noch bedacht werden, wenn man dem Sinnüberschuss gerecht werden

32 Vgl. diese Arbeit Abschnitt VIII, Kapitel 4.1.

möchte, der möglicherweise in Nietzsches Zusammenbruchszene in Turin beim Anblick eines gepeitschten Pferdes liegt, dass Nietzsche als gelernter Altphilologe sicherlich den Holzschnitt Hans Baldung Griens aus dem Jahr 1513 kannte, der die Hetäre Phyllis zeigt, wie sie mit der Peitsche in der Hand auf dem auf allen Vieren kriechenden Aristoteles reitet. Das Bild und die dazugehörige mittelhochdeutsche Mär eines unbekannten höfischen Dichters, die Nietzsche ebenfalls gekannt haben dürfte, erzählt die Geschichte, wie sich der junge Alexander der Große in Phyllis verliebte. Sein philosophischer Lehrer Aristoteles sah dies ungern und intervenierte diesbezüglich beim Vater Alexanders, dem mazedonischen König Philipp II., der daraufhin die Liebe zwischen Phyllis und Alexander unterband. Aus Rache verführte daraufhin die verkleidete Phyllis Aristoteles, dessen Liebestollheit den Philosophen dann sogar so weit brachte, dass er Phyllis den Wunsch erfüllte, auf ihm mit einer Peitsche in der Hand zu reiten. So machte Phyllis Aristoteles in der Öffentlichkeit lächerlich, frei nach dem Motto: ‚seht her, weit kann es mit der Weisheit der Philosophie nicht sein, denn mit verliebten Philosophen kann man alles machen'.

Ob Nietzsche in der Peitschenszene am Turiner Bahnhof die anderen Peitschenszenen vor Augen hatte, kann niemand seriös sagen. Interessant wäre auf jeden Fall gewesen, was Nietzsche, wäre er damals nach dem Zusammenbruch noch in der Lage gewesen, ernsthaft über sich und seine Beschwerden zu reflektieren, gesagt hätte, hätte man ihn zum Thema Peitsche frei assoziieren lassen. Ohne diese Assoziationen ist es am wahrscheinlichsten, dass er in dieser Szene vielleicht nur darum so großes Mitleid mit dem Pferd empfand, weil er sich, ähnlich wie das Pferd, durch seine vielen psychischen und körperlichen Beschwerden als ein vom Leben Gepeitschter erlebte. Hat er doch einmal gemeint: „In allen Lebensaltern war der Überschuß des Leidens ungeheuer bei mir" (Nietzsche bei Zweig 1925, 247).

An was für Störungen Nietzsche genau litt und welchen Krankheitskategorien sich diese zuordnen lassen würden, bleibt ein Stück weit ungeklärt. Die Literatur und Krankengeschichte zum Fall Nietzsche ist immens und die Anzahl der unterschiedlichsten Diagnosen, die er im Laufe der Jahre posthum umgehängt bekommen hat, ist ebenfalls sehr groß (vgl. Volz 1990). Abschließend sei hier noch einmal Karl Jaspers zitiert, der mit seiner sehr subtilen Studie Nietzsche vielleicht am ehesten gerecht wird (vgl. Bormuth 2007):

„Es ist für die Auffassung Nietzsches nicht notwendig, eine *Diagnose* zu wissen, aber wesentlich ist erstens, dass die Geisteskrankheit Ende 1888 eine organische Hirnerkrankung und aus äußeren Ursachen, nicht aus innerer Anlage entsprungen ist, zweitens, dass Mitte 1880 wahrscheinlich ein biologischer Faktor Nietzsches geistige Gesamtkonstitution verwandelt, drittens, dass das Jahr 1888 unmittelbar vor der sogleich zu tiefem Verfall führenden Geisteskrankeit liegt und in seiner Stimmung, seinem Verhalten Veränderungen zeigt, die gegenüber allem Vorhergehenden etwas Neues sind. Will man Diagnosen, so ist mit ganz überwiegender Wahrscheinlichkeit die Geisteskrankheit von Ende 1888 eine Paralyse. Im übrigen hat man einen schweren in Arme und Zähne ziehenden ‚Rheumatismus' von 1865 für eine durch Infektion bedingte Meningitis gehalten, die Anfälle für Migräne (was sie als Symptomenkomplex ohne Zweifel zum Teil sind; jedoch ist die Frage, ob sie als Ganzes einem anderen Kranksein als Symptom angehören), die Krankheitserscheinungen ab 1873 für einen psychoneurotischen Prozeß auf Grund seiner inneren Loslösung von R. Wagner, die Wandlung von 1880–82 für die ersten Erscheinungen der späteren Paralyse, viele Rauscherscheinungen der späteren Zeit und gar den Zusammenbruch selbst für eine Folge von Giften (insbesondere Haschisch). Nach dem Prinzip, soweit wie möglich Krankheitserscheinungen aus einer einzigen Ursache abzuleiten, würde das Bild entstehen, dass von 1866 an alle Erkrankungen Stadien auf dem Wege seien, dessen Ende die Paralyse wurde. Jedoch ist das ganz fraglich. Für eine philosophisch relevante Auffassung Nietzsches kommen medizinische Kategorien nur in Frage, wenn sie zweifelsfrei sind: diese Diagnosen sind es nicht, mit Ausnahme dessen, dass die abschließende Geisteskrankheit fast gewiß eine Paralyse war." (Jaspers 1935, 100 f.)

1.3. Ressourcendiagnostik. Nietzsches noogene Ressourcen

Bevor wir zur ressourcendiagnostischen Betrachtung Nietzsches übergehen, sind ein paar biographische Hintergründe hilfreich: Von 1869–1879 war Nietzsche Professor für Philologie an der Universität Basel. 1873 begannen die Krankheitszustände, die ihn 1876–77 zu einem Jahr Erholungsurlaub veranlassten (vgl. Jaspers 1935, 34). 1879, mit 35 Jahren, war Nietzsche aufgrund seiner Krankheit gezwungen, seine Professur niederzulegen und mit einer kleinen ‚Invalidenpension' der Basler Universität als ‚Frühpensionist' auszukommen. Von 1879–1889 reiste Nietzsche, der weder ein eigenes Bett noch eine Bleibe besaß, von Ort zu Ort, dem für seine Beschwerden jeweils günstigsten Klima nach. Im Januar 1889 erfolgte der geistige Zusammenbruch und die letzten zehn Jahre seines Lebens verbrachte er, zunächst von seiner Mutter, dann von der Schwester gepflegt, mehr oder weniger in geistiger Umnachtung.

Doch drehen wir die Uhr noch einmal zurück, in die Zeit vor Nietzsches Zusammenbruch. Neben der Diagnostik der Störungen, Krankheiten und Defizite ist es sinnvoll, auch die Ressourcen zu diagnostizieren, das hervorzuheben und bewusst zu machen, was trotz Morbus, Beschwerde und Irritation noch gesund und vital ist. Da gibt es bei Nietzsche einiges zu verzeichnen. Einmal seine große Sprachbegabung, die Gottfried Benn veranlasste zu sagen, dass Nietzsche „seit Luther das größte deutsche Sprachgenie" war. (vgl. Benn 1966, 138) Nietzsche hat nicht nur eine sehr gute Schulbildung genossen, mit ungewöhnlich hervorragenden humanistischen Lehrern, z.B. im Internat in Schulpforta, sondern war schon als Student offensichtlich so herausragend, dass er aufgrund der Empfehlung seines Universitätslehrers Ritschls mit 24 Jahren, noch vor Abschluss der Promotion, zum außerordentlichen Professor für Philologie an die Universität Basel berufen wurde. Im Empfehlungsschreiben Ritschls lesen wir:

> „(...) so viele junge Kräfte ich auch seit nunmehr 39 Jahren unter meinen Augen sich habe entwickeln sehn: *noch nie* habe ich einen jungen Mann gekannt ..., der *so* früh und *so* jung schon *so* reif gewesen wäre, wie diesen Nietzsche ... Bleibt er, was Gott gebe, lange leben, so prophezeie ich, dass er dereinst im vordersten Range der deutschen Philologie stehen wird. Er ist jetzt 24 Jahre alt: stark, rüstig, gesund, tapfer von Körper und Charakter ... Er ist der Abgott ... der ganzen jungen Philologenwelt hier in Leipzig. Sie werden sagen, ich schildere eine Art von Phänomen; nun ja, er ist das auch; dabei liebenswürdig und bescheiden" (...) „Er wird alles können, was er will (...)." (Ritschl bei Jaspers 1935, 33)

Neben der hier angesprochenen herausragenden Intelligenz besaß Nietzsche eine ausgeprägte Leidenschaft für die Musik und eine sehr hohe Affizierbarkeit für Inspirationen jedweder Art. An Peter Gast schreibt er: „Musik (...) macht mich von mir los, sie ernüchtert mich von mir ... sie verstärkt mich dabei und jedes Mal kommt hinter einem Abend Musik ein Morgen voll resoluter Einsichten und Einfälle ... Das Leben ohne Musik ist ein Irrtum, eine Strapaze, ein Exil" (15.1.1988) (Jaspers 1935, 36). Die in unserem Kontext wichtigste Ressource ist jedoch sicher Nietzsches philosophische Beschäftigung mit den Themen Gesundheit, Krankheit, Leid und Genesung, die bei ihm im Sinne einer subjektiven Krankheitstheorie stets auch die geistige Auseinandersetzung und Stellungnahme zu seinen vielen Störungen und Beschwerden umfasste. Nicht körperliche und psychische Beschwerden sind für Nietzsche Zeichen einer Erkrankung, sondern der Umgang mit diesen Beschwerden zeigt, ob jemand krank ist oder nicht. Dies geht so weit, dass Nietzsche von sich behaupten konnte: „Als summa summarum war ich gesund (...)." (Nietzsche 1888a, 266) und „Es fehlt jeder krankhafte Zug an mir; ich bin selbst in Zeiten schwerer Krankheit nicht krankhaft geworden (...)" (Nietzsche 1888a, 296). Nietzsche hat zwar an diversen Symptomen gelitten und laboriert, wie er selber zugibt, er war aber nicht „krankhaft" – denn krankhaft zu sein, das ist für den Philosophen Nietzsche eine geistige Kategorie. Ob der Körper fault und schimmelt, die Seele leidet und schmachtet, ist noch nicht Zeichen dafür, ob jemand auch krank ist. Wirklich „krankhaft" ist man nur, wenn der faulende und schimmelnde Leib oder die geknechtete Seele auch den Geist annagt und man zum Verneiner des Lebens und Ankläger der Welt wird. Solange man die Plagen des Körpers und der Seele, die Attentate, die das Psychophysikum auf den Geist ausübt, erträgt und dabei nicht zum Pessimisten wird, solange ist man nicht krankhaft. Darüber hinaus hat die Krankheit noch einen anderen Wert. Wer ständig gesund ist, merkt gar nichts von der Kostbarkeit der Gesundheit. Erst wenn die Gesundheit der Krankheit immer wieder hart abgerungen werden muss, lernt man die eigentliche Qualität und das Geschenk der Gesundheit kennen. Nietzsche beschreibt damit das, was man als postmorbide Verlebendigung oder, im Falle einer gelungenen Psychotherapie, als Heilung plus oder als posttherapeutische Verlebendigung bezeichnen könnte. Jemand wird nicht nur gesund, sondern nach überwundener Störung gesünder als gesund (vgl. auch Zweig 1925, 256), weil der Wert und das Gut der Gesundheit bewusst aufleuchtet:

> „(...) für einen typisch Gesunden kann umgekehrt Kranksein sogar ein energisches Stimulans zum Leben, zum Mehr-leben sein. So in der That erscheint mir *jetzt* jene lange Krankheits-Zeit: ich entdeckte das Leben gleichsam neu, mich selber eingerechnet, ich schmeckte alle guten und

> selbst kleinen Dinge, wie sie Andre nicht leicht schmecken könnten, – ich machte aus meinem Willen zur Gesundheit, zum *Leben* meine Philosophie (…).“ (Nietzsche 1888a, 266 f.)

Nietzsche wurde durch seine vielen Beschwerden, dem ist er sich bewusst, zu dem Philosophen, der er wurde, und ohne die wechselvolle Geschichte von Gesundheit und Krankheit wäre er zu seinen wirklich tiefen Einsichten nicht durchgedrungen – auch dem ist er sich bewusst:

> „Man errät, daß ich nicht mit Undankbarkeit von jener Zeit schweren Siechtums Abschied nehmen möchte, deren Gewinn auch heute noch nicht für mich ausgeschöpft ist: so wie ich mir gut genug bewusst bin, was ich überhaupt in meiner wechselreichen Gesundheit vor allen Vierschrötigen des Geistes voraus habe. Ein Philosoph, der den Gang durch viele Gesundheiten gemacht hat und immer wieder macht, ist auch durch ebenso viele Philosophien hindurchgegangen: er kann eben nicht anders, als einen Zustand jedes Mal in die geistigste Form und Ferne umzusetzen, – diese Kunst der Transfiguration ist eben Philosophie. (…) Und was die Krankheit angeht: würden wir nicht fast zu fragen versucht sein, ob sie uns überhaupt entbehrlich ist? Erst der große Schmerz ist der letzte Befreier des Geistes (…). Erst der große Schmerz, jener lange langsame Schmerz, der sich Zeit nimmt, in dem wir gleichsam wie mit grünem Holze verbrannt werden, zwingt uns Philosophen, in unsere letzte Tiefe zu steigen (…). Ich zweifle, ob ein solcher Schmerz ‚verbessert' –; aber ich weiß, daß er uns *vertieft*.“ (Nietzsche, 1886, 7 f.)

Nietzsches postmorbide oder posttherapeutische Verlebendigung – genauer gesagt seine autoposttherapeutische Verlebendigung, da seine philosophischen Bemühungen ja auch in autotherapeutischer Absicht unternommen wurden – bzw. derjenige Gedanke, der als maßgebliche kognitive Selbstmedikation und Mobilisierung seiner ureigensten noetischen Ressource verstanden werden kann, ist der Gedanke der ewigen Wiederkehr. Nicht zufällig steht dieser Gedanke im *Zarathustra* unter der Überschrift „Der Genesende“, dort lesen wir: „Denn deine Tiere wissen es wohl, o Zarathustra, wer du bist und werden musst: siehe, *du bist der Lehrer der ewigen Wiederkunft* – das ist nun *dein* Schicksal! Daß du als der erste diese Lehre lehren mußt – wie sollte dies große Schicksal nicht auch deine größte Gefahr und Krankheit sein!“ (Nietzsche 1883-85, 210). Der Wiederkunftsgedanke hat etwas Gefährliches und Schicksalhaftes, wenn er über einen kommt. Was ist der Inhalt dieses Gedankens, was wird in ihm gedacht? „Ich komme wieder (...) – *nicht* zu einem neuen Leben oder besseren Leben oder ähnlichen Leben: – ich komme ewig wieder zu diesem gleichen und selbigen Leben (...)" (ebd. 211). Die Wiederkunftslehre versteht man nur dann, wenn man sich vergegenwärtigt, wie der Typus beschaffen ist, der diesen Gedanken ausspricht; wenn man sich also vor Augen hält, wer Zarathustra, der diesen Gedanken formuliert, vom Wesen her ist. Darüber erhalten wir in *Ecce Homo* Auskunft: „(...) Zarathustra (...) als Typus (...). Um diesen Typus zu verstehn, muss man sich zuerst seine physiologische Voraussetzung klar machen: sie ist das, was ich die *grosse Gesundheit* nenne" (Nietzsche 1888a, 337 f.). Die „grosse Gesundheit" ist etwas, das sich jenseits von klassisch verstandener Gesundheit und Krankheit abspielt, etwas, das jenseits physiologisch zu messender Größen und statistischer Normabweichungen, jenseits psychopathologisch beschreib- oder kategorisierbarer Phänomene liegt und bei Nietzsche meint, ob jemand zu seinem Leben ‚Ja' sagt, ob er es so bejaht, dass er wollen kann, dass genau dieses Leben noch unzählige Male wieder kehren soll. Wer diesen Gedanken bejahen kann, der ist gesund – ob er dann noch im physiologischen oder psychologischen Sinne krank ist, ist vollkommen nebensächlich. Der Wiederkunftsgedanke, von dem wir annehmen, dass er nicht nur durch Zarathustra ausgesprochen wurde, sondern von Nietzsche auch selber bejaht wurde, ist jene Überlegung, mit der sich Nietzsche sein Gesundsein bestätigte und aufrecht erhielt. Den Wiederkunftsgedanken, Nietzsches noetische Ressource, die Zarathustra, sein innerer Therapeut, sein psychotherapeutisches Alter Ego ausspricht, „die höchste Formel der Bejahung", der Lebensbejahung, „die überhaupt erreicht werden kann", fand Nietzsche in den Silser Bergen. Es war ein besonderer Tag und ein unheimliches Inspirationserlebnis (vgl. Nietzsche 1888a, 339 f.), als ihm der Gedanke an die ewige Wiederkehr, dieses absolute und bedingungslose Ja zum Leben kam.

„Ich ging an jenem Tage am See von Silvaplana durch die Wälder; bei einem mächtigen pyramidal aufgetürmten Block unweit Surlei machte ich Halt. Da kam mir dieser Gedanke" (Nietzsche 1888a, 335). Dieser Gedanke, der Nietzsche in den Silser Bergen kam, den er in der Folge oft variierte und der viele Deuter und Interpreten fand (z.B. Röd 2002, 86 f.; Löwith 1956; Löwith 1990, 196–205; Bollnow 2009, 179–182; Heidegger 1937, 255–472; Heidegger 1953, 119–122; Jaspers 1935, 350–367), war für ihn ein extremes

Befreiungserlebnis. Doch warum kommt Nietzsche nicht zum Schluss, dass die ewige Wiederkehr des Gleichen eine sinnlose Angelegenheit wäre und was findet er für eine Befreiung in dieser Überlegung? Wer diesen Gedanken als Aussage über das Sein versteht, übersieht das Entscheidende. Zwar hat Nietzsche selber zeitweise eine ontologische Deutung nahegelegt bzw. favorisiert, z.B. wenn er auf die Vorläufer dieses Gedankens, etwa auf Heraklit und die Stoa verwies (Nietzsche 1888a, 313). Dennoch, der Wiederkunftsgedanke ist mehr Ethik, Nietzsches ästhetische Ethik oder ethische Ästhetik, als Ontologie. Eine Lehre darüber, wie man leben soll, wenn man richtig leben möchte. Rüdiger Safranski bezeichnet den Wiederkunftsgedanken als Nietzsches „autosuggestives Hilfsmittel zur Lebensgestaltung", den Versuch, „dem Augenblick die Würde der Ewigkeit" zu geben (Safranski 2006/2007, 236 f.). Georg Simmel schreibt in seinem Text „Nietzsche und Kant", dass der Wiederkunftsgedanke Nietzsches „kategorischer Imperativ" sei (vgl. Simmel 1993). So leben, dass man wollen kann, dass sein Leben ewig wiederkehrt. Damit Nietzsches Lebensimperativ, seine Ethik, Gewicht bekommt, lässt er den Wiederkunftsgedanken auf der Bühne des Seins, der Ontologie und der Metaphysik auftreten (vgl. Safranski 2006/2007, 237). Spuren, welche eine ethisch-ästhetische Deutung nahelegen, finden sich u. a. in der Schrift *Die fröhliche Wissenschaft*, in der die Wiederkunftsidee zum ersten Mal formuliert wurde. Unter der Überschrift „Das größte Schwergewicht" entwickelt Nietzsche ein faszinierendes Gedankenexperiment, ein mögliches Aphrodisiakum des Daseins und eine die Existenz verlebendigende philosophische Injektion. Man stelle sich vor, wie es wäre,

> „wenn dir eines Tages oder Nachts ein Dämon in deine einsamste Einsamkeit nachschliche und dir sagte: ‚Dieses Leben, wie du es jetzt lebst und gelebt hast, wirst du noch einmal und noch unzählige Male leben müssen; und es wird nichts Neues daran sein, sondern jeder Schmerz und jede Lust und jeder Gedanke und Seufzer und alles unsäglich Kleine und Große deines Lebens muß dir wiederkommen, und alles in derselben Reihe und Folge – und ebenso diese Spinne und dieses Mondlicht zwischen den Bäumen, und ebenso dieser Augenblick und ich selber. Die ewige Sanduhr des Daseins wird immer wieder umgedreht – und du mit ihr, Stäubchen vom Staube!' – Würdest du dich nicht niederwerfen und mit den Zähnen knirschen und den Dämon verfluchen, der so redete? Oder

hast du einmal einen ungeheuren Augenblick erlebt, wo du ihm antworten würdest: ‚du bist ein Gott, und nie hörte ich Göttlicheres!' Wenn jener Gedanke über dich Gewalt bekäme, er würde dich, wie du bist, verwandeln und vielleicht zermalmen; die Frage bei allem und jedem: ‚willst du dies noch einmal und noch unzählige Male?' würde als das größte Schwergewicht auf deinem Handeln liegen! Oder wie müsstest du dir selber und dem Leben gut werden, um nach nichts mehr zu verlangen als nach dieser letzten ewigen Bestätigung und Besiegelung?" (Nietzsche 1886, 232)

Das Befreiende und ins Freie führende des Wiederkunftsgedankens liegt nicht nur darin, dass sich Nietzsche durch diese Überlegung sein eigenes Gesundsein und Nicht-„krankhaft"-sein beweisen konnte – wer ‚Ja' zur Wiederkunft sagt, ist gesund – sondern auch darin, dass Nietzsche mit diesem Gedanken den Nihilismus, das tiefe Gefühl der Sinnlosigkeit allen Seins, an dem er zeitweilig ebenfalls sehr litt, überwinden und behandeln konnte. Die Diagnose „Heraufkunft des Nihilismus" die der philosophische Psychopathologe Nietzsche seiner Zeit stellte und an welcher er selber litt, lässt sich auf mehreren Ebenen beschreiben und explizieren. Drei Ebenen seien genannt: der „europäische Nihilismus", der „Nihilismus als psychologischer Zustand" und der „Nihilismus in seiner furchtbarsten Form". „Was ich erzähle, ist die Geschichte der nächsten zwei Jahrhunderte. Ich beschreibe, was kommt, was nicht mehr anders kommen kann: die Heraufkunft des Nihilismus. (...) Unsere ganze europäische Kultur bewegt sich seit langem schon mit einer Tortur der Spannung, die von Jahrzehnt zu Jahrzehnt wächst, wie auf eine Katastrophe los: (...)." (Nietzsche 1884-88a, 2) Was Europa bevorsteht, das sah der Pastorensohn Nietzsche ganz klar. Der Glaube an eine übersinnliche Instanz, welche der Welt und dem Lauf der Dinge einen metaphysischen Sinn einhaucht und dem Menschen eine metaphysische Heimat garantiert, dieser Glaube wird bröckeln und einbrechen. Die Hypothese Gott und der Glaube an eine metaphysische Dimension werden unglaubwürdig werden, der moderne Atheismus wird Europa bevorstehen und die Kultur eine Zeit lang mit Leere und Nichts bedrohen. Nihilismus bedeutet, dass „die obersten Werte sich entwerthen. Es fehlt das Ziel. Es fehlt die Antwort auf das ‚Wozu'" (Nietzsche 1884-88b, 2). Der tolle Mensch verkündet das Ende der Metaphysik und den Tod Gottes. Dass Nietzsche diese Dinge nicht nur nüchtern kommentierte, sondern dass er vom Einbruch dieses Gedankens und von der drohenden metaphysischen Obdachlosigkeit selber auch emotional erschüttert wurde, davon kann sich jeder Nietzscheleser leicht überzeugen. Die Stimmungen und Gestimmtheiten, die aus seinen Texten sprechen, zeigen dies mit überdeutlicher Evidenz an. Die psychologische Dimension dieses historischen Einbruchs des Nihilismus tritt dann ein, meint Nietzsche, wenn

> „wir einen ‚Sinn' in allem Geschehen gesucht haben, der nicht darin ist: so dass der Sucher endlich den Mut verliert. (…) Was ist im Grunde geschehen? Das Gefühl der Wertlosigkeit wurde erzielt, als man begriff, dass weder mit dem Begriff ‚Zweck', noch mit dem Begriff ‚Einheit' noch mit dem Begriff ‚Wahrheit' der Gesamtcharakter des Daseins interpretiert werden darf. Es wird nichts damit erzielt und erreicht; es fehlt die übergreifende Einheit in der Vielheit des Geschehens: Der Charakter des Daseins ist nicht ‚wahr', (…) man hat schlechterdings keinen Grund mehr, eine wahre Welt sich einzureden (…). Kurz: die Kategorien, ‚Zweck', ‚Einheit', ‚Sein', mit denen wir der Welt einen Wert eingelegt haben, werden wieder von uns herausgezogen – und nun sieht die Welt wertlos aus (…)." (Nietzsche 1884-88b, 12)

Wenn es keinen Gott gibt und nie gab, dann ist aller vormalige Glaube und jeder metaphysische Übersinn ein vom Menschen in das Metaphysische projizierter Sinn gewesen, der nach dem Unglaubwürdigwerden der Metaphysik der Welt nun jeden Sinn raubt. Die Welt ist damit wertlos geworden. Die extremste und furchtbarste Variante eines damit sinnlos gewordenen Daseins wäre es, wenn sich das sinnlose Dasein ewig wiederholen würde. Der Nihilismus in seiner furchtbarsten Form ist demnach „(…) das Dasein, so wie es ist, ohne Sinn und Ziel, aber unvermeidlich wiederkehrend, ohne ein Finale ins Nichts: ‚die ewige Wiederkehr'. Das ist die extremste Form des Nihilismus: das Nichts (das ‚Sinnlose') ewig!" (Nietzsche 2007, 66). Und an dieser Stelle, den Nihilismus in seiner extremsten Variante durchdenkend, die ewige Verbannung zur sinnlosen Wiederholung der Sinnlosigkeit, schlägt die Überlegung und das Durchschreiten des Nihilismus in ein neues Prinzip der Wertsetzung um. Der Nihilismus ist für Nietzsche nur ein Durchgangssyndrom: „Der Nihilismus stellt einen pathologischen Zwischenzustand dar (–pathologisch ist die ungeheure Verallgemeinerung, der Schluß auf gar keinen Sinn–): (…)" (Nietzsche 1884-88b, 13). Der Diagnostiker, Patient und Therapeut des Nihilismus, der metaphysisch heimatlos gewordene Nietzsche finden nun ein neues Medium der Sinnsetzung: die ewige Wiederkehr. Wenn es schon keinen Übersinn gibt, kein vorgegebenes Ziel, keinen übergeordneten Zweck des Daseins, dann kann man dem Leben selber einen Sinn einhauchen. Das Prinzip und das Kriterium dieser Sinngebung ist dann die Frage bei allem und jedem, ob man wollen kann, dass das vom Menschen Gesetzte ewig wiederkehren soll. Damit ist Nietzsches Wiederkunftsgedanke, der Gedanke nach dem Verlust des Glaubens an die Ewigkeit, der Gedanke nach dem Verlust jeglichen metaphysischen Übersinns, und des dadurch entstandenen Nihilismus jener Gedanke, mit dem die Ewigkeit neu in die Endlichkeit hereingeholt wird. Die Transzendenz wird in die Immanenz hineingezogen und der Nihilismus überwunden. Wenn einer wollen kann, dass das Leben, das er lebt, ewig wiederkehrt, dann ist es vollkommen egal, ob es noch einen Übersinn gibt oder nicht, denn durch dieses Wollen Können hat das jeweils gelebte Leben eine Sinnbeglaubigung, die mehr wert ist als jede metaphysische Sinnbegründung.

Wer zum Wiederkunftsgedanken ‚Ja' sagen kann, der hat die „grosse Gesundheit" erreicht und jeden Nihilismus überwunden. Nietzsche beweist sich durch das Ja zum Wiederkunftsgedanken seine Gesundheit und überwindet damit auch seine „noogene Neurose", das Leiden an der Sinnlosigkeit des Lebens.[33] Selbst wenn man offen lassen will, ob Nietzsche die „grosse Gesundheit" selber erreicht hat oder nicht, lässt sich doch mit absoluter Gewissheit sagen, dass seine philosophischen Unternehmungen über weite Strecken *auch* eine Art noetisches Ringen mit Leiderfahrungen unterschiedlichster Art darstellen und Ausdruck eines Genesungsversuches sind.

Das Leben kann man aber nur dann bedingungslos bejahen, wenn man aus seinem Leben ein Kunstwerk macht (vgl. Poltrum 2005) und eine ästhetische Existenz führt, „denn nur als *ästhetisches Phänomen* ist das Dasein und die Welt ewig gerechtfertigt: –" (Nietzsche 1988, 47) und „als ästhetisches Phänomen ist uns das Dasein noch immer *erträglich*, und durch die Kunst ist uns Auge und Hand und vor allem das gute Gewissen dazu gegeben, aus uns selber ein solches Phänomen machen zu *können*" (Nietzsche 1886, 107). Weil man ein Kunstwerk immer wieder erleben möchte, weil es fasziniert, inspiriert und begeistert, ist der Gedanke, dass man wollen kann, dass das eigene Leben ewig wieder kehrt, dann existentiell begründet, wenn man ein Kunstwerk aus seiner Existenz macht: „Wir wollen ein Kunstwerk immer wieder

33 Vgl. diese Arbeit Abschnitt I, Kapitel 3.

erleben! So soll man sein Leben gestalten, dass man vor seinen einzelnen Theilen denselben Wunsch hat! Dies der Hauptgedanke!" (Nietzsche 1880-82, 165). Da die „Wahrheit" oft „hässlich" ist, haben wir die Kunst, „damit wir nicht an der Wahrheit zugrunde gehen" (Nietzsche 1980, 500). Wir haben die Kunst, den „guten Willen zum Scheine" (Nietzsche 1886, 124), dringend nötig. Wir müssen dem Hässlichen der Welt etwas entgegensetzen, das Rohe und Grausame gehört veredelt, dem Tod gehören die Giftzähne gezogen, Krankheit, Leid und Schmerz müssen ertragen und abgewehrt werden. Die Abwehr des Hässlichen und Bedrohlichen leistet von jeher die Kunst (vgl. Musalek u. Poltrum 2011; Poltrum u. Heuner 2015). Das Spitze und Scharfe muss abgerundet, geschliffen und abgestumpft werden, das leisten die dichterische Einbildungskraft und das Ausschmückungsvermögen der Kunst (vgl. Poltrum 2007 u. 2012). Die artistische Welterschließung und Lebensaneignung, Nietzsches „Artisten-Metaphysik" (Nietzsche 1988c 7, 11), zeichnet sich durch ein bedingungsloses Ja zum Diesseits und auch zum Tragischen aus, das zum Leben dazu gehört. Die „grosse Gesundheit", von der Nietzsche und Zarathustra sprechen, ist letztlich auch eine große Dankbarkeit gegenüber der Kunst, womit wir die Überlegungen zu Nietzsche schließen.

> „Was man den Künstlern ablernen soll. – Welche Mittel haben wir, uns die Dinge schön, anziehend, begehrenswert zu machen, wenn sie es nicht sind? – und ich meine, sie sind es an sich niemals! Hier haben wir von den Ärzten etwas zu lernen, wenn sie zum Beispiel das Bittere verdünnen oder Wein und Zucker in den Mischkrug tun; aber noch mehr von den Künstlern, welche eigentlich fortwährend darauf aus sind, solche Erfindungen und Kunststücke zu machen. Sich von den Dingen entfernen, bis man vieles von ihnen nicht mehr sieht und vieles hinzusehen muß, um *sie noch zu sehen* – oder die Dinge um die Ecke und wie in einem Ausschnitte sehen – oder sie so stellen, dass sie sich teilweise verstellen und nur perspektivische Durchblicke gestatten – oder sie durch gefärbtes Glas oder im Lichte der Abendröte anschauen – oder ihnen eine Oberfläche und Haut geben, welche keine volle Transparenz hat. Das alles sollen wir den Künstlern ablernen und im übrigen weiser sein als sie. Denn bei ihnen hört gewöhnlich diese ihre feine Kraft auf, wo die Kunst aufhört und das Leben beginnt; wir aber wollen die Dichter unseres Lebens sein, und im Kleinsten und Alltäglichsten zuerst!" (Nietzsche 1886, 198)

Zarathustra, Nietzsches therapeutisches Alter Ego, der erwachte Archetypus des inneren Heilers, das sollte diese Kapitel zu Nietzsche zeigen, verkündet die „grosse Gesundheit“, die immer dann da ist – selbst angesichts von Kummer, Krankheit und Leid –, wenn man ‚Ja‘ zum Leben sagt und in letzter Konsequenz dann auch sagen kann, dass das Leben, das man lebt, wiederkehren soll. Diese Überlegungen haben Nietzsche trotz vieler Beschwerden, Störungen und Krankheiten nach seinen eigenen Maßstäben gesund gehalten. Gesundheit ist damit in Nietzsches subjektiver Krankheits- und Gesundheitstheorie zu einer Kategorie des Geistes, zu einer noetischen Bestimmung aufgestiegen. Philosophische Überlegungen, Lebensphilosophien und Weltanschauungen können diese Gesundheit fördern oder hemmen. Philosophie wird damit zum Therapeutikum.

2. Schiller und Kant. Das Spiel mit der Schönheit

Für Friedrich Schiller, der auch Arzt war und bei Medikamenten-Verschreibungen zu hohen Dosierungen neigte (Emrich 2011, 277) war klar, dass es sich bei dem was die ästhetische Erfahrung leistet und beim Erlebnis der Kunst um medikamentenähnliche Wirkungen handelt und dass die entzweite Moderne einer Kritik durch die Ästhetik bedarf, denn nur der Schönheitserfahrung ist es letztlich zuzutrauen „Harmonie in die Gesellschaft“ zu bringen. (vgl. Habermas 1988, 63) Schillers Therapeutikum für die mit sich entzweite Kultur: Schönheit in hohen Dosen. Die spielerische Erfahrung der Schönheit, denn die Schönheitserfahrung hat sehr viel mit der Spielerfahrung zu tun, das war Schillers Überzeugung, mache den Menschen erst menschlich und human. Wer die Schönheit entdeckt hat, der wird des Menschen Freund, weil er sich beschenkt fühlt und das Gegebene an andere weitergeben möchte. Wen die Welt grüßt und küsst, für wen sie singt und lacht, der ist versöhnt. Darum soll man vor allem mit der Schönheit spielen. „(…) der Mensch soll mit der Schönheit *nur spielen*, und er soll *nur mit der Schönheit* spielen. Denn, um es endlich auf einmal herauszusagen, der Mensch spielt nur, wo er in voller Bedeutung des Worts Mensch ist, und er ist nur da ganz Mensch, wo er spielt. Dieser Satz (…), er wird, ich verspreche es Ihnen, das ganze Gebäude der ästhetischen Kunst und der noch schwierigern Lebenskunst tragen.“ (Schiller 1795, 63) Was passiert dem Menschen, wenn ihm das Schöne erscheint, wenn er in den Bann der ästhetischen Kontemplation und Erfahrung gezogen wird? Darauf gibt es sehr viele Antworten, die je nach historischem Kontext anders ausgefallen sind. Eine Welt, in der es Meerjungfrauen, Elfen und Feen gibt, hat eine andere Erklärung für das Beglückende der Schönheitserfahrung wie ein Weltverständnis, in dem sich der Mensch als Mittelpunkt des Seins erlebt und darum kein Platz mehr für die Transzendenz und Lebendigkeit der außermenschlichen Wirklichkeit ist. Was macht das Schöne mit den Menschen? Welche Macht hat es? Diese Antwort hängt vom Bezugsrahmen, der Deutung der Zeit und des Weltgeschehens, ab. Schiller z.B. stellte der Zeit, in der er lebte, folgende Diagnose: Die Aufklärung mit ihrem Rationalismus und der Forderung nach Pflichterfüllung hat zwei Extremvarianten von Menschen hervorgebracht. Den einen, der die Vernunftbetonung so ernst nimmt, dass er ständig Pflicht ruft, der das Leben durchrationalisiert und damit erstickt, der auf die Einhaltung der Form bedachte und dem „Formtrieb" gehorchende Buchhalter und Verwalter des Seins. Schiller nennt ihn den Barbaren – ein Begriff, der heute einen anderen Sinn hat –, dessen Leben aber im tiefsten Grunde lahmt und „Erschlaffung" ist. Das andere Zerrbild ist der Wilde, der sich um nichts kümmert als um bloßen Lustgewinn, ohne Verantwortungsbewusstsein dem „sinnlichen Trieb" folgt und an Ungehobeltheit, „Rohigkeit" zu viel hat. Verklemmter Geistmensch auf der einen, naturbelassener Bauer oder Prolet auf der anderen Seite. Der „Spieltrieb" und das ästhetische Tun des Homo ludens, der sich der Schönheitsinspiration hingibt, vermag die zwei verzerrten und verfehlten Formen menschlichen Existierens zu korrigieren. Dem Wilden fehlt der Ernst, weil er nur mit dem Sinnlichen und der Lust zu tun haben möchte, und dem Barbaren fehlt das Spiel, weil er zwanghaft am Vernunft- und Realitätsprinzip festhält. Das Spiel mit der Schönheit versöhnt und harmonisiert beide Zerrformen. „Sie sind also mit mir darin einig – sagt Schiller – und durch den Inhalt meiner vorigen Briefe überzeugt, daß sich der Mensch auf zwei entgegengesetzten Wegen von seiner Bestimmung entfernen könne, dass unser Zeitalter wirklich auf beiden Abwegen wandle und hier der Rohigkeit, dort der Erschlaffung und Verkehrtheit zum Raub geworden sei. Von dieser doppelten Verirrung soll es durch die Schönheit zurückgeführt werden. Wie kann aber die schöne Kultur beiden entgegengesetzten Gebrechen zugleich begegnen und zwei widersprechende Eigenschaften in sich vereinigen? Kann sie in dem Wilden die Natur in Fesseln legen und in dem Barbaren dieselbe in Freiheit setzen?" (Schiller 1795,

36) Ja, sie kann. Aber wie und warum? Diese Antwort ist nicht leicht. Sie bedarf einer Analyse dessen, was das Schöne ist. Für Schiller, das steht jedenfalls fest, ist die „Kunst eine Tochter der Freiheit" und durch das Erlebnis des Schönen gelangt man zur Erfahrung dieser Freiheit. Das Schöne ist Analogon zur Freiheit und vermag als „Freiheitsähnlichkeit" den Wilden und Barbaren von ihrer Fehlhaltung zu befreien. Der Wilde bekommt Distanz zur Tyrannei der rohen Sinnlichkeit, welcher er ja erliegt und der Barbar befreit sich vom Zwangsgedanken der Pflicht. Wie schafft das Ästhetische diese Befreiung? Das Ereignis des Schönen ist voll von Leichtigkeit, da ist nichts gezwungen, nichts gepresst und festgedrückt, da ist alles leicht, schwebend, gleitend, tanzend und elegant. Das Schöne ist schön, weil es frei und ungezwungen ist, weil es in Freiheit zur Erscheinung gelangt. Immer dann, wenn etwas so ist und sein kann, wie es ist, dann ist es schön. Am Beispiel von Pferd, Krug, Kleidung und Linie erläutert Schiller, wie Freiheit und Schönheit zusammengehen. Wir nennen ein rassiges Pferd oder den Anblick eines Pferdes dann schön, wenn das Tier voll in seiner Blüte steht, wenn aus seinen Bewegungen hervorspringt, dass es jede Faser seiner Muskeln beherrscht und die in ihm angelegte Natur frei zur Entfaltung bringen kann. Ein geschundener Ackergaul hingegen, dem die Last und Mühsaal seines Daseins eingeschrieben ist, erschreckt uns mehr und zieht die Empfindung des Mitleids nach sich, er rührt uns, aber nicht als Schönes. (Safranski 2004, 358) Ähnlich ist es mit den Gebrauchsdingen, auch hier spielt das Freie und Ungezwungene eine wichtige Rolle. „Schön ist ein Gefäß", schreibt Schiller, „wenn es, ohne seinem Begriff zu widersprechen, einem freien Spiel der Natur gleichsieht. Die Handhabe an einem Gefäß ist bloß des Gebrauchs wegen, also durch einen Begriff, da; soll aber das Gefäß schön sein, so muß diese Handhabe so ungezwungen und freiwillig daraus hervorspringen, dass man ihre Bestimmung vergisst. Ginge sie aber in einem rechten Winkel ab, verengte sich der weite Bauch plötzlich zu einem engen Hals und dergleichen, so würde diese abrupte Veränderung der Richtung allen Schein von Freiwilligkeit zerstören, und die Autonomie der Erscheinung würde verschwinden." (Schiller 2004, 420) Hat etwas den Charakter der Freiwilligkeit und Autonomie, bestimmt es und verfügt es spontan und frei über sich selbst, ist es leicht und nicht gezwungen, dann ist es schön und frei. Das Schöne ist die Freiheit und die Freiheit ist das Schöne. „Schönheit aber ist der einzige mögliche Ausdruck der Freiheit in der Erscheinung." (Schiller

1795, 97) Das Schöne ist genau aus diesem Grund Therapeutikum für den Wilden und den Barbaren, denn beide sind ja auf ihre Art unfrei. Der Wilde jagt dem Sinnlichen nach und ist vom Lustprinzip getrieben, der Barbar ist vernunftfixiert. Schiller, der Arzt war empfiehlt das Schöne als Medikament. Heute würde man sagen, in der Schau der Schönheit lernen beide das Loslassen. Der Wilde lässt das rohe Sinnliche ziehen und der Barbar die starre Vernunft. Im Spiel mit der Freiheit der Schönheit werden Fixierungen aufgebrochen. Das Schöne ist nämlich beides: Sinnlichkeit und Geist. Es entzündet die Sinne und begeistert für das Höhere im Menschen, ohne dabei zu verkrampfen und die Lust zu vergessen. Schiller entwirft, erschüttert und inspiriert durch die Ereignisse der Französischen Revolution, in der aus Freiheit, Gleichheit und Brüderlichkeit dann ja bekanntlich eine blutige Angelegenheit wurde, sogar die Idee eines „ästhetischen Staates". Um das Problem der Freiheit im Staate zu lösen, müsse man den Weg über die Ästhetik nehmen, „weil es die Schönheit ist, durch welche man zur Freiheit wandert." (Schiller 1795, 7) Zur unblutigen Verwirklichung der Freiheit, versteht sich, das muss im Kontext der Revolution festgehalten werden. Ein ganzes Programm zur „ästhetischen Erziehung des Menschen", eine auf ästhetischen Prämissen aufgebaute Befreiungspädagogik wird bei Schiller aus dieser Idee abgeleitet.

Nüchterner, pathosärmer, ohne feierliche Ergriffenheit und Rausch, aber durchaus schon den Aspekt der Freiheit innerhalb der ästhetischen Erfahrung betonend, klingt das alles bei Kant, von dem Schillers Ästhetik wesentlich lebt. Von Kant lernt Schiller, dass es unter anderem zwei wesentliche Weisen gibt, wie der „Verstand" und die „Einbildungskraft" miteinander interagieren. Im einen Fall kommt es dabei zur strengen begrifflichen Erkenntnis und im anderen Fall zur Erfahrung der Kunst. Folgen Einbildungskraft und Verstand strengen Regeln, dann wird das gesehene und erkannte Gebilde so geformt und in den Begriff eingebildet, dass es exakt in einen einzigen Begriff passt und auf einen letzten Begriff gebracht werden kann. Kant hat ein ganzes System von Erkenntnisbegriffen ausgearbeitet und aufgezeigt, wie das Erscheinende in Raum und Zeit angeschaut und moduliert werden muss, um auf diesen oder jenen Begriff zu passen. Nur ein Beispiel: Bei einer Kausalitätsbeziehung, immer dann, wenn wir den Begriff der Kausalität verwenden, dann ist das erscheinende Gebilde von der Einbildungskraft so schematisiert, dass auf das eine jederzeit das andere folgt. Kant beschreibt das Schema der Kausalität so: „Das Schema der Ursache und der Kausalität eines Dinges überhaupt ist das Reale, worauf, wenn es nach Belieben gesetzt wird, jederzeit etwas anderes folgt." (Kant 1781, 192) Den Begriff oder das Schema des Realen verwenden wir nach Kant, wenn es ein Ewas gibt, das ein Sein in der Zeit hat. „Realität ist im reinen Verstandesbegriffe das, was einer Empfindung überhaupt korrespondiert; dasjenige also, dessen Begriff an sich selbst ein Sein (in der Zeit) anzeigt." (Kant 1781, 191). Jeder Begriff hat etwas, das er begreift, und damit der Begriff und das Begriffene aufeinander passen, braucht es die Modulation der Einbildungskraft, denn die begriffene Materie ist gänzlich anderer Art wie das Geistige des Begriffs. Das Gleitmittel zwischen Begriff und Begriffenem ist bei Kant die Einbildungskraft. Das Begriffene wird durch die „transzendentalte Einbildungskraft" so moduliert, dass es in den Begriff passt. Die Erkenntnismaterie wird in den Begriff eingebildet. Bei strengen wissenschaftlichen Erkenntnissen ist es so, dass die Einbildungskraft nach vorgeschriebenen Regeln arbeitet. Wenn etwas kein „Sein (in der Zeit) anzeigt" oder auf das eine nicht „jederzeit etwas anderes folgt", dann passen die Begriffe der Realität und Kausalität nicht. Erkenntnis ist das strenge Zusammenspiel zwischen „Einbildungskraft und Verstand". In der ästhetischen Erfahrung hingegen ist das Verhältnis zwischen „Einbildungskraft und Verstand" kein strenges, sondern ein „freies Spiel". (vgl. Han, 2015, 30) „Die Erkenntniskräfte, die durch diese Vorstellung ins Spiel gesetzt werden, sind hierbei in einem freien Spiel, weil kein bestimmter Begriff sie auf eine besondere Erkenntnisregel einschränkt." (Kant 1790, 132) Jetzt ist es natürlich nicht so, dass die ästhetische Vorstellung eine fade, begriffslose und dumpfe Sache ist, im Gegenteil, ästhetische Objekte wirken höchst belebend und geben dem Betrachter sehr viel zu denken, zumindest bei gelungenen Kunstwerken ist das der Fall. Es ist nur so, dass diese vielen Begriffe, welche die schöne und inspirierende Vorstellung hervorbringt, nicht in einem letzten Begriff versammelt werden können, welcher das Gesehene, Gehörte oder Erdachte dann endgültig in die Einheit eines letzten Begriffs oder auf den Punkt bringen kann. Das ist aber durchaus kein Makel. Die ästhetische Vorstellung lebt ja gerade von der Belebung und Inspiration der Gemütskräfte und dem lustvollen, unabschließbaren Spiel zwischen Einbildungskraft und Verstand. Es gibt Seinsbereiche, da wollen wir Einheit, Eindeutigkeit und Merkmalsklarheit, und dann gibt es aber auch Wirklichkeitssphären, da ist diese Forderung unzulänglich und die große Katastrophe schlechthin. Bei naturwissenschaftlichen Objekten wollen wir Gewissheit und ja nicht, dass das vorliegende Etwas „so und auch so" sein könnte. Ist das, was ästhetische Objekte zu verstehen geben, „nur so und nicht auch anders", dann handelt es sich um Nekrosen, um totes Gewebe, Aktenordner oder sonst etwas, aber nicht um ästhetische Gegenstände. Eine gezackte Linie ist im einen Fall Teil eines gezeichneten Kunstwerks, im anderen Fall die Linie eines Elektrokardiogramms. Im Falle der Kunst darf und soll die Line zu mehreren Begriffen und Assoziationen inspirieren, im Falle eines internistischen Befunds möchten die wenigsten, dass ihr Kardiologe darin einen Herzinfarkt und auch keinen Herzinfarkt erkennt. Dort Spiel und hier strenge Regel zwischen Einbildungskraft und Verstand. Wenn die Einbildungskraft mit dem Verstand spielt, zum richtigen Zeitpunkt wohlgemerkt, dann ist das beglückend, verlebendigend und die Bereicherung des Lebens schlechthin. Das Schöne bewirkt dann „directe ein Gefühl der Beförderung des Lebens", meint Kant. (Kant 1790, 165) Der Genuss und der Lustgewinn aus dem Spiel der Einbildungskraft vitalisiert, macht frei und froh. (vgl. Menninghaus 2006) Nietzsche wird dann später sagen: „Die Kunst ist das große Stimulans zum Leben." (Nietzsche 1888, 83) Das Spiel mit der Schönheit leistet derart verschiedene Dinge, dafür bürgt die Tradition der Philosophischen Ästhetik, dass sich eines mit ganz großer Sicherheit sagen lässt: Die unterschiedlichen Überlegungen der großen Philosophen auf den kleinsten gemeinsamen Nenner gebracht können wir als fundamentum inconcussum festhalten: Das Schöne ist *das* Antidepressivum und Weckamin des Seins. Weil das Schöne das Leben am Guten und am Wahren orientiert, weil durch das Schöne das Wahre und Gute zugänglich werden, hat es diese lebensdienliche und vitalisierende Funktion. Auch das findet sich bei Kant.

In seinem komplizierten ästhetischen System gibt es Momente, in denen er das Schöne vom Guten trennt, denn im ersten Teil der „Kritik der Urteilskraft", in der er unter anderem das Geschmacksurteil untersucht, reizt ihn die Idee, das Ästhetische in seiner Reinheit zu fassen, gereinigt vom Schönen, das auch angenehm ist, vom Schönen, das auch das Nützliche ist, vom Schönen, das befreit ist von rein subjektiven und objektiven Zwecken. Kant interessiert sich für die Urteilsstruktur, für das Urteil: das ist schön, welches wir hin und wieder fällen. Wie ist dieses Urteil von anderen Urteilen zu unterscheiden, ist zunächst seine Frage. Später, nachdem er das reine Schöne seziert und vom Guten unterschieden hat, gesteht er jedoch wieder ein, dass das Schöne natürlich auch eine humanistische Dimension habe. „Nun sage ich: das Schöne ist das Symbol des Sittlichguten; (…).“ (Kant 1790, 297). In einem Symbol, das meint zumindest der alte Symbolbegriff, fallen zwei Dinge in eins. Damit klingt hier eine sehr alte Vorstellung, die Zentralvorstellung der europäischen Philosophie durch: Das Spiel mit der Schönheit, von dem Kant und Schiller sprechen, ist auch ein Spiel mit dem Guten und ein Spiel, in dem die Wahrheit prominent vertreten ist.

3. Platons Transzendental- und Höhenpsychologie

Mit der Überlegung, dass das Wahre, Gute und Schöne verwandt sind, die für Jahrhunderte Geltung erlangte, hat Platon die Bühne des Denkens betreten und die geschichtlich wahrscheinlich wirkmächtigste Psychologie begründet, die man in Anlehnung an einen Begriff Max Schelers als „Höhenpsychologie“ bezeichnen könnte. (vgl. Frankl 1998, 26 f.; Frankl 1997b, 83 f.; Sloterdijk 2009, 197, Anm. 18) Ein Auftritt, der so wirkungsvoll war, dass sich manch ein Beobachter, wie z. B. der britische Philosoph und Mathematiker Alfred North Whitehead, zu der Äußerung hinreißen ließ, dass die ganze „abendländische Philosophie“ nur aus „Fußnoten zu Platon“ bestünde. Bei Platon hat die philosophische Besinnung auf das Wesen des Schönen nichts mit dem Nachdenken über die Kunst zu tun. Im Gegenteil, von der Kunst hielt Platon ja bekanntlich nicht viel. Die Begegnung mit der Philosophie und insbesondere mit seinem Lehrer Sokrates habe ihn sogar veranlasst, sein gesamtes vorphilosophisches Werk, seine Dichtungen, dem Feuer zu überlassen. Platon begann also zunächst selbst als Dichter. Das hält man kaum für möglich, wenn man seine Dichterschelte im zehnten Buch des Staates liest. Platons Geringschätzung der Kunst und sein neurotisch-ambivalentes Verhältnis zur Dichtung, trotz Kenntnis und Verehrung des Musenkusses, hängt mit dem sehr speziellen Wahrheitsverständnis seiner Philosophie zusammen. Klar ist, wenn der Sokratesschüler vom Schönen handelt, dann geht es ihm dabei nicht um die Kunst. Im Gegenteil, wenn die Rede auf das Schöne kommt, dann ist die Transzendenz, das Metaphysische, letztlich das, was für vergangene Zeiten die Heimat des Denkens war, das eigentliche Thema. Es gab eine Zeit, da war die Seele nackt, ohne Fleisch. Das war vor der Inkarnation, so Platon. Im Dialog „Phaidros“ berichtet Platon von einer Wagenfahrt, welche die Sterblichen vor ihrer Geburt, als reine Seele, körperlos unternahmen. Streng genommen ist es nicht Platon, der davon erzählt, sondern Sokrates, denn alles, was bei Platon Gewicht hat, stammt in seinen Dialogen aus dem Mund des Sokrates. Sokrates erzählt also im Phaidros von einer Wagenfahrt „in die Höhe der innern Himmels-Wölbung" (Platon 1994, 44) und von dort auf den „Rücken der Himmelskugel" in den „überhimmlischen Raum". (ebd. 45) Da standen sie nun im Jenseits und verweilten – Zeus, all die Götter und die Seelen der Menschen. Was nun passiert, ist die Schau der „nackten Wahrheit", die Erkenntnis des inneren Wesens der Dinge und die Enthüllung des Geheimnisses des Seins, die Offenbarung der Botschaft, um was es im Leben gehen könnte. Die nackte Wahrheit: „das Sein, das bar der Farbe, bar der Gestalt und untastbar wirklich ist" (ebd.) wurde erblickt. Erblickt wurde auch: „die Gerechtigkeit selbst, erblickt die Besonnenheit, erblickt die Erkenntnis, nicht die, der ein Werden beschieden ist, noch die, welche immer eine andre ist in andern Dingen, die wir jetzt wirklich nennen, sondern die im wirklichen Wesen wesende Erkenntnis." (ebd.) Das zeitlose und immergültige Wesen der Dinge wurde geschaut, und weil es in jeder Zeit und Epoche, für die Antike anders als für das Mittelalter, für die Renaissance anders als für die Moderne oder die Postmoderne, zur Erscheinung gelangt, in jedem Lebensabschnitt, für das Kind, für den Teenager, für den Erwachsenen und den Greis andere Farben und Gestalten annimmt, wurde es „bar der Farbe", „bar der Gestalt", eben als reines und nacktes Sein erblickt.

Nach der Schau all dieser Ideen und Ideale, nach der Rückkehr der Seele auf die Erde, nach der Inkarnation der Seele in den Leib, geht es darum, so die platonsiche Anamnesislehre,[34] sich an dieses Ereignis wieder zu erinnern. Dafür gibt es im Leben eine Erinnerungsspur. Diese Spur gilt es zu verfolgen, ohne sie kein Glück und keine Erfüllung, so Platon. Es gab damals bei der Wagenfahrt eine Idee, die war höchst liebenswert und am hellsten zu schauen, eine Sache, die stach hervor und hat sich eingraviert – die Schönheit. „Die Schönheit aber war damals leuchtend zu schauen, als wir mit dem glückhaften Chore das selige (…) Schauspiel erblickten, da wir dem Zeus, andre einem andern Gotte folgten und eingeweiht wurden (…) noch unversehrt damals von Übeln, die uns in der künftigen Zeit erwarteten, vorbereitet und geweiht für makellose, klare, beharrende und selige Gesichte in reinem

34 Vgl. diese Arbeit Abschnitt II, Kapitel 8.

Lichte (...).“ (ebd. 49) Was damals ergriff und begeisterte, soll auch im Leben brennen, glühen und für die Orientierung der Menschen elementar sein. Das tut es auch. Was dort das Wichtigste war, ist auch hier das Größte. Die Schönheit ist „höchst klar Erscheinendes und höchst Liebenswertes“ (ebd.), hier wie dort. Und weil das so ist, sollen wir der Schönheit nachgehen, uns von ihr beglücken und verzaubern lassen. In einem ekstatischen Sturm beschreibt Sokrates (Platon) nun, was passiert, wenn wir eine Schönheit erblicken. Der Anblick reißt uns weg und heraus aus dem gewohnten Sehen, eine Steigerung der Wahrnehmung, Schauer und Erregung trifft die Seele. „Schweiß und ungewohnte Hitze“ steigen auf, es „gärt“, „Liebreiz“ ist da, „wie einen Regen empfängt“ man „durch die Augen die Ausflüsse der Schönheit“, „von Raserei befallen“ kann die Seele, welche durch den Anblick einer irdischen Schönheit erotisiert ist, „weder nachts schlafen, weder des Tags an ihrem Orte verharren, sondern eilt sehnsüchtig dahin, wo sie glaubt den Träger der Schönheit zu erblicken. Sobald sie ihn aber schaut und den Liebreiz auf sich einströmen lässt, so löst sich das vorher Verschlossene wieder auf, Atem schöpfend fühlt sie sich frei von Stacheln und Schmerzen und erntet wieder jene süßeste Lust der Gegenwart.“ (ebd. 50 f.) Diesen Zustand, folgert Sokrates (Platon) weiter, „nennen die Menschen Eros“ (ebd. 51) oder profaner „Verliebtheit“ (ebd. 52). Wenn man diese Zeilen liest, dann denkt man unweigerlich an Liebe, Zärtlichkeit und Sexualität – das soll man auch, dafür gibt es viele gute Gründe. Bei Sokrates (Platon) hat der Eros aber noch eine andere Komponente, die muss hier mitgedacht werden. Es geht nicht um Sexualität im klassischen Sinn, nicht um Partnerschaft und Bindung, nicht um die Passion der Liebe und nicht um die Institution der Ehe. Es geht um eine Phänomenologie der Empfindung und um die Frage, was das „höchst klar Erscheinende und höchst Liebenswerte“ – das *ekphanestaton kai erasmiotaton* – der Schönheitserfahrung erschließt. Bei Sokrates (Platon) ist das klar. Das Schöne bewirkt eine Anamnesis, eine Wiedererinnerung an die damalige Wagenfahrt und die Schau des Wesens der Dinge.[35] Weil das Schöne damals am hellsten und deutlichsten zu schauen war, hat es sich am meisten eingebrannt und ist auch hier auf der Erde, nach der Inkarnation der Trigger, der nicht nur an die Wagenfahrt erinnert, sondern all das miterinnert, was das eigentlich Entscheidende im Leben ist. Das Wesen aller Dinge wurde ja

35 Vgl. diese Arbeit Abschnitt II, Kapitel 8.

schließlich erblickt. Der Anblick der Schönheit macht einen über die Wiedererinnerung an das Eigentliche im Leben zu einem besseren Menschen. Das Schöne hat eine humane Bedeutung. Das Schöne ist schön, so schön, so gut, so wahr. Wenn Sokrates (Platon) vom Schönen handelt, dann hat das nichts mit Kunst und Artistik zu tun, sondern mit einer besonderen Form der Erkenntnis und Lebenspraxis. Das Schöne ist nämlich Spur des Guten und macht durch sein funkelndes Leuchten auch das Wahre zugänglich. Der platonische Eros erschließt die höheren Werte und die Ideale. Es gibt den profanen Eros, welcher der Welt der fleischlichen Liebe und Sexualität zugehörig ist, dann gibt es Störungen dieses profanen oder weltlichen Eros (vgl. Poltrum et al. 2013b), die sich als Sublimierung oder Perversion entäußern und es gibt aber auch den platonischen Eros, der allerdings, das wäre ein fataler Irrtum, nicht als Sublimierung des profanen Eros verstanden und gedacht werden kann. Was dieser Eros leistet, das hat Platon u. a. im Symposion dargelegt.

Im „Symposion“ wird von einem Gastmahl, einer Feier berichtet. Der junge Dichter Agathon hat den Tragödienwettstreit von Athen gewonnen, das gab den Anlass für ein Fest in seinem Haus. Zu späterer Stunde, als alle genügend gelockert waren und der Smalltalk verklungen ist, beschlossen Sokrates und seine Freunde, eine Lobrede auf Eros zu halten. Das passte zum Abend, zur Feier und zur Stimmung. Alles Mögliche wurde über Eros gesagt, er sei ein Gott, wurde berichtet, Eryximachos, der Arzt war, behauptete sogar, Eros sei der eigentliche Gott der Heilkunst, denn Eros stünde für Harmonie, Rhythmus und Versöhnung und viele Krankheiten ergeben sich daraus, weil etwas aus dem Gleichgewicht geraten sei und im Körper, im Geist und im Leben des Kranken etwas in Disharmonie stünde. Eine der wirkmächtigsten Reden stammte damals von Aristophanes. Es ist die Geschichte mit den Kugelmenschen. Es gab eine Zeit, erzählte Aristophanes, da gab es drei Geschlechter. Neben Männern und Frauen gab es noch eine Mischung aus beiden, ein androgynes Geschlecht, das mannweiblich in einem war. Das ganze Aussehen der Menschen war damals anders. Vier Hände, vier Beine und zwei Gesichter, eines nach vorne und eines nach hinten blickend. „Damals war die ganze Gestalt jedes Menschen rund, so dass Rücken und Flanken im Kreis standen, er hatte vier Hände und ebenso viele Beine und zwei Gesichter auf kreisrundem Nacken, ganz gleiche. Und zu den zwei gegenübergestellten Gesichtern nur einen Kopf und vier Ohren und zwei Schamteile und alles andre, wie man es sich hiernach vorstellen kann.“ (Platon 1998, 55 f.) Der Mensch der Vergangenheit, so Platon, ging aufrecht wie heute, konnte aber, wenn er wollte, alle seine Extremitäten von sich strecken und Räder schlagend gleichsam wie eine Kugel davonrollen. Er war sehr schnell, und da er alles doppelt hatte, auch sehr stark und klug. Das hat die Menschen hochmütig und die Götter eifersüchtig gemacht. Aus Strafe wurden die Kugelmenschen in der Mitte auseinandergeschnitten. Seit diesem Zeitpunkt habe der Mensch das Gefühl, ein Getrennter zu sein, einer, dem seine zweite Hälfte fehlt. Spätestens in der Pubertät spürt man dieses Fehlen ganz stark und man macht sich auf die Suche nach seiner zweiten Hälfte. Und da es drei Geschlechter gab, sucht jeder etwas anderes. Männer und Frauen suchen einander, Männer und Männer suchen einander, Frauen und Frauen suchen einander. Die Sehnsucht nach der zweiten Hälfte, das ist der Eros, sagt Aristophanes. Insgesamt gab es sieben Reden über das Wesen des Eros auf dem Gastmahl des Agathon. Höhepunkt war die Rede des Sokrates bzw. die Wiedergabe einer Rede der Diotima, die Sokrates einst hörte. „(...) die Rede über den Eros, die ich einst hörte von Diotima, einer Frau aus Mantinea, welche hierin und in vielem andern weise war (...) und die auch mich das Wesen der Liebe lehrte – die Rede also, die ich von ihr hörte, will ich versuchen, euch wiederzugeben, (...).“ (ebd. 72 f.) Wir wissen von Diotima nichts anderes als das, was Sokrates in Platons Gastmahl von ihr sagt, es gibt ein paar Vasenbilder, auf denen Sokrates und Diotima zu sehen sind, ansonsten ist nichts überliefert.

Eros ist kein Gott, wie Agathon in seiner Rede behauptete und auch Sokrates glaubte, bis ihn Diotima eines Besseren belehrte, wie er sagt. Eros ist zwischen Gott und Mensch. „Was also, sprach ich, wäre der Eros? Ein Sterbling? – Keineswegs. – Aber was dann? – Wie vorher, sagte sie, mitten zwischen Sterblich und Unsterblich. – Was also, Diotima? – Ein großer Dämon, o Sokrates, denn alles Dämonische ist mitten zwischen Gott und Sterbling. – Welche Kraft hat es? fragte ich. – Zu verkünden und zu überbringen Göttern, was von Menschen, und Menschen, was von Göttern kommt.“ (Platon 1998, 74)

Eros steht – das ist der phänomenologische Gehalt der platonischen Eroslehre, auf den es hier alleine ankommt, zu dem man durchdringen kann, wenn man die mythologische Ornamentik der Dialoge weglässt – für das Gespräch mit der Transzendenz. Eros ist der Dolmetscher zwischen Mensch und Transzendenz und hat eine enorme hermeneutische Funktion, wenn es um die Erschließung der höheren Werte geht, oder, in psychologischen und psychotherapeutischen Begriffen formuliert, wenn es um das Gespräch mit dem höheren Selbst geht. Wer glaubt es gäbe einen Zugang zum Göttlichen, zum höheren Selbst, zur Dimension des Urvertrauens, zum Ort der Seinssicherheit, oder was immer man hier für einen Begriff einsetzen möchte, ohne dass dabei der Eros und die Macht der Schönheit eine Rolle spielen, der irrt gewaltig, so ließe sich Platon paraphrasieren und übersetzen. Göttliches ohne Rausch und Ekstase des Eros, das ist der blutleere Gott eines moralischen Imperativs oder das trocken spröde Gerippe eines Gottesbeweises. Darauf kann der Mensch verzichten, nicht jedoch auf den tanzenden, spielenden, feiernden und befreienden Gott, so ließe sich die Gottesvorstellung der alten Griechen zusammenfassen (vgl. Poltrum 2013). Diotima (Διοτίμα; von Διός „Zeus“ und τιμή timē, „Ehre“, „die Hohepriesterin“) sagt auch, dass der Eros nicht nur zwischen Gott und Mensch vermittelt, sondern auch zwischen Weisheit und Torheit. Der Eros liebt die Sophia, die Weisheit, darum sucht er sie: „Die Weisheit gehört nämlich zu den schönsten Dingen, Eros aber ist Liebe zum Schönen, so daß Eros notwendig weisheitssuchend ist, weisheitssuchend aber ist er mitten zwischen weise und töricht.“ (ebd. 76) Eros ist aber auch etwas, das sich zwischen Liebendem und Geliebtem abspielt. Sokrates glaubte vor der Begegnung mit Diotima, wie so viele andere auch, dass der Geliebte das Entscheidende an der Liebe ist. In der Liebe gibt es einen Liebenden und ein Geliebtes. Im besten Fall trifft die Liebe auf Gegenliebe, der Liebende wird auch vom Geliebten zurückgeliebt. Hier ist Liebe freiwillig und gegenseitige Gabe. Oft ist die Liebe eher Tauschhandel, man liebt nur dann, wenn man auch zurückgeliebt wird. Ist dies nicht der Fall, tötet der Liebende seine Gefühle für die Geliebte ab, aus verständlichen Gründen. Ein Liebender kann aber auch dann lieben, wenn diese Liebe vom Geliebten nicht erwidert wird. Das ist die hohe Kunst. Zu lieben, nicht weil man zurückgeliebt wird, sondern weil man liebt, weil man ein Liebender ist (vgl. Fromm 1956). Eros, so wie Diotima ihn versteht, beschreibt die Kraft, die den Liebenden verwandelt, die ihn glücklich macht und unabhängig vom Objekt der Liebe. Sie fasst den Eros vom Akt der Liebe und nicht vom Gegenstand der Liebe. Der Liebende liebt den anderen nicht, weil er so besonders ist, sondern einfach weil er liebt. Erst durch die Tat der Liebe wird der andere zum ganz besonders anderen Du. Sokrates hat das Wesen des Eros vor dem Gespräch mit Diotima vom geliebten Objekt, vom Liebenswerten her verstanden. Diotima zu Sokrates: „Du glaubtest aber, wie ich aus deinen Worten entnehme, das Geliebte sei Eros, nicht das Liebende. Deswegen glaube ich, schien dir Eros vollkommen schön. Denn das Liebenswerte ist das wirklich Schöne und Zarte und Vollkommene und Selige. Das Liebende aber hat eine andere Gestalt, so wie ich sie beschrieb." (ebd. 77) Sokrates: „So sei es, Freundin, denn deine Rede ist schön (...). Wenn aber Eros so geartet ist, welchen Nutzen bringt er den Menschen?" (...) Diotima: „Wenn aber jemand uns fragt: Was liebt Eros am Schönen, Sokrates und Diotima? Und so will ich noch deutlicher fragen: Wer das Schöne liebt, was liebt er?" Sokrates: „Dass es ihm werde." (ebd.) Wem das Schöne wird, wer ihm begegnet, der braucht und verlangt nichts mehr, der ist glücklich. Hier ist das Leben wirklich lebenswert und mehr bedarf es nicht.

Klar ist, das soll noch einmal hervorgehoben und unterstrichen werden, wenn Platon vom Schönen handelt, dann hat das nichts mit Kunst und Artistik zu tun, sondern mit einer besonderen Form der ästhetischen Erfahrung. Eine ästhetische Erfahrung die eine bestimmte Seinserkenntnis – das Urvertrauen-Können und die Seinssicherheit – erschließt und zu einer bestimmten Lebenspraxis – dem „gläubigen stehen im Sein (...) in Seinssicherheit" führt. (vgl. Binswanger 1962, 504)[36]

Wo diese, durch die ästhetische Erfahrung erschlossene Erkenntnis im Leben eines Menschen fehlt, da ist Dürre, Durst und Störung. Das Erkennen und Anerkennen des Schönen hat aber nichts mit strenger – merkmalseindimensionaler – begrifflicher Erkenntnis zu tun, das gehört seit Baumgarten zu den „Initialzündungen der philosophischen Ästhetik" (Menninghaus 2006, 36). Strenge Begrifflichkeit, positivistische Wissenschaft und Phänomenologie des Schönen schließen sich aus. Das Schöne ist das Große, das Außergewöhnliche und Staunenswerte, das die Reflexion in Gang bringt, sich aber letztendlich jeder mehr als nur vorübergehenden begrifflichen Auslegung und Aneignung entzieht – das liegt im Wesen und Begriff der „ästhetischen Erfahung".[37] Als präreflexive und begrifflich unvordenkliche Efahrung lässt sich das Schöne nicht dauerhaft in einem Begriff fassen, da es so ergreift, dass jeder Begriff, der dauerhaft nach dem Schönen greift es nur vorübergehend

36 Vgl. diese Arbeit Abschnitt I, Kapitel 2.

37 Vgl. die Einleitung dieser Arbeit.

zu halten vermag. Darum ist, kann und wird die philosophische Besinnung über das Wesen des Schönen ein Gespräch bleiben. Die großen Philosophen haben innerhalb dieses Gespräches entscheidende Erkenntnisse zur Erfahrung des Schönen beigesteuert. Eine *Philosophischen Psychotherapie*, das ist die Überzeugung dieser Arbeit, kann und muss die lebendige Erfahrung des Schönen für die psychotherapeutische Verlebendigung von Patienen nutzen.

4. Logos-Therapie in der Philosophie der Stoa

4.1. Das Tragische. Antike und Moderne

In der antiken Tragödie „König Ödipus" ist die Frage nach Schicksal, Vorbestimmtheit und die Möglichkeit der Freiheit verhandelt worden. Zwei Mal hat ein Orakelspruch, der das wiedergibt, was durch die Götter und das Schicksal vorgezeichnet ist, eine negative Prophezeiung, und der Versuch, das Prophezeite nicht eintreten zu lassen, der Versuch, etwas zu vermeiden, die tragische Dynamik im Leben des Ödipus erst in Gang gesetzt. Aischylos, Sophokles und Euripides haben diese Geschichte mit jeweils anderen Akzenten erzählt. König Laios und seine Frau Iokaste aus Theben erwarten ein Kind und befragen daraufhin das Orakel, das zu verstehen gibt, wenn ein Sohn geboren wird, tötet dieser den Vater und heiratet die Mutter. Der Sohn kommt zur Welt. König Laios veranlasst daraufhin einen Diener, Ödipus auszusetzen und zu töten. Mit durchstochenen und zusammengebundenen Beinen wird Ödipus (Oidipus „Schwellfuß" oder Oidipous „der, der alles weiß" – übersetzen manche) im Kithairongebirge ausgesetzt und Hirten, die den Jungen finden, bringen ihn nach Korinth. Dort gelangt Ödipus zu König Polybos und seiner Gattin Merope, die bis dahin kinderlos geblieben sind und den Kleinen aufziehen. Als Ödipus in die Pubertät kommt, macht ein Betrunkener auf einem Fest eine zweideutige Anspielung zu seiner Herkunft: Polybos und Merope seien nicht seine wirklichen Eltern. Jetzt will es Ödipus genau wissen und befragt seinerseits das Orakel. Er will wissen, wer er ist. Diese Antwort bleibt das Orakel schuldig, sagt aber, dass er seinen Vater töten und seine Mutter zur Frau nehmen werde. Aus Angst, die Prophezeiung könnte wahr werden, beschließt Ödipus, nicht mehr nach Korinth zu gehen und macht sich auf den Weg nach Theben. Dadurch tritt ein, was einst der Vater und dann der Sohn vermeiden wollten. Auf dem Weg nach Theben kommt es an einer Weggabelung zu einem Streit zwischen Ödipus und einem fremden Wagenlenker. Weil Ödipus zu langsam den Weg frei macht bzw. der Wagenlenker zu ungeduldig ist, tötet der Kutscher ein Pferd vom Wagen des einst ausgesetzten Knaben. Da bricht im Sohn des Laios und der Iokaste Zorn hervor. Es kommt zum Kampf und Blutrausch, bei dem auch der Wageninsasse, der König Laios ist, was Ödipus nicht weiß, ums Leben kommt. Kreon, der Bruder von Iokaste, übernimmt daraufhin die Herrschaft in Theben, das zur selben Zeit von einer Sphinx bedroht wird und alle Vorbeikommenden, die ihr Rätsel nicht lösen können, tötet und verschlingt. Kreon verspricht demjenigen, der das Rätsel löst und damit die Stadt von der Tyrannei der Sphinx befreit, den Thron und seine verwitwete Schwester Iokaste zur Frau. Ödipus bricht den Bann des Rätsels und dadurch erfüllt sich, was dem Vater und dem Sohn prophezeit wurde. Zwei Mal ereignet sich eine ähnliche Dynamik. Der Versuch dem Schicksal zu entgehen, lässt es Wirklichkeit werden. Alle Bemühungen, das Eintreffen dessen zu vermeiden, wovor sie Angst hatten, führen das, was vermieden werden sollte, allererst herbei. Beide, Vater und Sohn, sind nicht so schicksalsgläubig und dem Fatum ergeben, dass sie aus der Weissagung den Schluss gezogen hätten, egal wie sie handeln würden, sie haben keine Chance und beide sind sie aber nicht so ungläubig gegenüber der Möglichkeit der Vorbestimmtheit und der Wahrheit des Orakels, dass sie das Prophezeite einfach ignoriert hätten. „König Ödipus" ist eine Erzählung, die mit dem Thema Schicksal und Freiheit spielt. Der Mensch scheint vorbestimmt und frei zu sein und im Spalt zwischen Schicksal und Freiheit ereignet sich das Tragische. Peter Szondi beschreibt die Struktur des Tragischen, wie sie im „König Ödipus" zutage tritt, als die Einheit von Rettung und Vernichtung. „Wie kein anderes Werk erscheint der *König Ödipus* in seinem Handlungsgewebe von Tragik durchwirkt. Auf welche Stelle im Schicksal des Helden der Blick sich auch heftet, ihm begegnet jene Einheit von Rettung und Vernichtung, die ein Grundzug alles Tragischen ist. Denn nicht Vernichtung ist tragisch, sondern daß Rettung zu Vernichtung wird, nicht im Untergang des Helden vollzieht sich die Tragik, sondern darin, daß der Mensch auf dem Weg untergeht, den er eingeschlagen hat, um dem Untergang zu entgehen." (Szondi 1961, 65)

Hätten sich Iokaste und Laios gesagt, gut, dann ist es eben so, das Schicksal hat vorgesehen, dass uns unser Sohn vernichtet, dann, folgt man der Erzähllogik, dann hätte sich das Tragische vermutlich nicht ereignet. Hätte sich

Ödipus gesagt, dem Fatum kann man nicht entgehen, was soll es, dann wäre er zurück nach Korinth und Laios und Iokaste vielleicht nie begegnet. All das weiß man nicht, die Geschichte hat sich so ergeben, wie sie sich ereignet hat. Vielleicht wäre der Untergang auch ohne Versuch sich zu retten, durch eine andere Wendung eingetreten, vielleicht hätte sich das Schicksal dann eine andere Variante überlegt, wie sich die Prophezeiung erfüllen kann. Die antike Fassung des Tragischen stellt sich also nicht wie neuzeitlich bei Max Scheler (vgl. Scheler 1915, 275–315; Scheler bei Heuner 2006, 125–147) als Konflikt zweier gleich hoher Werte dar und den Menschen vor die Wahl und tragische Entscheidung, durch die Realisierung des einen Wertes den anderen zu vernichten, sondern als Spiel zwischen dem von den Göttern bestimmten und dem, wie sich Menschen, wenn sie das Vorbestimmte erahnen oder irgendwie Kunde davon bekommen, dazu verhalten. Es ist also nicht die freie Wahl zwischen zwei gleich hohen Werten, worin das Tragische besteht, sondern das Verhältnis zwischen Schicksal und freier Wahl überhaupt, welche das Wesen des Tragischen in ihrer antiken Version bestimmt. Das Verhältnis zwischen transzendentaler Vorbestimmtheit und Freiheit, die Antinomie zwischen metaphysischer Bestimmung und freier Wahl ist das Thema der antiken Tragödie. Wo der metaphysische Raum unbesetzt bleibt, die Transzendenz schweigt und die Götter verstummen, was sich in und durch die Moderne vollzogen hat, stellt sich auch das Tragische anders dar. Wo nur mehr der Mensch und die freie Wahl übrig bleiben, da liegt das eigentlich Tragische in der Qual der Wahl, die Qual, wenn zwischen zwei gleichwertigen Dingen gewählt werden muss. Der neuzeitlichen Version des Tragischen fehlt damit der Geist des Schauers und der Erhabenheit, das ist der Preis, den man in der Moderne für die metaphysische Obdachlosigkeit zahlt. Es gibt keine bösen Mächte und Geister mehr, das scheint ein Gewinn der modernen Weltentzauberung zu sein, doch hat die Entzauberung, welche durch die Moderne in die Welt kam, nicht nur den Bann des schaurigen Zaubers gebrochen, sondern auch den Engeln, den Feen und andern guten Geistern den Garaus gemacht. Über den rechten Umgang mit dem Schicksal und wie man sich zum Lauf der Dinge positionieren soll, haben in der Antike viele philosophische Schulen nachgedacht.

4.2. Stoische Ruhe, Seelenfrieden, Gelassenheit

In der Philosophie der Stoa hatten Meditationen wie man sich zum Schicksal bzw. zu den nicht beeinflussbaren Dingen stellen soll eine große Bedeutung. Bei den Stoikern, die nahezu ein halbes Jahrtausend den abendländischen Geist immer wieder befruchtet haben, und wahrscheinlich die wirkmächtigsten Psychotherapeuten der Antike waren, gab es geradezu einen Schicksalsenthusiasmus. Nicht, dass es ein Schicksal gibt, das man nicht abändern kann, ist für die Stoiker das Tragische, sondern wirklich tragisch wird es, wenn man versucht, sich gegen das Schicksal zu stellen, oder wenn man mit seinem Schicksal hadert. Epiktet, der Sklave war und nach seiner Freilassung zum Stoiker wurde, hat einmal gemeint: „Verlange nicht, daß das, was geschieht, so geschieht, wie du es wünschst, sondern wünsche, daß es so geschieht, wie es geschieht, und dein Leben wird heiter dahinströmen." (Epiktet 2006, 15) Man kann das Schicksal nicht ändern, daher muss man es annehmen und sich ihm hingeben. Marc Aurel, der mit seinen Selbstbetrachtungen das letzte bedeutende Zeugnis der stoischen Philosophie hinterlassen hat und wie Epiktet zur jüngeren Stoa gerechnet wird, sieht das ähnlich: „Ergib dich ohne Widerstand deinem Schicksal und lass mit dir tun, was immer ihm beliebt." (Aurel 2006, 146) Es gibt mindestens zwei Gründe, warum in der stoischen Philosophie diese Dinge mit so einer Leichtigkeit gesagt werden. Erstens ist es wichtig, dass man, wenn man im Leben Glückseligkeit erlangen möchte, eine unerlässliche Grundunterscheidung trifft. Man muss unterscheiden, was in den Freiheitsbereich und was in den Schicksalsbereich des Lebens fällt. Diese Fundamentaleinteilung der Dinge in jene, die in der Macht des Menschen stehen, und jene, worüber wir Menschen nicht verfügen können, nannte Epiktet dihairesis. Es gibt eine ganze Reihe von Dingen, die wir nicht gewählt haben und die wir nicht beeinflussen können. Keiner hat gewählt, ob er als Junge oder Mädchen zur Welt kommt, niemand hat bestimmt, mit welchen Begabungen und Talenten er ins Sein tritt, in welcher körperlichen Konstitution und wie gesund oder krank einer geboren wird, ob er zwei oder eineinhalb Meter groß werden wird, ob im Mittelalter oder in der Postmoderne, oder ob er/sie als Sohn oder Tochter eines Königs oder als Kind eines Bettlers geboren wird – wobei Letzteres nichts über Lebensglück und Lebendigkeit suggerieren soll. In der Existenzphilosophie hat man all die Dinge, die nicht in die Wahl des Menschen fallen, der Geworfenheit zugerechnet. Neben der Geworfenheit gibt es die Dimension des Entwurfs, die in der Philosophie der Stoa all jene Dinge meint, die in der Macht des Menschen liegen. Dazu gehören die Vorstellungen, die Triebe, die Begierden, Abneigungen, Vorlieben … kurz all jenes, das wir selber steuern und beeinflussen können. Eines der Hauptprobleme des unglückseeligen Lebens ist es, keine saubere Trennung zwischen diesen zwei Seinsbereichen zu machen. Wenn man diese Unterscheidung nicht genau macht, dann verschwendet man nicht nur sehr viel Lebensenergie, sondern man tritt auf der Stelle und das Leben verliert an Lebendigkeit. Man hadert dann unter Umständen mit Dingen, die niemals in der eigenen Macht standen, man klagt über Sachen und Begebenheiten, bei denen es keinen Sinn hat zu klagen, da es nicht in der eigenen Macht steht, etwas zu ändern. Unter Umständen geht durch diese sinnlose Klagehaltung dem Leben wertvolle Energie verloren, Energie, die einem dann fehlt, um alle Kraft auf die Bereiche seines Lebens zu lenken, die in der eigenen Machtsphäre stehen. Gegenüber dem Schicksal muss und kann man sich nur hingeben, es ist hinzunehmen was geschieht, wo man nicht anders kann als hinzunehmen. Was sich ändern lässt, soll geändert werden. So einfach ist die Lehre der Stoa. Der zweite Grund, warum in der stoischen Philosophie diese Gelassenheit den Dingen und dem Schicksal gegenüber gepflegt und gelebt wird, ist der, und damit sind wir vielleicht beim wichtigsten Grund für die Leichtigkeit der stoischen Seinsauffassung, dass es letztlich das Schicksal gut mit einem meint. Das Schicksal, die Heimarmene, wie Cicero es im Rückgriff auf die Griechen nennt (Cicero 2006, 151), ist wirkliche Heimat, auch dann, wenn es zunächst nicht danach aussieht. Es ist gut, so wie es ist, oder irgendwann wird zumindest alles gut sein. Über den Ereignissen waltet ein göttlicher Logos, eine Ordnung, und die Samen dieser Ordnung, der logos spermatikos, findet sich in allen Begebenheiten und Dingen der Welt. „(…) alles durchwaltet Harmonie, und wie aus allen Körpern zusammengenommen die Welt zu einem vollendeten Körper zusammengesetzt wird, so wird auch aus allen wirkenden Ursachen eine vollendete ursächliche Kraft, das Schicksal, zusammengefügt. (…) Das ist Schickung. Also wurde es uns geschickt oder zugeordnet. Deshalb wollen wir solche Schickungen so annehmen wie die Mittel, die Asklepios verordnet. Schmecken auch viele von ihnen bitter, so nehmen wir sie doch, weil wir gesund werden wollen. Stell dir vor, was die Allnatur *(der Logos, Anm.)* festlegt, um das Ziel zu erreichen, sei etwas Ähnliches wie die Gesundheit. Dann kannst du alles, was geschieht, auch wenn es dir noch so hart erscheint, annehmen und willkommen heißen, weil es eben zum Ziel führt, nämlich zur Gesundheit der Welt und zur Wohlfahrt und zum glücklichen Wirken des höchsten Gottes." (Aurel 2006, 146 f.) Sollte es im Leben trotz waltender Allnatur, trotz des gerechten Logos, der über allem wirkt, einmal ganz unerträglich werden, dann bleibt einem, so meinte einst Seneca, immer noch die Möglichkeit des Freitodes. Im Kapitel „Philosophie und Suzid"[38] sind wir auf diese, für eine *Philosophische Psychotherapie* unhaltbare Möglichkeit eingegangen. Im Grunde, das ist die stoische Idee der Heimarmene, meint es die Vorsehung aber gut mit einem. Der Weise unterscheidet sich vom Toren eben darin, dass er erkennt, dass die Vorsehung nur das Beste für einen will, auch wenn es zunächst nicht so aussieht. (Pohlenz 1992, 106) Am Ende wird alles gut, solange es noch nicht gut ist, ist es noch nicht am Ende, könnte man die Logos-Lehre der Stoa zusammenfassen. Im Übrigen lebt in Viktor Frankls „Logotherapie und Existenzanalyse" die Logos-Lehre der Stoa auf säkularisierte Art weiter.[39]

Für die Stoiker sind es letztlich nie die Dinge selbst, die uns zusetzen, sondern nur die Meinungen und Anschauungen, die wir von den Dingen haben. (Epiktet 2006, 11) Die Freiheit des Geistes, die freie Stellungnahme, die nicht vorherbestimmte Bedeutung, die wir den Geschehnissen, die um uns passieren, beimessen, ist es, was uns gegenüber dem Schicksal, auch wenn es noch so hart sein kann, prinzipiell erheben kann. Was sich über die Dinge denken und sagen lässt, wie wir handeln sollen und wie wir leben können, das erfahren wir von der Philosophie, die für die Stoa gleichzeitig auch Psychotherapie war. Seneca:

> „Die Philosophie ist keine Beschäftigung für jedermann und nicht geeignet, öffentlich zur Schau gestellt zu werden. Sie besteht nicht aus Worten, sondern aus Taten. Sie dient auch nicht dazu, den Tag in angenehmer Unterhaltung zu vertun und uns die Zeit zu vertreiben. Sie bildet und gestaltet die Seele, ordnet das Leben, regelt die Handlungen und zeigt uns, was zu tun und zu lassen ist. Sie steht am Steuer und gibt uns den richtigen Kurs durch die Gefahren der Wellen an. Ohne sie kann niemand furchtlos und sorgenfrei leben. Unzähliges geschieht in jeder Stunde, was Rat verlangt, den man sich von ihr holen muss." (Seneca 2006, 63)

38 Vgl. diese Arbeit Abschnitt III, Kapitel 4.

39 Vgl. diese Arbeit Abschnitt I, Kapitel 3.

VIII. Lebenstempo, Arbeit und Burnout. Pathologien der Spätmoderne

Der Terminus gnósis – γνώσις – bedeutet *Erkenntnis* und die Silbe diá – διά – heißt *durch*. Wenn eine Diagnose (Diagnosis) – διάγνωσις – gestellt wird, dann blickt man auf ein Zeichen, ein Symptom oder ein Phänomen, das eine Störung anzeigt, und im besten Fall eröffnet sich dem Diagnostiker durch den analytischen Hinblick dann der Durchblick auf den Grund oder die Ursache der Störung. Wenn das Auto unübliche Geräusche von sich gibt und der Mechaniker nachsieht, was die Ursache der akustischen Irritation ist, dann stellt er eine Kfz-Diagnose. Durch ein Krankheitszeichen hindurch erblickt man, wenn es sich um eine psychotherapeutisch-psychiatrische Diagnostik handelt, einen psychopathologischen Zusammenhang. Ein dritter Bereich, in dem das Diagnostizieren Tradition hat, ist die Philosophie. Die großen Philosophen haben sich immer als Diagnostiker ihrer Zeit verstanden und, wenn sie feststellten, dass in ihrer Zeit etwas aus dem Lot geraten ist, auch als Therapeuten der jeweiligen Pathologie des Zeitgeistes. Im letzten Abschnitt dieser Untersuchung soll es vor allem um eine philosophische Diagnostik gehen, um den Versuch, im Blick auf das Burnout-Phänomen etwas vom Geist- oder Ungeist der Zeit zu erfahren, herauszufinden, was denn für die Spätmoderne, in der wir leben, charakteristisch ist. Eine meiner Thesen ist, dass sich in manchen psychopathologischen Störungen die Symptome der „Pathologie des Zeitgeistes“ (vgl. Frankl 1996, 193–198), bzw. die „Pathologien der Vernunft“ (vgl. Honneth 2007, 7) ganz besonders deutlich zeigen (vgl. Lohmann 1993, 266–292). Insbesondere das Burnout-Syndrom scheint sich in besonderem Maße dazu zu eignen, den objektiv schwer zu fassenden Symptomen der Gegenwartskultur nachzugehen.

Die Burnout-Problematik geht in anerkannter Weise von zwei Grundbedingungen aus, von subjektiven und objektiven Faktoren. „Sie entsteht aus einer Wechselwirkung zwischen äußeren Anforderungen und Merkmalen der betroffenen Person.“ (Marx 2004, 361) Dass in die Burnout-Problematik immer ein subjektiver und psychologisch zu deutender Faktor einfließt, der Burnout-Erkrankte also mehr oder weniger selbstverschuldet zum „Verursacher“ der Störung wird, weil er bei der Arbeitsverteilung, aus welchem Grund auch immer, ständig „Hier!“ schreit, und andererseits objektive Momente einer unerträglichen Arbeitssituation mit in die Störungsverursachung einfließen, wird allgemein anerkannt (vgl. Lehofer et al. 2011). Die hohe Attraktivität, welche die Burnout-Diagnose für Patienten hat, besteht genau in der Tatsache, dass allgemein und implizit anerkannt wird, dass der Betroffene der Störung nicht alleine für sein Burnout verantwortlich ist, sondern dass ihm maximal eine Teilschuld an seinem Erschöpfungszusammenbruch zukommt. Der berechtigte oder unberechtigte Glaube, der Hauptanteil der Störungsverursachung gehe auf das Konto der objektiv unerträglichen Arbeitssituation, gibt Patienten das Gefühl, eigentlich nicht ursächlich an ihrer Störung beteiligt zu sein. Der Eigenanteil an der Störung liegt, kommt er in den Blick, nicht so sehr in einem Defizit bzw. einem Versagen, wie das Patienten in Bezug auf andere psychische Störungen mitunter erleben, sondern in der Realisierung eines sehr hohen, positiv besetzten gesellschaftlichen Wertes, dem vollen Arbeitseinsatz bis zur totalen Erschöpfung. Polemisch könnte man sagen: In Kuba werden jährlich Helden der Arbeit prämiert (vgl. Poltrum et al. 2013c) und wir haben Burnout-Patienten. Die Burnout-Diagnose verleiht in leistungsorientierten Gesellschaften Heldenstatus, und der Burnout-Patient ist ein Held der Arbeit, der bereit war, bis zum Zusammenbruch alles zu geben. Dass es im Einzelfall müßig ist, nach der Ursachengewichtung zu fragen, zu fragen, ob der subjektive Arbeitswille und der selbst auferlegte Leistungszwang Grund für den Erschöpfungszusammenbruch ist oder die objektive Überforderung durch den Arbeitgeber, der einem zu viel Arbeitslast auflädt, versteht sich von selbst. Marx erläutert diesen von Burisch (1989) erstmals explizierten Zusammenhang mit der Metapher des Kamels: „Wenn ein Kamel unter einer Last zusammenbricht, ist es müßig zu fragen, ob das Kamel zu schwach oder die Last zu schwer war. Die einzig korrekte Aussage dazu ist: Diese Last war für dieses Kamel zu schwer." (Marx 2004, 362) Bezogen auf die Psychopathologie des Zeitgeistes und das, was in der Burnout-Kategorie sichtbar wird, könnte man im Anschluss an dieses Gleichnis fragen: Zeigt sich im Boomen des Burnout-Phänomens, dass die Menschen der Gegenwart immer leistungsschwächer werden, oder aber, dass die Anforderungen an die Subjekte der Gegenwart mittlerweile so groß sind, dass die eigentlich leistungsstarken postmodernen Subjekte unter dem steigenden Leistungsdruck dekompensieren? Werden die Menschen immer verweichlichter und verstärkt die massive Diskursivierung des Burnout-Phänomens die Verweichlichungsbereitschaft oder wird die Arbeitslast immer größer? Die psychologische Burnout-Diagnostik hilft sich dabei mit einer Unterscheidung: „Wenn die belastenden Faktoren mehr auf der Seite der betroffenen Persönlichkeit (innere Faktoren) liegen, wird das Phänomen Burnout im eigentlichen Sinne, und die Betroffenen als ‚Selbstverbrenner' bezeichnet, wohingegen bei deutlicher Dominanz der äußeren Belastungsfaktoren auch von ‚wear out' (Verschleiß) gesprochen wird. Die Betroffenen sind in diesem Fall ‚Opfer der Umstände'." (Marx 2004, 363) Für eine psychologische Burnout-Diagnostik und anschließende Behandlung ist die subjektive Perspektive vorrangig. Denn auch dann, wenn sich z.B. in der Burnout-Problematik eine objektive Pathologie der Gegenwartssituation zeigte, ließe sich diese nur sehr schwer behandeln oder ändern. Für die Behandlung eines Burnout-Patienten sind die Fragen vorrangig, welche Anteile an der Störung die Persönlichkeitsstruktur des Patienten hat. Dabei kann es um mangelnde oder maladaptive Copingstrategien in Stresssituationen gehen, um die Erhöhung der Stressresistenz, um Fragen, ob der hyperaktiv Tätige möglicherweise Gefühle der Leere und Sinnlosigkeit durch die Arbeit wegdrängt, ob menschliche Grundkonflikte im Hintergrund der Arbeitsmanie stehen, z.B. ein hypertrophes Anerkennungsbedürfnis, gar eine narzisstische Persönlichkeitsstruktur, die Kompensation von Minderwertigkeitsgefühlen, das Zudecken von Partnerschaftsproblemen, die Abwehr eines Traumas und vieles mehr. Für eine philosophische Diagnostik, deren Hauptaugenmerk es ist, einen Zusammenhang zwischen den jeweiligen Modediagnosen und der jeweiligen Pathologie des Zeitgeistes zu sehen, verdeckt der Versuch, Störungen nur auf dem Konto der Individuen zu verbuchen, der Versuch, Krankheiten zu privatisieren, die Möglichkeit, Tiefeneinblicke in Wesenszusammenhänge der Gegenwart zu gewinnen.

Um der Gefahr einer nur psychologistischen Deutung des Burnout-Phänomens vorzubeugen, d.h. um nicht den Fehler zu machen, die mit dem Burnout-Syndrom zusammenhängenden zeitgeschichtlichen Pathologien der Arbeitswelt zu übersehen oder etwa den Strukturwandel der postmodernen Psyche unberücksichtigt zu lassen und die Beschleunigung des Lebenstempos in der Spätmoderne nicht mit zu reflektieren – Faktoren, die alle in das Burnout-Phänomen hineinspielen – und die Burnout Erkrankung nicht nur als Störung des Individuums abzutun, liegt daher das Hauptaugenmerk des Schlussabschnitts auf der Diagnostik des gegenwärtigen Zeitgeschehens. Das Burnout-Phänomen dient dabei als Vehikel der Erkenntnis. Der Burnout-Patient ist einerseits Opfer seiner selbst, er hat sich für seine

Arbeit geopfert, und in dem Faktum, dass heute so viele Opfer ihrer selbst werden, es eine Burnout-Epidemie gibt, zeigt sich, dass Burnout-Patienten auch wirkliche „Opfer" der Pathologien der Spätmoderne sind. Obwohl die subjektiven, in der Person des Patienten liegenden Charaktermerkmale ihn in die Aufopferung für die Arbeit treiben und darin halten, gibt es objektive Faktoren, die im Lastcharakter der Gegenwart liegen. Die Luft wird dünn, die Zeit ist dürftig, die Quellen trocknen aus und die Subjekte dieses Klimawandels sind erschöpft, ausgebrannt und vertrocknet. Die objektiven, oft subliminal agierenden Stressoren der spätmodernen Lebenswelt ins Licht zu setzen ist Ziel des letzten Abschnitts dieser Arbeit.

1. Arbeit im Wandel der Zeit

Wenn man sich die Begriffs- und Herkunftsgeschichte des Wortes Arbeit vergegenwärtigt, dann zeigt sich ein erschreckendes, aber aufschlussreiches Bild. Der Terminus Arbeit verweist in vielen Sprachen auf düstere und wenig erfreuliche Lebenszusammenhänge. So bringen etwa etymologische Wörterbücher das „germanische Wort *arbejidiz ‚Mühsal'* in Verbindung mit dem englischen *orphan* (Waise), dem deutschen *Erbe*, aber auch *arm*, die zurückführen auf ein erschlossenes germanisches Verb *arbejen* mit der Bedeutung *ein verwaistes (und daher aus Not zu harter Arbeit gezwungenes) Kind sein.*" (Bierwisch 2003, 9) Wer ohne Erbe ist oder gar verwaist, der ist zu harter Arbeit gezwungen, so die lebensweltliche Erfahrung, die sich wahrscheinlich in diesen Begriff eingeschrieben hat. Ähnlich unerfreuliche Bezüge des Arbeitsbegriffs lassen sich in anderen Sprachen ausweisen. Im russischen Wort für Arbeit, *rabota,* findet sich das slawische *rab,* das Sklave und Knecht bedeutet, somit also das historische Faktum, dass Arbeit früher ein erzwungenes Tätigsein meinte, etwas, das ein freier Bürger nicht nötig hatte und darum von Knechten und Sklaven verrichtet wurde. Noch gravierendere Erfahrungen scheinen sich im lateinischen *labor* und damit auch im englischen *labour* zu finden. „Die Herkunft von *labor* hängt nämlich zusammen mit der von Wörtern wie *labil, Lappen, schlaff* und sogar *schlafen.* Das Gemeinsame aller dieser Ausprägungen ist eine indogermanische Wurzel *lab-*, die zum Beispiel in *Lapsus und (kol)labieren,* aber auch im russischen *slabyj* (schwach) wiederkehrt und *hingleiten, schlapp sein, schwanken* bedeutet. Von dort wird die Verbindung zu *labor* über ein Verb *labi* mit der Bedeutung *(unter einer Last) hin- und herwanken* hergestellt." (ebd.) Wenn man die lateinischen Wörter arvum und arva analysiert, die gleichzeitig Arbeit und „gepflügter Acker" bedeuten, und sich den Anblick von alten Ackerpflügen vergegenwärtigt, dann wird klar, dass man unter den Anstrengungen der Feldbestellung leicht ins Schwanken, Stolpern und im schlimmsten Fall ins Kollabieren geraten kann. Arbeit war historisch gesehen eine beschwerliche Sache, die einen schwächen, auslaugen und ermüden kann. Geradezu angsteinflößende Verweise finden sich im französischen *travail*. „Das Wort kommt vom mittellateinischen *tripalis*, das auf ein griechisches Wort *tripassalon* für einen als Folterwerkzeug dienenden ‚Dreipfahl' zurückgeht. Im 12. Jahrhundert meint *travailler* noch *martern, quälen* und führt über die Bedeutung *belästigen, molestieren, sich abmühen* zum rezenten Sinn *arbeiten*. Auch wenn der Bezug zur Folter keineswegs unerhört ist – Wörter wie *schinden*, was eigentlich *die Haut abziehen* bedeutet, zeigen ähnlich drastische Zusammenhänge –, so ist doch die massiv negative Bewertung der Arbeit, die durch *travail* und sein spanisches Gegenstück *trabajo* signalisiert wird, nicht zu verkennen." (Bierwisch 2003, 10) Die Etymologie der indoeuropäischen Sprachen verweist somit sehr eindeutig darauf, dass Arbeit historisch gesehen mit Mühsal, Beschwerlichkeit und Qual assoziiert wurde. Die Folgen dieser Qual, Last und Mühe, die einen, folgt man den sprachlichen Verweisen des Arbeitsbegriffs, nahezu zum Kollabieren bringt, einen ermüdet, schwächt und erschöpft, hätten wahrscheinlich direkt ins Burnout geführt. Da es allerdings diese Diagnose früher noch nicht gab und diese Arbeit so oder so von „Menschen zweiter Klasse", eben den Sklaven und Knechten ausgeübt wurde, die keine Lobby zur Beseitigung dieser Missstände hatten, war der Verschleiß und das Verheizen der Arbeitskräfte sanktionierte gesellschaftliche Norm. Der zweite Grund, warum der Burnout-Begriff zur Beschreibung des Ausbeutungscharakters der Arbeit vergangener Zeiten wahrscheinlich nicht zureichend ist, ist der, dass in der Burnout-Diagnose ja die Idee steckt, dass der durch die Arbeit Erschöpfte, Ausgebrannte und am Rande des Zusammenbruchs Stehende nicht deshalb nicht mehr arbeiten kann und will, weil ein Herr ihn zur Arbeit gezwungen und ausgebeutet hat, sondern weil er mehr oder weniger freiwillig mit sich und seinen Kräften Raubbau betreibt, sich also selbst zum Knecht der Arbeit macht. Der Burnout-Patient arbeitet sich nicht zu Tode, weil er, gezwungen durch einen Herrn, arbeiten muss, sondern weil er süchtig nach der Arbeit die Kontrolle über die Dosis und das rechte Maß der Arbeit verloren hat.

Im Übrigen gibt es zwischen dem Burnout-Phänomen und der Arbeitssucht differenzialdiagnostisch kaum Unterschiede (vgl. Ferenczi 1919, Oats 1971, Machlowitz 1976, Gross 1990, Fassel 1994, Poppelreuter 1996, Robinson 2000, Holger 2001, Meißner 2005, Poppelreuter 2013). Allerdings, und das verkompliziert die Sache, ist es in Zeiten, in denen das Leistungsprinzip und der Druck, erfolgreicher als andere zu sein, Hochkonjunktur haben, schwierig zu sagen, wo die subjektiven Faktoren der Selbstausbeutung und der Arbeitssucht von den objektiven Gegebenheiten, Sachzwängen und „Notwendigkeiten" zur Ausbeutung zu scheiden sind. Doch davon später.

Folgt man der antiken und christlichen Mythologie, dann bestätigt sich die Bewertung der Arbeit als Last und das negative Bild, welches die vergleichende Etymologie des Arbeitsbegriffs zu Tage förderte, denn paradiesische Zustände wurden immer so imaginiert, dass sie frei von der Mühsal der Arbeit sind. In der christlichen Schöpfungsgeschichte beispielsweise fungiert Arbeit nach dem Fall aus dem Paradies als Strafe, was sie vor dem Sündenfall offenbar nicht war. Nachdem verbotenerweise vom Baum der Erkenntnis gegessen wurde, musste die Arbeit „im Schweiße des Angesichts" (Genesis 3,19) verrichtet werden. Im antiken Mythos des „goldenen Zeitalters", das ebenfalls einen paradiesischen Zustand beschreibt, brachte die Natur von sich aus alle benötigte Nahrung hervor, so dass Arbeit nicht nötig war (vgl. Hesiod 700 v. Chr., 11 f.).

Dass Arbeit als etwas gewertet wurde, das wenn möglich zu vermeiden oder gering zu halten ist, gesetzt man wurde nicht als Sklave oder Knecht geboren, bestätigen auch die antike und die mittelalterliche Sicht auf die Beziehung von Muße und Arbeit, d.h. die jeweilige Bewertung von vita contemplativa und vita activa. Für Aristoteles war klar, dass die Tätigkeit der schole – σχολή –, d.h. die Muße, die Ruhe und das kontemplative Verweilen als höherwertiger anzusehen ist als die Tätigkeit der a-scholia – ἀ-σχολῖα –, d.h. die der Beschäftigung und Un-Ruhe geschuldete Aktivität. Die Ruhe, die schole, das otium der Vergangenheit war dabei kein träges Nichtstun, keine Pause, kein Entspannen und Abschalten und auch keine Freizeit, wie wir das vielleicht heute deuten würden, da wir alles von der Arbeit her denken. Die Muße und kontemplative Ruhe ist eher das Gegenteil, hohe und höchste Tätigkeit, und sie ist darum mehr wert als die Arbeit, weil der Mensch nur durch das kontemplative Verweilen so bei den Dingen zur Ruhe kommt, dass er auch das Ruhende der Dinge, das Bleibende und Ewige, die schöne Ordnung, den Kosmos, in der Schau (theoria) zu erschließen vermag (vgl. Han 2009, 87 f.). Die Höherbewertung der vita contemplativa vor der vita activa war auch noch für das Mittelalter symptomatisch. So lesen wir bei Thomas von Aquin: „Vita contemplativa simpliciter melior est quam activa." (zit. n. Han 2009, 89) Auch wenn es, wie oft zu hören ist, das mittelalterliche Diktum *ora et labora* gab, das aus heutiger Sicht suggeriert, dass Arbeit und Gebet, Aktivität und Kontemplation gleichwertig seien, trügt dieser Schein. Byung-Chul Han weist in seinem Beitrag zur Ehrenrettung der vita contemplativa *Duft der Zeit. Ein philosophischer Essay zur Kunst des Verweilens* zu Recht darauf hin, dass Arbeit im Mittelalter ihren Sinn von der Kontemplation her erhält. „Mit Gebeten beginnt der Tag. Und sie schließen ihn ab. Sie rhythmisieren die Zeit. Den Fest- und Feiertagen kommt eine ganz andere Bedeutung zu. Sie sind keine arbeitsfreien Tage. Als Zeit des Gebetes und der Muße haben sie eine eigene Bedeutsamkeit. Der mittelalterliche Kalender dient nicht bloß zur *Zählung* von Tagen. Ihm liegt vielmehr eine *Erzählung* zugrunde, in der Fest- und Feiertage narrative Stationen bilden. Sie sind feste Punkte im Fluß der Zeit, die diese narrativ binden, damit sie nicht verfließt." (ebd. 89 f.) Die kontemplative Erschließung des mittelalterlichen Ordo, des Gedankens, dass die Welt eine Ordnung und einen Regenten hat, war das Primäre und die Zeit zwischen dieser kontemplativen Besinnung auf das Wesentliche wurde mit Arbeit zugebracht.

Eine große Zäsur in Bezug auf die Bewertung von vita activa und vita contemplativa stellt die Reformationszeit dar, in der die Muße zum negativ konnotierten Müßiggang wird und als Zeitvergeudung sündhaft besetzt ist. So lesen wir bei Zizendorf (1700–1760), einem lutherisch-pietistischen Theologen: „Man arbeitet nicht allein, daß man lebt, sondern man lebt um der Arbeit willen, und wenn man nichts mehr zu arbeiten hat, so leidet man oder entschläft." (zit. n. Han, 91) Ähnliches findet sich bei Calvin, der ja bekanntlich meinte, dass Müßiggang aller Laster Anfang sei. Max Weber, der erste deutschsprachige Gesellschaftstheoretiker, der ökonomische und religionssoziologische Perspektiven systematisch zusammendachte, zeigt in seiner breit rezipierten Studie „Die protestantische Ethik und der Geist des Kapitalismus" (1934), dass das Wort Beruf vor der Reformation nur für christliche Tätigkeiten im engeren Sinne Verwendung fand – man folgte eben dem Ruf Gottes, wenn man Pfarrer, Messner, Mönch oder Nonne wurde – und spätestens seit der Gegenreformation zum Terminus für jede Form der

Arbeit wurde (vgl. Steinert 2010). Egal, was man arbeitet, man folgt in jeder beruflichen Tätigkeit dem Ruf Gottes. Da im Calvinismus die Heilserwartung, der Eintritt in das Paradies und die postmortale Erlösung letztlich von der Gnade Gottes abhängt und der Gläubige kaum einen Anhaltspunkt in seinem Leben findet, ob er nach dem Tod in der Hölle oder in den Himmel kommt und ihm im letzteren Fall die Gnadenwahl zuteilwird (vgl. Ehrenberg 2011, 49–51 u. 164 f.), sei das einzige Indiz dafür, dass man ein gottgerechtes Leben führe und auf dem Weg zur Erlösung sei, dass man beruflich Erfolg habe, dass man in der Arbeit dem Ruf Gottes folge und seinen Beruf nach bestem Wissen und Gewissen ausübe. Die protestantische Arbeitsethik suggeriert, wer beruflich erfolgreich ist, der ist auf dem richtigen Weg, und es scheint, dass ihm der Gnadenstand zugesichert ist. Damit aber gibt es eine Art Wahlverwandtschaft zwischen der religiösen Gesinnung mancher protestantischer Kreise, insbesondere der Calvinisten, und dem kapitalistischen Prinzip der Akkumulation von Kapital. Das Arbeitsethos und die Ethik des Protestantismus mit ihrer innerweltlichen Askese, das nicht dazu führt, dass das angehäufte Kapital und der erworbene Besitz genossen wird, sondern reinvestiert und akkumuliert wird, präfiguriert damit den Geist der kapitalistischen Wirtschaftsweise. „Die innerweltliche protestantische Askese (…) wirkte also mit voller Wucht gegen den unbefangenen *Genuß* des Besitzes, sie schnürte die *Konsumtion*, speziell die Luxuskonsumtion, ein. Dagegen *entlastete* sie im psychologischen Effekt den *Gütererwerb* von den Hemmungen der traditionalistischen Ethik, sie sprengt die Fesseln des Gewinnstrebens, indem sie es nicht nur legalisierte, sondern (…) direkt als gottgewollt ansah." (Weber 1920, 190) Zeitverschwendung und Müßiggang werden damit zur schweren Sünde, weil Zeit ja schließlich Geld kostet. Hartmut Rosa hat in einer brillanten Studie gezeigt, dass das gegenwärtige Wesen des Kapitalismus gar nicht so sehr von der traditionellen Herr-Knecht-Dialektik her zu fassen ist. Mit Blick auf Max Weber argumentiert er, dass eine erneute sozialwissenschaftliche Auseinandersetzung mit dem Kapitalismus vor allem das Prinzip der kapitalistischen Zeitökonomie vor Augen haben muss, denn was sich „wie ein roter Faden durch die verschiedenen Produktionsformen des Kapitalismus hindurchzieht, ist die Geltung zeitökonomischer Imperative: Reformen und Veränderungen standen und stehen stets unter dem Diktat der Zeiteffizienz, und es ist insbesondere die *Logik der Beschleunigung*, welche sich durch die und hinter der vielbestaunten Flexibilität und Variationsfähigkeit des Kapitalismus unvermindert Bahn bricht (…).“ (Rosa 2005, 272) Zeit, die nicht effizient im Sinne einer Ertragssteigerung oder der Vermehrung des Reichtums durch Arbeit genutzt wird, gilt dem Protestantismus prinzipiell als verdächtig. Damit kehrt sich in dieser Gesinnung das traditionelle Verhältnis von vita activa und vita contemplativa um. War es für die Antike und das Mittelalter klar, dass die Kunst des Verweilens und der Kontemplation elementar wichtig und höher zu achten sei als die Tätigkeit der Arbeit, gehen diese Einsicht und dieser Glaube in der Neuzeit radikal verloren. Kontemplation und Müßiggang werden zur Zeitverschwendung und Sünde.

Eine weitere große Zäsur der unmittelbaren Arbeitslebenswelt und im Verständniswandel der Arbeit stellt die Industrielle Revolution dar. Das beginnende Maschinenzeitalter im 18. und 19. Jahrhundert und eine Reihe von Erfindungen und Innovationen, von der Dampfmaschine bis zur Lokomotive und zum Entstehen der Fabriken, führte zu einer extremen Produktionssteigerung und zu einem radikalen Umbau der Arbeit, das vor allem das Sein und das Selbstverständnis der arbeitenden Klasse dieser Zeit traf. Marx und Engels, denen die Beschreibung dieser historischen Zäsur, die Diagnose dieser Missstände und die Therapie der Pathologie der damals entstandenen Arbeitswelt am Herzen lag, schreiben dazu: „Die Arbeit wurde immer mehr unter die einzelnen Arbeiter geteilt, so dass der Arbeiter, der früher ein ganzes Stück Arbeit gemacht hatte, jetzt nur einen Teil dieses Stückes macht. Diese Teilung der Arbeit (…) reduzierte die Tätigkeit eines jeden Arbeiters auf einen sehr einfachen, jeden Augenblick wiederholten mechanischen Handgriff, der nicht nur ebenso gut, sondern noch viel besser durch eine Maschine gemacht werden konnte.“ (Marx u. Engels 1848, 58) Massenarbeitslosigkeit, das Entstehen einer „Industriellen Reservearmee“, das Drücken der Löhne, die Verelendung der arbeitenden Klasse und die Tatsache, dass der „Arbeiter“ zum „Zubehör der Maschine“ (ebd. 27) wird, sind ein paar Symptome des Entfremdungszusammenhanges, den Marx und Engels durch die Abschaffung des Privateigentums, das ja letztlich die Herrschaftsbeziehungen legitimiert, beseitigen wollten.

Schaut man mit Marx und Engels in die Geschichte, dann findet man einige Konstanten: die Spannungen zwischen Herr und Knecht, den Kampf zweier antagonistischer Klassen und die daraus entstehenden Unruhen und Kriege. Im Manifest der Kommunistischen Partei heißt es: „Die Geschichte aller bisherigen Gesellschaft ist die Geschichte von Klassenkämpfen. Freier und Sklave, Patrizier und Plebejer, Baron und Leibeigener, Zunftbürger und Gesell, kurz, Unterdrücker und Unterdrückte standen in stetem Gegensatz zueinander, führten einen ununterbrochenen, bald versteckten, bald offenen Kampf, einen Kampf, der jedes Mal mit einer revolutionären Umgestaltung der ganzen Gesellschaft endete oder mit dem gemeinsamen Untergang der kämpfenden Klassen." (Marx u. Engels 1848, 19 f.) Bourgeoisie, Unternehmer und die unteren Schichten der Gesellschaft, von denen die Unternehmer nehmen, die Proletarier, sind die zwei antagonistischen Klassen, die Marx und Engels in ihrer eigenen Zeit, der Industriellen Revolution, vorfinden. „Die Arbeit produziert Wunderwerke für die Reichen, aber sie produziert Entblößung für den Arbeiter. Sie produziert Paläste, aber Höhlen für den Arbeiter. Sie produziert Schönheit, aber Verkrüppelung für den Arbeiter. Sie ersetzt die Arbeit durch Maschinen, aber sie wirft einen Teil der Arbeiter zu einer barbarischen Arbeit zurück und macht den andren Teil zur Maschine. Sie produziert Geist, aber sie produziert Blödsinn, Kretinismus für den Arbeiter." (Marx 1844, 513) Die Arbeit, die im besten Fall Spiel, Vergnügen und Leichtigkeit ist, die Teil eines Selbstverwirklichungsprozesses sein kann, in dem ein Ich durch seine Tätigkeit zu sich selbst findet, in dem ein Ich zur Freiheit seiner selbst geführt wird, ist für die Knechte dieser Welt eine zerstörerische und krank machende Entfremdung. Die Entfremdung des Menschen durch die Arbeit zeigt sich nach Marx in dreifacher Weise. Erstens hat der Arbeiter, da er den Gegenstand seiner Tätigkeit nicht frei wählt, und durch die Teilung der Arbeit unter Umständen nur einen kleinen Handgriff verrichtet bzw. nicht die Möglichkeit hat, sein Sein in das von ihm hergestellte Produkt einzubringen, keinen Bezug zu dem von ihm hergestellten Gegenstand. Der Arbeiter entfremdet sich also vom Gegenstand seiner Arbeit, er erzeugt ein Produkt, das ihm nicht nur nicht gehört, sondern dem er fremd gegenübersteht. Zweitens dadurch, dass der Arbeiter sein Sein, seine Arbeitskraft und einen erheblichen Teil seiner Lebenszeit in den Gegenstand legt, entfremdet sich der Arbeiter auch von sich und seinem Leben. Dies nennt Marx die Selbstentfremdung durch Arbeit im Gegensatz zur Selbstverwirklichung durch Arbeit. Erst wenn alle Menschen sich in der Arbeit verwirklichen, hört die Entfremdung durch Arbeit auf. Worin besteht diese Selbstentfremdung durch Arbeit? Darin, dass sich der Arbeiter „in seiner Arbeit nicht bejaht, sondern verneint, nicht wohl, sondern unglücklich fühlt, keine freie physische und geistige Energie entwickelt, sondern seine Physis abkasteit und seinen Geist ruiniert. Der Arbeiter fühlt sich daher erst außer der Arbeit bei sich und in der Arbeit außer sich. Zu Hause ist er, wenn er nicht arbeitet, und wenn er arbeitet, ist er nicht zu Haus. Seine Arbeit ist daher nicht freiwillig, sondern gezwungen, *Zwangsarbeit*. Sie ist daher nicht die Befriedigung eines Bedürfnisses, sondern sie ist nur ein *Mittel*, um Bedürfnisse außer ihr zu befriedigen. Ihre Fremdheit tritt darin rein hervor, daß, sobald kein physischer oder sonstiger Zwang existiert, die Arbeit als eine Pest geflohen wird. Die äußerliche Arbeit, die Arbeit, in welcher der Mensch sich entäußert, ist eine Arbeit der Selbstaufopferung, der Kasteiung. Endlich erscheint die Äußerlichkeit der Arbeit für den Arbeiter darin, daß sie nicht sein eigen, sondern eines andern ist, daß sie ihm nicht gehört, daß er in ihr nicht sich selbst, sondern einem andern angehört." (Marx 1844, 514)

Der Prozess der Selbstentfremdung durch die Arbeit gipfelt dann, und das ist die dritte Form der Entfremdung, in der Entfremdung vom Mitmenschen, in der Entfremdung zwischen Ich und Du. Wer mit dem Produkt seiner Arbeit nichts zu tun hat, wem seine Tätigkeit fremd ist und wer diese Fremdheit acht Stunden am Tag, fünf Tage in der Woche, 11 Monate im Jahr und dreißig oder vierzig Jahre seines Lebens erlebt, der wird sich nicht nur selbst fremd, sondern dem werden auch seine Mitmenschen fremd und gleichgültig. „Eine unmittelbare Konsequenz davon, dass der Mensch dem Produkt seiner Arbeit, seiner Lebenstätigkeit, seinem Gattungswesen entfremdet ist, ist die *Entfremdung des Menschen* von dem *Menschen*." (Marx 1844, 517) Die Forderung, die aus dieser Analyse folgt, ist bekannt. Die Aufhebung der entfremdeten Arbeit und die Abschaffung des Staates, der diese Entfremdungszusammenhänge durch das Gesetzt legitimiert. Im Übrigen gibt es bei Engels eine interessante Deutung des Alkoholismusproblems, das damals unter den Proletariern verbreitet war. Alkoholika gehören sicher zu den Mitteln, die aufgrund ihrer stimulierenden und entspannenden Wirkung leicht Abnehmer finden. Allerdings führte in der Zeit der Industrialisierung die industrielle Produktionssteigerung und eine Reihe von Erfindungen dazu, dass massenhaft alkoholische Getränke erzeugt wurden. Wo das Angebot ausufert, da muss Kundschaft im großen Stil gefunden werden. Daher wurde an manchen Orten die mühsam verrichtete Arbeit in Form von Alkoholika als Naturallohn vergütet. In vielen Fabriken war es sogar üblich, dass den Arbeitern während des 12- bis 16-stündigen Arbeitstages kostenlos Schnaps angeboten wurde, damit sie die Arbeitsbelastungen überhaupt aushalten konnten (vgl. Vogt 1982, 208). Der andere Grund, warum die Arbeiter für den Alkohol empfänglich wurden, ist in der Entfremdung der Arbeit selbst zu finden, so deutete es zumindest Friedrich Engels und er nahm damit eine sozialpsychiatrische Interpretation des Alkoholproblems vorweg. Der Alkoholismus der Arbeiter ist etwas, das die Gesellschaft selbst produziert und in Kauf nimmt. Alkohol fungiert als Selbstmedikation der entfremdeten Lebensverhältnisse und wird als Tröster und Sorgenbrecher eingesetzt.

„Alle Lockungen, alle möglichen Versuchungen vereinigen sich, um die Arbeiter zur Trunksucht zu bringen. Der Branntwein ist ihnen fast die einzige Freudenquelle, und alles vereinigt sich, um sie ihnen recht nahezulegen. Der Arbeiter kommt müde und erschlafft von seiner Arbeit heim; er findet eine Wohnung ohne alle Wohnlichkeit, feucht, unfreundlich und schmutzig; er bedarf dringend einer Aufheiterung, er muß *etwas* haben, das ihm die Arbeit der Mühe wert, die Aussicht auf den nächsten sauren Tag erträglich macht; (...) sein geschwächter Körper, geschwächt durch schlechte Luft und schlechte Nahrung, verlangt mit Gewalt nach einem Stimulus von außen her; sein geselliges Bedürfnis kann nur in einem Wirtshause befriedigt werden, er hat durchaus keinen andern Ort, wo er seine Freunde treffen könnte – und bei alledem sollte der Arbeiter nicht die stärkste Versuchung zur Trunksucht haben, sollte imstande sein, den Lockungen des Trunks zu widerstehen? Im Gegenteil, es ist die moralische und physische Notwendigkeit vorhanden, daß unter diesen Umständen eine sehr große Menge der Arbeiter dem Trunk verfallen *muß*. Und abgesehen von den mehr physischen Einflüssen, die den Arbeiter zum Trunk antreiben, wirkt das Beispiel der großen Menge, die vernachlässigte Erziehung, die Unmöglichkeit, die jüngeren Leute vor der Versuchung zu schützen, in vielen Fällen der direkte Einfluß trunksüchtiger Eltern, die ihren Kindern selbst Branntwein geben, die Gewißheit, im Rausch wenigstens für ein paar Stunden die Not und den Druck des Lebens zu vergessen, und hundert andere Umstände so stark, daß man den Arbeitern ihre Vorliebe für den Branntwein wahrlich nicht verdenken kann. Die Trunksucht hat hier aufgehört, ein Laster zu sein, für das man den Lasterhaften verantwortlich machen kann, sie wird ein Phänomen, die notwendige, unvermeidliche Folge gewisser Bedingungen auf ein, wenigstens diesen Bedingungen gegenüber, willenloses Objekt. Diejenigen, die den Arbeiter zum bloßen Objekt gemacht haben, mögen die Verantwortlichkeit tragen.“ (Engels 1845, 331 f.)

Wie die Arbeit in einer befreiten, antikapitalistischen Gesellschaft, in der es kein Privateigentum, keine Herren und Knechte mehr gibt, aussieht, das kann man erahnen. Die Arbeit wäre in so einer Gesellschaft ein Medium der Selbstverwirklichung für alle, die Arbeit hätte sehr viel mit dem Spiel zu tun oder vielleicht könnte man sogar sagen, dass die Aufhebung der entfremdeten Arbeit dann auch die Differenz zwischen Arbeit und Spiel oder Arbeit und künstlerischer Selbstverwirklichung aufheben würde. Das war der Traum und die Vision von Marx und Engels. Im Übrigen ist es fatal, die Lehre von Marx und Engels, diesen schönen Traum vom besseren Leben, mit den politischen Totalitarismen zu verwechseln, die oft unter dem Namen des Marxismus verübt wurden. In zwei Briefen von Engels ist hinterlegt, dass Marx selbst, vielleicht in Vorahnung, was da kommen könnte, gesagt habe: „Eines ist sicher, was mich betrifft, ich bin kein Marxist." (Marx bei Engels 1882/1890). Wie man die Lehre Jesus wohl kaum für die Inquisition, die Hexenverbrennungen, die Glaubenskriege der Christen und die Welle der sexuellen Missbräuche durch pädophile Theologen, die täglich neu ans Licht kommen, verantwortlich machen kann, so kann man den Traum vom besseren Leben, den Marx und Engels träumten, wohl kaum für die Gulags und all die Schrecken kommunistischer Diktaturen verantwortlich machen. Warum die Träume vom besseren Leben, sei es der christliche oder der sozialistische, so leicht zu Alpträumen werden, steht auf einem anderen Blatt und soll hier nicht zur Sprache kommen.[40]

In den zwanziger Jahren des letzten Jahrhunderts hat Georg Lukács versucht, mit dem Begriff der „Verdinglichung" (Lukács 1923), der Ähnliches wie der von Marx explizierte Entfremdungsbegriff meint, die Pathologien des Kapitalismus neu zu deuten. Die Subjekte seien im kapitalistischen Warentausch wechselseitig dazu angehalten, so lesen wir in der Zusammenfassung bei Axel Honneth, „(a) die vorfindlichen Gegenstände nur noch als potentiell verwertbare ‚Dinge' wahrzunehmen, (b) ihr Gegenüber nur noch als ‚Objekt' einer ertragreichen Transaktion anzusehen und schließlich (c) ihr eigenes Vermögen nur noch als zusätzliche ‚Ressource' bei der Kalkulation von Verwertungschancen zu betrachten." (Honneth 2005, 20) Der weitaus subtilere und subkutan wirkende Entfremdungs- und Verdinglichungszusammenhang der kontemporären kapitalistischen Ökonomie muss heute, da scheinen

40 Vgl. diese Arbeit Abschnitt V, Kapitel 3.

sich viele Theoretiker einig, jenseits des traditionellen Ausbeutungsverhältnisses gedacht werden. Da die gegenwärtige Gesellschaft ja nicht mehr in der Kategorie der Klassengesellschaft zu fassen ist, die traditionelle marxistische Dialektik von Herr und Knecht zu kurz greift und zu grobschlächtig anmutet, um die gegenwärtige Struktur der Entfremdung zu beschreiben, und die Pathologien des neoliberalen Privatisierungswahns und der Globalisierung quer durch alle Schichten der Gesellschaft zu beobachten sind, muss das Wesen der Entfremdung anders gedacht werden. Axel Honneth, einer der aktuellen Hüter des neomarxistischen Grals der „Frankfurter Schule“, beschreibt das Wesen der Verdinglichung und Entfremdung mit Blick auf Lukács als „Anerkennungsvergessenheit“ (Honneth 1994) und weist darauf hin, dass es sich bei der Entfremdung und Verdinglichung letztlich um eine „Art von Denkgewohnheit, von habituell erstarrter Perspektive“ handelt, welche die Subjekte in ihren Einstellungen zur Welt, zu sich und zum anderen einnehmen (vgl. Honneth 2005, 62 f.). Dieser Interpretation der Entfremdung zufolge gibt es keine Herren mehr, welche die Knechte zur Arbeit und damit zur Verdinglichung zwingen, sondern durch die Übernahme der „habituell erstarrten Perspektive“, alles unter der Kategorie der Gewinn-, Macht- und Anerkennungsvermehrung zu sehen, beuten sich Herren und Knechte „freiwillig“ selbst aus, womit der Herr-Knecht-Antagonismus obsolet wird.

Damit ist die Selbstausbeutung, die mehr oder weniger freiwillige „Selbstverknechtung“, in der die eigenen Vermögen und Fähigkeiten nur mehr als „Ressource“ bei der Kalkulation von Verwertungschancen gesehen werden, geeignet, als die Kategorie zu fungieren, unter der die „objektive“ Pathologie der Gegenwart und die Entfremdungsdimension des Kapitalismus beschrieben werden können. Jetzt aber nicht mehr so, wie es Marx und Engels noch beschreiben konnten, dass nämlich die objektiv harte Arbeit den Arbeiter verheizt und hinter der Arbeit ein Herr steht, der den Knecht mehr oder weniger zur Arbeit zwingt, sondern so, das im gegenwärtigen Stand des Kapitalismus die arbeitenden Subjekte freiwillig dazu übergehen, sich selber zum Knecht ihrer Arbeit zu machen – bis hin zur totalen Erschöpfung und zum Burnout. Waren es einstmals die Hochöfen, an denen sich der Arbeiter verbrannte, brennt er heute „freiwillig“ selber aus. Oder mit Byung-Chul Han gesprochen: „Die Arbeits- und Leistungsgesellschaft ist keine freie Gesellschaft. Sie erzeugt neue Zwänge. Die Dialektik von Herr und Knecht führt am Ende nicht zu jener Gesellschaft, in der jeder ein Freier ist, der auch zur

Muße fähig wäre. Sie führt vielmehr zu einer Arbeitergesellschaft, in der der Herr selbst ein Arbeitsknecht geworden ist. In dieser Zwangsgesellschaft führt jeder sein Arbeitslager mit sich. Die Besonderheit dieses Arbeitslagers ist, dass man Gefangener und Aufseher, Opfer und Täter zugleich ist. So beutet man sich selbst aus. Dadurch ist die Ausbeutung auch ohne Herrschaft möglich." (Han 2011, 35 f.)

Wenn man sich den Wandel des Arbeitsbegriffs ansieht, dann fallen im Kontext der Burnout-Diskussion mehrere Dinge auf. Erstens: Arbeit war historisch gesehen immer mit Leid, Mühsal, Entfremdung und Qual assoziiert, die Etymologie des Arbeitsbegriffs zeigt diese Bezüge klar. Zweitens ist es daher so, dass paradiesische und goldene Zeitalter ohne Arbeit vorgestellt wurden und die Muße und Kontemplation über weite Strecken im europäischen Abendland höherwertiger als die Arbeit war. Drittens: Da die Arbeit trotzdem von irgendjemand erledigt werden musste, es eben die Knechte der jeweiligen Epoche waren, welche die Last der Arbeit zu tragen und zu erdulden hatten, und da die Knechte wesensmäßig keine Lobby hatten, war es normal, dass zur Arbeit eben die Entfremdung, das Verheizen und Ausbrennen des Arbeiters gehörte.

Sozialismus, Gewerkschaftsbewegungen, die Etablierung von Arbeitsrechten etc. etc. haben letztlich dazu geführt, dass sich die Arbeitswelt und die Arbeitsbedingungen in weiten Teilen der westlichen Gesellschaften verbessert haben. Arbeit hat im Vergleich mit dem Ausbeutungscharakter, den sie in vergangenen Zeiten hatte und in den Ländern der Dritten Welt (in Ländern mit „emerging markets" wie man heute sagt) noch hat – wo die klassische Dialektik von Herr und Knecht noch zutreffend erscheint –, bei uns an vielen Orten den *offensichtlichen* Charakter der Entfremdung verloren und hält sogar für viele Menschen die Möglichkeit zur Selbstverwirklichung bereit. Dennoch tauchen seit geraumer Zeit Burnout-Phänomene und die damit beschriebene Symptomatik auf. Da wir jedoch nicht glauben, dass die Ursache für die mit dem Burnout-Begriff beschriebene Problematik lediglich auf der Seite der arbeitenden Subjekte zu verbuchen ist, schlage ich vor, die objektiven Grundgegebenheiten des Burnouts, die in die subjektive Störung einfließen, nicht „nur" im subliminal agierenden hypertrophen Leistungsprinzip der Gegenwart zu suchen, sondern auch in den objektiven Veränderungen der Zeitstrukturen in der Spätmoderne zu verorten. Das Burnout Phänomen ist nicht als alleiniges Problem des arbeitssüchtigen Individuums abzuhandeln, sondern muss auch auf dem Hintergrund objektiv veränderter Anforderungen an die arbeitenden Subjekte der Gegenwart gedeutet werden. Da sich aber im historischen Vergleich die Bedingungen der Arbeit humanisiert haben, damit zunächst nicht klar zu erkennen ist, wo denn der Lastcharakter der gegenwärtigen Arbeitsbedingungen liegt, muss der klassische Burnout-Diskurs erweitert werden.

Was mit in unsere Überlegungen aufgenommen werden muss, ist die Beschleunigung des Lebenstempos, die Steigerung der Handlungsepisoden pro Zeiteinheit, die sich in der Arbeitswelt als Beschleunigung der Tätigkeiten zeigt, und die Beschleunigung des sozialen Wandels, die sich in einer zunehmenden Erwartungsunsicherheit in Bezug auf das Beschäftigungs- und Arbeitsverhältnis manifestiert. Damit sind Faktoren genannt, welche die Leistungs- und Selbstausbeutungsbereitschaft der postmodernen Subjekte erklärt. Da die Arbeit einen wesentlichen Bestandteil der Lebenszeit ausmacht, zeigt sich die Pathologie der spätmodernen Zeiterfahrung, die Hyperaktivität des Tätigseins und die Beschleunigung des Lebenstempos vielleicht am stärksten in der Arbeitswelt. Von daher wundert es auch nicht, dass Patienten ihr Burnout hauptsächlich auf die Arbeit attribuieren. Letztlich spiegelt sich aber im Burnout-Begriff – und daher plädiere ich für den Vorschlag, diese Kategorie weiter zu fassen – eine allgemeine Hyperaktivität des Erscheinens. Die Erscheinungen in der Spätmoderne beginnen aufdringlich zu werden. Ähnlich wie es in der Werbung um eine permanente Aufdringlichkeit und gewollte Wahrnehmungsbesetzung durch das Beworbene geht, scheinen die Phänomene in der Spätmoderne insgesamt von einer hyperaktiven Aufmerksamkeitsgeilheit getrieben zu sein und die Subjekte permanent mit Aufmerksamkeitsforderungen zu bombardieren. Die Zeichen sind beschleunigt und wollen beachtet werden, das führt zur Hyperaktivität der Gegenwartskultur und damit zum Burnout, das vor allem in die Arbeitswelt projiziert wird, sich aber in sämtlichen Lebensbereichen manifestiert.

2. Soziale Beschleunigung

Hartmut Rosa hat in seinem Theoriebestseller „Beschleunigung. Die Veränderung der Zeitstrukturen in der Moderne", darauf aufmerksam gemacht, dass viele Symptome der Gegenwartskultur auf die Veränderungen der Zeiterfahrung in der Spätmoderne, in der wir uns noch befinden, zurückzuführen sind. Die drei von ihm beschriebenen Dimensionen der sozialen Beschleunigung sind: die technische Beschleunigung, die Beschleunigung des sozialen Wandels und die Beschleunigung des Lebenstempos.

Am einfachsten zu beschreiben und im Beschleunigungsdiskurs am ausführlichsten kommentiert ist dabei jener Aspekt der Beschleunigung, der mit den technischen Innovationen einhergeht. Die Steigerung der Transport- und Reisegeschwindigkeit durch Eisenbahn, Auto und Flugzeug, die zu dem führte, was verschiedenste Kommentatoren als Erfahrung der „Raumschrumpfung" bezeichneten, und die Beschleunigung der Fernkommunikation durch Technologien wie Telefon, Fernsehen, Handy und Internet gehören in diesen Bereich und sind die klassischen Phänomene, die von Beschleunigungstheorien beschrieben werden (Rosa 2005, 124 ff.).

> „Dauerte es im 18. Jahrhundert noch mehrere Wochen, um von Europa nach Amerika zu gelangen, so benötigt man heute nur noch gut sechs Flugstunden dafür. Infolgedessen scheint die Welt seit der industriellen Revolution auf ca. *ein Sechzigstel* ihrer ursprünglichen Größe geschrumpft zu sein. Beschleunigungsinnovationen im Transportwesen sind daher hauptverantwortlich für das, was mit Harvey und anderen als ‚die Vernichtung des Raumes durch die Zeit' bezeichnet werden kann." (Rosa 2005, 126)

Da es aber trotz Zeitersparnis, welche die Beschleunigung von Vorgängen durch die Technik ja mit sich bringt, insgesamt zu einer Verknappung der Zeitressourcen kommt, reicht die Kategorie der technischen Beschleunigung nicht aus, um die Veränderungen der Zeiterfahrung der Gegenwart zu fassen, was am Beispiel des Internets gut demonstriert werden kann. Rosa verweist in diesem Zusammenhang darauf, dass durch das Internet die Kommunikation erleichtert und beschleunigt wurde, im Vergleich zu einem traditionellen Briefwechsel, aber gleichzeitig die gewonnene Zeitfreiheit nicht dazu führt, dass sie in Muße übergeführt wird, sondern im Gegenteil, viel mehr Zeit mit der „Fernkommunikation" verbracht wird als früher mit dem Schreiben von Briefen (Rosa 2005, 119, Anm. 11). Ähnliches gilt für die Verkürzung der Transport- und Reisezeit. Die mögliche Zeitersparnis durch die Beschleunigung des Güter- und Personenverkehrs, die sich aus der Tatsache ergeben könnte, dass der Weg von A nach B schneller zurückzulegen ist, führt gegenteilig eher dazu, dass das Verkehrsaufkommen insgesamt steigt und mehr Zeit mit dem Transport und auf Wegen zugebracht wird, als dass die gewonnene Zeit genossen und frei genutzt würde. „Je mehr Zeit wir sparen, desto weniger haben wir", zitiert Rosa aus Michael Endes Roman Momo (Rosa 2005, 43). Weil die schnellere Bewegung von Menschen, Gütern und Informationen, die raschere Herstellung von Gütern, die zügigere Umwandlung von Stoffen und Energien etc. (ebd. 127) durch eine Reihe von technischen Erfindungen nicht zur Erfahrung der Freiheit von der Zeit, sondern zum paradoxen Effekt des Verschwindens der Zeit führte, reicht die Kategorie der technischen Beschleunigung nicht aus, um die Zeiterfahrung in der Spätmoderne vollständig zu fassen.

Die zweite Kategorie, unter der Rosa die Veränderung der Zeitstruktur beschreibt, ist die „Beschleunigung des sozialen Wandels", die sich vor allem auch darin zeigt, dass diese Form der Beschleunigung zum Schwinden der „Erwartungssicherheit" sozialer Interaktionen und zu dem führt, was Rosa in Anlehnung an Hermann Lübbe als „Gegenwartsschrumpfung" bezeichnet (ebd. 131).

> „Die These einer allgemeinen Beschleunigung des sozialen Wandels besagt, dass die ‚Gegenwart' in der Politik ebenso wie in der Wirtschaft, der Wissenschaft und der Kunst, in Beschäftigungsverhältnissen ebenso wie in Familienarrangements und in moralischen ebenso wie in alltagspraktischen Orientierungen und damit in kultureller wie in struktureller Perspektive schrumpft." (Rosa 2008, 133)

Rosa interpretiert das, was die Zeitsphäre der *Gegenwart* leistet, und den „Raum", den sie aufspannt, als den Zeitraum, der Dauer und Stabilität bietet, der einen Erfahrungsraum und Erwartungshorizont offenhält, der Erwartungssicherheit garantiert. Die Beschleunigung des sozialen Wandels wird dann in Bezug auf die Gegenwart definiert als „Steigerung der Verfallsraten von handlungsorientierenden Erfahrungen und Erwartungen und als Verkürzung der für die jeweiligen Funktions-, Wert- und Handlungssphären als Gegenwart zu bestimmenden Zeiträume." (ebd.) Als Beispiele für die „Steigerung der Verfallsraten" im Sozialgefüge und die Beschleunigung des sozialen Wandels, als Indikatoren für das Instabil der Sozialsphäre werden u. a. die beschleunigten Veränderungen von Moden, Lebensstilen, Familienstrukturen, Arbeitsverhältnissen, politischen und religiösen Bindungen (ebd. 462) beschrieben. Während man in vergangener Zeit einen Beruf erlernte und vielleicht ein Leben lang in einem Unternehmen tätig war, ist es heute üblich, im Laufe seiner Arbeitszeit mehrere Berufe erlernt und ausgeübt zu haben, und sehr unwahrscheinlich, dass man von seinem Dienstgeber zum 25-jährigen Arbeitsjubiläum eine goldene Uhr bekommt, wie das für die Generation der Väter- und Großväter noch durchaus üblich war. Deutlich zeige sich die „Steigerung der *sozialen Veränderungsraten*“ (ebd.) auch im Bereich der Liebesbeziehungen und der Tatsache, dass Lebenspartner zu Lebensabschnittspartnern werden. Ähnlich wie die Beschleunigung des sozialen Wandels nicht unmittelbar auf die technische Beschleunigung zurückzuführen ist, ist die dritte von Rosa gefasste Kategorie, in der sich die Beschleunigung in der Spätmoderne zeigt, die „Beschleunigung des Lebenstempos“, nicht auf die beiden anderen Dimensionen der Beschleunigung zurückzuführen. Die Erhöhung der „Handlungsgeschwindigkeit“, die sich in der Verkürzung der Essens- oder Schlafensdauer oder in der Verkürzung der durchschnittlichen Kommunikationszeit in der Familie zeigt oder im Versuch, „Handlungsepisoden“ zu verdichten, indem Pausen und Leerzeiten verringert werden, sowie sich im Bestreben meldet, die Zeiträume zwischen der Beendigung einer vorangehenden und dem Beginn der nachfolgenden Aktivität zu verringern (ebd. 135), ist das, was mit dem Anstieg des Lebenstempos in der Spätmoderne gemeint ist. Fast Food, Speed Dating, die Handlungsverdichtung durch Multitasking (ebd. 469) sind ein paar Beispiele, welche illustrieren, was mit der „Beschleunigung des Lebenstempos“ zur Sprache gebracht werden soll. Die Beschleunigung des Lebenstempos stelle dabei „eine Reaktion auf die Verknappung von (ungebundenen) Zeitressourcen“ dar, zeige sich in der „Erfahrung von *Zeitnot* und *Stress*“ und könne somit „als Steigerung der Zahl der Handlungs- und/oder Erlebnisepisoden pro Zeiteinheit bestimmt werden (...).“ (ebd. 463) Vereinfacht gesagt: Der Augenblick wird mit so vielen Aktivitäten wie möglich vollgepumpt, dass es zum Phänomen der Hyperaktivität kommt.

Wenn wir nun die drei Dimensionen der sozialen Beschleunigung, die „technische Beschleunigung“ mit ihrer Erfahrung des schneller, rascher und mehr, die „Beschleunigung des sozialen Wandels“ mit ihrer „Steigerung der sozialen Veränderungsraten“ und der Zunahme der „Erwartungsunsicherheit“ und die generelle „Beschleunigung des Lebenstempos“ mit der Erfahrung von „Zeitnot“, „Stress“ und der „Steigerung der Handlungs- und Erlebnisepisoden pro Zeiteinheit“ im Kontext der Frage nach den objektiven

Faktoren des Burnouts betrachten, dann sind wir mit diesen Veränderungen der Zeitstruktur in der Spätmoderne in die Lage versetzt, einige Pathologien des gegenwärtigen Zeitgeistes zu beschreiben, und vor die Möglichkeit gebracht, solche Phänomene wie Erschöpfung und Burnout als unmittelbare Folge eben der Zunahme der Belastungen zu beschreiben, die mit den Veränderungen der Zeitstruktur einhergehen. Die nicht privaten Faktoren des Burnouts, d.h. die objektiv gegebenen gesellschaftlichen Belastungsfaktoren wären damit beschrieben und die Diagnose Burnout ein Stück weit entprivatisiert. Wenn kollektiv die „Erwartungsunsicherheit" in Bezug auf Beschäftigungs- und Familienverhältnisse zunimmt und es zu einer „Steigerung von Handlungs- und Erlebnisepisoden pro Zeiteinheit" kommt, dann sind das die objektiven Gründe für das Gefühl des Erschöpft- und Ausgebranntseins seitens der Massen. Weil die mit den Veränderungen der Zeitstruktur in der Spätmoderne gegebenen Erfahrungen jedoch schwer zu beschreiben und daher leicht zu übersehen sind, es sich zudem um kollektive Erfahrungen handelt und ja nicht jeder Zeitgenosse mit einer Burnout-Erkrankung oder einer Erschöpfungsdepression auf die Überforderungen der Zeit reagiert, werden die objektiven Stressoren meist nicht mit bedacht und die Störung wird in den Verantwortungsbereich der Subjekte abgeschoben. Klinisch gesprochen ließen sich die drei Dimensionen der sozialen Beschleunigung als die objektive Grundlage dessen benennen, was in der Hyperaktivität subjektiv ausgetragen wird oder was in der Erschöpfungsdepression und im Burnout als Endresultat der hyperaktiven Verausgabung sichtbar wird. „Erfahrungsschwund", das Episodischwerden der Erlebnisse ohne das Bleiben von nachhaltigen „Erinnerungsspuren" (ebd. 470), und die Tatsache, dass diese Beschleunigung die Subjekte immer mehr dazu bringt, „zu wollen, was sie nicht wollen" (ebd. 483), bis hin zu Erschöpfung und Depression (ebd. 386, 388–390), sind ein paar der „Beschleunigungspathologien" (ebd. 482) der Gegenwart, die Rosa zur Sprache bringt. Insbesondere die Depression mit den Symptomen der Denkhemmung, Denkverarmung und der Fixierung auf die Gegenwart, denn in der Depression bleibt einem ja die Zukunftsdimension versperrt (vgl. Kupke 2003 u. 2009), stelle damit die symbolische Weigerung dar, mit dem Rasen der Zeit Schritt zu halten. Die Depression stellt, wie der Soziologe Alain Ehrenberg sagt, das genaue Gegenstück dessen dar, was der Geist der Zeit schätzt, was als notwendig erachtet wird und zur Norm unserer Sozialisation gehört. „Die Begriffe Projekt, Motivation und Kommunikation sind die beherrschenden Werte unserer Kultur. Sie sind die Losungen der Epoche. Nun ist die Depression eine Pathologie der Zeit (der Depressive hat keine Zukunft) und der Motivation (der Depressive hat keine Energie, seine Bewegungen sind verlangsamt, seine Sprache ist schleppend). Der Depressive hat Mühe, Projekte zu formulieren, ihm fehlen die Energie und die Motivation dazu. Mit seiner Gehemmtheit, Impulsivität oder Zwanghaftigkeit kommuniziert er schlecht mit sich selbst und mit anderen. Mit den mangelnden Projekten, der mangelnden Motivation, der mangelnden Kommunikation ist der Depressive das genaue Negativ zu den Normen unserer Sozialisation." (Ehrenberg 2008, 306) Die Depression ist insofern eine „Pathologie der Beschleunigung", weil der Depressive mit der Eile der Zeit, die zur Norm unserer Sozialisation gehört, nicht Schritt halten kann und damit indirekt zum Bremser der Gesellschaft wird und zur Verlangsamung und Entschleunigung der Gegenwart beiträgt (Rosa 2005, 81–84). Dass Rosa die Burnout-Thematik und die Hyperaktivität, die meiner Meinung nach sehr gut mittels des Paradigmas der Beschleunigung- bzw. mit dem Begriff der „Beschleunigungspathologie" beschrieben werden könnten, nicht zur Sprache bringt, liegt einzig und allein daran, dass die psychopathologische Perspektive ja nicht die ist, welche den Soziologen Rosa vorrangig interessiert. Wenn man versucht, Gründe für die Tatsache zu finden, dass gegenwärtig sehr viele Menschen an Burnout und Erschöpfungsdepression leiden, und man nicht gewillt ist, diese psychischen Epidemien „nur" zu privatisieren, dann entdeckt man als philosophischer Diagnostiker mehrere Dinge: erstens, dass es eine Hochkonjunktur des Leistungsprinzips in der Arbeitswelt gibt und die moderne Arbeitswelt mit ihrer „Erwartungsunsicherheit" in Bezug auf die Stabilität des jeweiligen Beschäftigungsverhältnisses wahrscheinlich die Bereitschaft zur Selbstausbeutung erhöht; zweitens, dass die Beschleunigung des Lebenstempos, die technische Beschleunigung und die Beschleunigung des sozialen Wandels in der Arbeitswelt wahrscheinlich besonders deutlich zu spüren sind, da in unseren Breitengraden sehr viel Lebenszeit mit dem Arbeiten zugebracht wird, und drittens, dass sich dieser Strukturwandel der spätmodernen Lebenswelt auch in einem Strukturwandel der postmodernen Subjektivität manifestiert. Die weiter oben bereits erwähnten Autoren Alain Ehrenberg und Byung-Chul Han diagnostizieren in ihren jüngsten Arbeiten einen Strukturwandel der Psyche in der Postmoderne, den wir ebenfalls in unsere Ausführungen mit aufnehmen müssen, denn die kulturhistorischen Hintergründe der Erschöpfung der Subjekte der Spätmoderne, die sich in den Störungen des Burnouts und der Depression bekunden, werden nirgends so evident durchleuchtet wie bei den genannten Autoren.

3. Strukturwandel der Subjektivität

Die Gegenwart ist nach Ehrenberg und Han durch einen radikalen Strukturwandel gekennzeichnet und das herrschende Gesellschaftsideal bzw. die gestellten Anforderungen an die postmodernen Subjekte sind nicht mehr die, welche zu Freuds und Foucaults Zeiten noch vorherrschten. Ging es noch bis in die 80er-Jahre des 20. Jahrhunderts hinein um den Grundkonflikt zwischen Verbot und Begehren, so geht es heute um das Gebot, etwas ganz Besonderes aus seinem Leben zu machen, unendlich viel zu leisten, eine Ich-AG zu werden und im Konkurrenzkampf mit den wenig zur Verfügung stehenden Ressourcen sich selbst und sein Leistungspotenzial zu steigern, sich zu optimieren und die Bereitschaft zur Selbstausbeutung aufzubringen. Der klassische neurotische Konflikt, der durch die Dialektik von Begehren und Verbot aufrechterhalten wurde, verschwand nicht nur zusehends aus den modernen psychiatrischen Diagnosesystemen, sondern in der psychotherapeutischen Ordination tauchen immer mehr erschöpfte und ausgebrannte Individuen auf, die an ihrer Selbstausbeutung und am auferlegten Leistungsdruck leiden, daran leiden, besonders sein zu müssen und initiativ zu werden. Für Ehrenberg ist es vor allem die Depression, die zur beherrschenden Krankheitskategorie der Spätmoderne wurde und in der sich die Erfahrung der gegenwärtigen Subjektivität bzw. die Überforderung dieser Subjektivität durch den Geist der Zeit zeigt. Die Depression ist die Krankheit einer Gesellschaft, deren Verhaltensnorm nicht mehr die Disziplinierung und das verbotene Begehren darstellt (Ödipuskonflikt), sondern die Forderung nach Verantwortung und Initiative. Der Imperativ, besonders und einzigartig zu werden, führt zur Kapitulation und Erschöpfung vor diesem permanenten Anspruch. „Die Depression zeigt uns die aktuelle Erfahrung der Person, denn sie ist die Krankheit einer Gesellschaft, deren Verhaltensnorm nicht mehr auf Schuld und Disziplin gründet, sondern auf Verantwortung und Initiative. Gestern verlangten die sozialen Regeln Konformismen im Denken, wenn nicht Automatismen im Verhalten; heute fordern sie Initiative und mentale Fähigkeiten." (Ehrenberg 2008, 20) Das führe entweder zur

Erschöpfung (ebd.) oder, wie eine weitere Arbeit Ehrenbergs zeigt, zur permamenten Selbstoptimierung und zum „Zeitalter des Narzissmus" (Sennett 1974, 365; Lasch 1978; Ehrenberg 2011, 25, 95, 117 f., 131 ff., 140, 158 f., 164).

Ähnlich argumentiert Byung-Chul Han, der jedoch nicht so sehr den Imperativ, initiativ zu werden, für die Müdigkeit und Erschöpfung der modernen Subjekte verantwortlich macht, sondern das Leistungsprinzip. „Foucaults Disziplinargesellschaft aus Spitälern, Irrenhäusern, Gefängnissen, Kasernen und Fabriken ist nicht mehr die Gesellschaft von heute. An ihre Stelle ist längst eine ganz andere Gesellschaft getreten, nämlich eine Gesellschaft aus Fitnessstudios, Bürotürmen, Banken, Flughäfen, Shopping Malls und Genlabors. Die Gesellschaft des 21. Jahrhunderts ist nicht mehr die Disziplinargesellschaft, sondern eine Leistungsgesellschaft. Auch ihre Bewohner heißen nicht mehr ‚Gehorsamssubjekt', sondern Leistungssubjekt. Sie sind Unternehmer ihrer selbst." (Byung-Chul Han 2011, 17)

Nach Byung-Chul Han bringe die Negativität der Disziplinargesellschaft „Verrückte und Verbrecher" hervor, agiere primär über Ausschluss und Verbot und funktioniere nach einem Schema, das der Autor mit dem Begriff des „immunologischen Paradigmas" (ebd. 9) umreißt. Das immunologische Paradigma, das über Verbot und Negativität läuft, stellt eine ständige immunologische Abwehr gegen das Fremde und Andere dar. Das Verbot schafft eine Ordnung, indem es starre Grenzen und Regeln einzieht, das Verbot strukturiert somit die Psyche, es schränkt Möglichkeiten ein und gibt eine Struktur vor. Gleichzeitig kolonialisiert das Verbot, bestraft und schließt aus. Ganz anders strukturiert ist das implizit herrschende Paradigma der Gegenwart, das „Paradigma der Leistungsgesellschaft". Hier geht es nicht um Verbot und Ausgrenzung, sondern um ein allgemeines Gebot und eine Forderung, nicht um Negativität, sondern um Positivität, nicht um Grenze und Einengung der Möglichkeiten, sondern um Entgrenzung und den Anspruch, alles Mögliche leisten und tun zu müssen. Das Paradigma der Leistungsgesellschaft und sein „Kollektivplural der Affirmation", der im „Yes, we can" (Byung-Chul Han 2011, 18) liegt, führe zur kollektiven Erschöpfung vor diesem ständigen Anspruch. „Die Disziplinargesellschaft ist noch vom Nein beherrscht. Ihre Negativität erzeugt Verrückte und Verbrecher. Die Leistungsgesellschaft bringt dagegen Depressive und Versager hervor." (ebd.) Wenn man sich die Geistesgeschichte seit den fünfziger Jahren ansieht, dann findet man darin in der Tat eine Reihe von Ideen, welche die Subjekte auffordert, etwas ganz Besonderes aus sich zu machen, einzigartig und initiativ zu werden. Von Sartres Forderung nach Authentizität (Sartre 1952) über Heideggers Idee der Eigentlichkeit (Heidegger 1927, 42 f.) bis zu Hannah Arendts Pathos des Anfangens und Initiativwerdens (Arendt 1981, 215) reichen die Aufrufe, etwas Besonderes zu leisten, etwas Besonderes aus sich und seinem Leben zu machen. War einstmals die gut gemeinte Idee, ‚Dichter seines Leben zu werden' (Nietzsche 1886, 199) und eine ‚ästhetische Existenz' (Foucault 1989, 60) zu führen, ein Gegenprogramm gegen alle Formen der Normierung und allzu enge Fesseln, Zwänge und Verbote durch die Gesellschaft, laufen diese Überlegungen heute Gefahr, in ihr Gegenteil umzuschlagen und vom allgemeinen Tenor des Leistungszwangs instrumentalisiert zu werden. Das Über-Ich im Zeitalter des Spätkapitalismus sagt somit nicht mehr: „Du darfst dieses oder jenes nicht!", sondern: „Du sollst und musst unbedingt initiativ und ganz besonders werden!" Das führt zu einem neuen Zwang und zur Erschöpfung vor diesem hohen Anspruch (Depression), oder erzeugt Narzissten.

Auch wenn sich die moderne Arbeitswelt im Vergleich mit den Arbeitsbedingungen der Vergangenheit scheinbar humanisierte,[41] hat der Lastcharakter der Arbeit und der modernen Lebenswelt durch die allgemeine Beschleunigung des Lebens, die Veränderung der Zeitstrukturen und die Macht des Leistungsparadigmas wahrscheinlich zugenommen. Zumindest spricht alles dafür, dass die Burnout-Epidemie, um die es uns geht, objektiv eine Pathologie des Zeitgeistes anzeigt und nicht nur „schwache" und „verweichlichte" Subjekte trifft, selbstverschuldete Protagonisten einer Arbeitssuchtbereitschaft anzieht oder gar Simulanten und Tachinierer produziert, die in die Frühpension oder vorübergehende Berufsunfähigkeitspension flüchten wollen. Wobei natürlich immer die Gefahr besteht, wenn es einen breiten Modediskurs um eine Störung gibt, dass eine Störung auch missbraucht werden kann. So hat z.B. schon Karl Jaspers in seiner „Allgemeinen Psychopathologie" darauf hingewiesen, dass die damals neue Unfallgesetzgebung in den 1880er Jahren in Deutschland wahrscheinlich zu einer, wie es damals bezeichnet wurde, „Rentensucht" und „Rentenhysterie" geführt habe, die Patienten verleitet habe, sich in die Krankheit und Rente zu flüchten. Wahrscheinlich hätte es auch ohne die damals neue Unfallgesetzgebung „Unfallneurosen" und Krankheitsflüchtlinge gegeben, es wären aber anzahlmäßig

41 Vgl. diese Arbeit Abschnitt VIII, Kapitel 1.

weniger gewesen und es hätte Fälle gegeben, die gar nicht krank geworden wären bzw. Fälle die sich schneller wieder erholt hätten. (vgl. Jaspers 1948, 602) Ähnliches gilt natürlich auch für die Burnout-Erkrankung. Ein Diskurs um eine Störung lässt Subjekte immer hyperaufmerksam auf sich selbst und ihre gerechtfertigten und/oder nicht gerechtfertigten Beschwerden werden und kann unter Umständen dazu verleiten, sich eine Störung einzureden. Im schlimmsten Fall zieht eine breit rezipierte und anerkannte Krankheitskategorie, der wie im Falle des Burnout sogar noch eine Art Heldenstatus innewohnt, sogar Simulanten an. Eine Simulation dürfte allerdings gerade im Falle des Burnout, wenn man diese Störung von der Arbeitsverausgabung her denkt, nicht so leicht sein, denn rückwirkend ein vergangenes Arbeitsengagement zu simulieren ist eher schwer, da sich eine mögliche berufliche Leistungsverausgabung ja in einer Arbeitsbiographie abbilden müsste und es wahrscheinlich nicht möglich ist, nicht stattgefundene Arbeitsleistungen nachträglich zu simulieren.

4. Mode und Diagnose

Um 1880 begann die neurasthenische Epoche Amerikas, die bis in die 1920er Jahre dauerte und mit der üblichen Verzögerung dann auch Europa erreichte. Die Neurasthenie, diese psychische und physische Erschöpfung, die sich epidemisch verbreitete, wurde auf organisch bedingte Nervenstörungen zurückgeführt. Mit der Neurasthenie ist eine Diagnose entstanden, die eine hohe gesellschaftliche Legitimität hatte und für Patienten und Ärzte attraktiv war. Zeitgleich mit dem Boomen dieser Störung entstanden gegen Ende des 19. Jahrhunderts auch die psychiatrischen Privatpraxen und Privatkliniken, in denen vorwiegend Neurastheniker behandelt wurden. Eine sehr teure, sechswöchige bis dreimonatige Ruhe-Kur war die Behandlungsmethode der Wahl. Spätestens ab dem Zeitpunkt, als die Neurasthenie zur Modediagnose wurde, traten die ersten Kritiker auf den Plan, und die Diagnose verschwand allmählich von der Bildfläche. Heute ist diese Krankheitskategorie in vielen westlichen Ländern nahezu ungebräuchlich. In Osteuropa (Ex-Jugoslawien, Russland) und in Japan und China findet die Neurasthenie-Diagnose gegenwärtig immer noch breite Anerkennung und Verwendung.

Rund 100 Jahre später scheint sich durch eine andere Modediagnose eine ähnliche Entwicklung zu wiederholen. Burnout ist seit mehreren Jahren in aller Munde. Für Patienten ist die Burnout-Diagnose attraktiver als andere diagnostische Etikettierungen, da sie nicht stigmatisierend wirkt und eine gesellschaftlich legitimierte Möglichkeit bietet, Erschöpfung auszukurieren. Gegenwärtig schießen die Burnout-Kliniken nur so aus dem Boden, und die Behandlungskonzepte dieser Einrichtungen ähneln über weite Strecken den Behandlungsprogrammen, mit denen einst Neurastheniker therapiert wurden. Ähnlich wie vor 100 Jahren die Neurasthenie in Verruf geriet, werden derzeit immer mehr Stimmen laut, welche das Burnout-Phänomen als Medienhype und Modeerscheinung denunzieren.

Ab dem Zeitpunkt, ab dem Diagnosen zu Modediagnosen werden, gehen sie unter. Durch den Verlust der gesellschaftlichen Legitimität von Diagnosen werden die Symptome, die hinter den jeweiligen Diagnosen stehen, gezwungen, sich umzugestalten. Neue diagnostische Namen tauchen auf, die alte Symptomkonstellationen benennen. Die Dynamiken hinter psychogenen Störungen wandeln sich jedoch kaum, die Symptome werden nur neu gestaltet, und die neu gestalteten Symptome erhalten neue Namen. Bei der Symptomgestaltung spielen die Kultur und der Zeitgeist eine wichtige Rolle, wenn es darum geht, zu bestimmen, welche Symptome als legitim und auf der Höhe der Zeit gelten und welche als unmodern und illegitim erachtet werden. Was vor 1900 eine weit verbreitete psychogene Reaktion war, z.B. eine über Nacht eintretende Lähmungserscheinung oder ein plötzlicher Ohnmachtsanfall, würde heute wahrscheinlich als unangebrachtes Symptom interpretiert werden (vgl. Shorter 1994, 13). Psychogene Krankheitszeichen müssen die Symptom-Moden der Zeit beachten, sonst laufen sie Gefahr, nicht ernst genommen zu werden.

Der kanadische Medizinhistoriker Edward Shorter spricht davon, dass der historische Wandel der Krankheitskonzepte und der Wandel der Symptome im Laufe der Zeit Hand in Hand gehen. Nach Shorter gestaltet die Medizin durch ihre Krankheitstheorien psychogene Symptome iatrogen mit. Im Falle von psychischen Störungen wird der Arzt damit unweigerlich zum Agenten der Kultur und des Zeitgeistes, in denen er lebt. Diese Zusammenhänge werden in diesem Abschnitt anhand der Modediagnosen Neurasthenie und Burnout expliziert.

4.1. Nervöse Zeiten. Modediagnose Neurasthenie

Am Ende des neunzehnten Jahrhunderts gab es, was den Bereich der klassischen Neurosen anbelangt, zwei Modediagnosen, die Hysterie und die Neurasthenie. Während die Hysterie vorwiegend bei Frauen diagnostiziert wurde, hat man die Neurasthenie vorzugsweise bei Männern festgestellt (vgl. Kerr 2011, 14). In einem ordentlichen viktorianischen Haushalt war es üblich, dass nahezu in allen Wohnräumen Fläschchen mit Riechsalz bereitstanden, für den Fall, „dass eine ebenso ordentliche viktorianische Dame von einem damals überaus verbreiteten Unwohlsein, der Ohnmacht, niedergestreckt werden sollte". (ebd.) Nicht besser war die Situation der Männer, die sehr häufig unter den Belastungen und der Reizüberflutung litten, die das moderne Leben mit sich brachte. Die Nervosität lag damals gewissermaßen in der Luft und war weit verbreitet. In den letzten zwanzig Jahren des neunzehnten Jahrhunderts und um die Jahrhundertwende wurde die Neurasthenie dann zur Modekrankheit par excellence (vgl. Ehrenberg 2008, 50; Shorter 1994, 373), davor interessierte sich eine breite Öffentlichkeit kaum für psychische Störungen. Doch plötzlich war das anders, nun beschäftigte sich nicht mehr nur die Wissenschaft mit diesen Nervösen, auch die allgemeine Presse, Künstler und Schriftsteller (vgl. Shorter 1994, 384 ff.) bekundeten ihr Interesse an dieser nervösen Erschöpfung von den Strapazen der modernen Lebensweise (Ehrenberg 2008, 52 u. 54). Eine umfangreiche Literatur für Ärzte und Patienten erschien, die Nerven wurden zum Thema der Kultur und der Medizin. 1869 veröffentlichte der dreißigjährige New Yorker Elektrotherapeut George Beard in einer der führenden medizinischen Wochenschriften Amerikas die Arbeit *Neurasthenia, or Nervous Exhaustion*, verankert wurde seine Diagnose im medizinischen Lehrstoff der nächsten Jahrzehnte dann endgültig durch die Veröffentlichung seines Hauptwerkes von 1880 mit dem Titel *A Practical Treatise on Nervous Exhaustion (Neurasthenia)* (vgl. Shorter 1994, 372). Es dauerte nicht lange, bis die Neurasthenie den Atlantik überquerte. 1881 wurde Beards Buch ins Deutsche übersetzt, spätestens 1887 führte Charcot diese Diagnose in Frankreich ein (ebd. 373). Das Boomen der Neurasthenie als Diagnose und auch als Störung hatte viele Ursachen, und eine gewisse Skepsis haftete diesem Begriff und Konzept spätestens ab dem Zeitpunkt an, als seine Verbreitung epidemieartig war. 1904 schrieb der Schweizer Neuropathologe und Psychotherapeut Paul Dubois: „Im Gefolge der Arbeiten George Beards fand eine neue Nervenkrankheit den Weg von Amerika nach Europa und scheint sich hier wie eine Epidemie auszubreiten. Die Neurasthenie ist in aller Munde. Sie ist eine neue Modekrankheit." (ebd.) Sigmund Freud meinte ein paar Jahre davor in einem Brief an seinen Freund und Vertrauten Wilhelm Fließ: „Ich sehe jetzt soviel Neurasthenien, dass ich die Arbeit ganz wohl im Verlauf von zwei bis drei Jahren auf (Patienten dieses Typs) beschränken kann." (ebd.) „Modern sind alte Möbel und junge Nervositäten", ätzte Hugo von Hofmannsthal 1893 und brachte damit die Skepsis zum Ausdruck, dass die gesellschaftliche Aufmerksamkeit für die psychischen Leiden etwas neues, vielleicht auch Übertriebenes war (Hofmannsthal bei Ehrenberg 2008, 51). Ähnlich spöttisch klang ein Urteil Erzherzog Rainers von Österreich, der einmal meinte: „Das ist sehr schön und nützlich heutzutage, wo alle Menschen neurasthenisch sind, ha ha ha." (Shorter 1994, 373)

Die Neurasthenie ist eine Nervenschwäche, die durch Müdigkeit, Lethargie, durch Schlafstörungen und Kopfschmerzen charakterisiert ist (vgl. Ehrenberg 2011, 66 f.). Zu der vielgestaltigen Symptomatik der Neurasthenie, die auch als „amerikanische Neurose" bezeichnet wurde, gehörten Beschwerden wie Neuralgien, Empfindlichkeit gegenüber dem Wetter, gegenüber Lärm und Licht, gegenüber der Anwesenheit anderer Menschen, bis zu einer allgemeinen sensorischen und seelischen Überreiztheit. Die neurasthenischen Patienten klagten über Schlaflosigkeit und Appetitmangel, und zu den Grundsymptomen der Störung gehörte die körperliche und seelische Erschöpfung, die sich u. a. in der Unmöglichkeit zeigte, körperliche und geistige Arbeit zu verrichten (vgl. Ellenberger 1970, 344). Die Neurasthenie wurde darum von Beard als „amerikanische Neurose" bezeichnet, weil sie mit der besonderen Lebensweise in Nordamerika zu tun hatte, mit einer jungen und rasch wachsenden Nation ohne Bindung an Tradition und Religion („Freiheit als Ursache von Nervosität"), die eine intensive wirtschaftliche Entwicklung durchmachte und eine Lebensweise begünstigte, die sich durch ein gesteigertes Arbeitspensum und eine erhöhte Arbeitslast, eine Zunahme der Lebensgeschwindigkeit und die Verdrängung von Gefühlen auszeichnete (vgl. Ellenberger 1970, 345). Beard sah voraus, dass die Neurasthenie spätestens dann Europa erreichen werde, wenn der alte Kontinent amerikanisiert werde. Mit folgendem Vergleich aus der Finanzwelt beschrieb Beard die Grundproblematik dieser Nervösen: „Der Mann mit einem kleinen Einkommen ist in Wirklichkeit reich, solange er sein Konto nicht überzieht; so kann auch der nervöse Mensch wirklich gesund und in gutem, leistungsfähigem Zustand sein, solange er seine begrenzte Reserve an Nervenkraft nicht übermäßig beansprucht." Andererseits: „[E]in Millionär kann seine Reserven sehr stark in Anspruch nehmen und doch noch einen großen Überschuß behalten" (Beard zit. n. Ellenberger 1970, 345). Ein Neurastheniker ist, das legt diese Metaphorik nahe, ein Mensch, der sein Konto überzieht, einer, dem, wie es weiter heißt, der „nervöse Bankrott" (ebd.) bevorsteht. Die Neurasthenie war somit die Krankheit des modernen Lebens bzw. die Krankheit, die das moderne Leben forderte, wenn man mit dem Tempo der Zeit und den Lebensbedingungen der Moderne Schritt halten wollte. Die nervöse Erschöpfung, die häufiger in den Städten als am Land anzutreffen war (Ehrenberg 2011, 72), „symbolisiert die moralische und soziale Krise, die durch die Ersetzung der kleinen Gemeinde durch die große Gesellschaft hervorgerufen wurde." (ebd. 66 f.) Man hatte in den Städten plötzlich mit sehr vielen Menschen Umgang, die Beziehungen nahmen quantitativ zu, die sozialen Kontakte wurden unpersönlicher, man musste einer riesigen Anzahl von Menschen irgendwie vertrauen und hatte eine ungeheuere Menge von Reizen zu bewältigen, sodass offensichtlich die Nerven überreizt wurden. Der Philosoph und Soziologe Georg Simmel, der sich in einer Reihe von Aufsätzen mit der damals neuen Lebenswirklichkeit der Moderne auseinandersetzte, kennzeichnete den Einbruch des Flüchtigen, Unbeständigen und Transitorischen in die damalige Lebenswelt als *die* Erfahrung der Moderne (vgl. Rosa 2005, 99). So spricht er etwa in seinem Aufsatz *Die Großstädte und das Geistesleben* davon, dass „die psychologische Grundlage, auf der der Typus großstädtischer Individualitäten sich erhebt", die „*Steigerung des Nervenlebens*" sei, die „aus dem raschen und ununterbrochenen Wechsel äußerer und innerer Eindrücke hervorgeht. Der Mensch ist ein Unterschiedswesen, d. h. sein Bewusstsein wird durch den Unterschied des augenblicklichen Eindrucks gegen den vorhergehenden angeregt; beharrende Eindrücke, Geringfügigkeit ihrer Differenzen, gewohnte Regelmäßigkeit ihres Ablaufs und ihrer Gegensätze verbrauchen sozusagen weniger Bewusstsein als die rasche Zusammendrängung wechselnder Bilder, der schroffe Abstand innerhalb dessen, was man mit einem Blick umfasst, die Unerwartetheit sich aufdrängender Impressionen. Indem die Großstadt gerade diese psychologischen Bedingungen schafft – mit jedem Gang über die Straße, mit dem Tempo und den Mannigfaltigkeiten des wirtschaftlichen, beruflichen, gesellschaftlichen Lebens – stiftet sie schon in den sinnlichen Fundamenten des Seelenlebens, in dem Bewusstseinsquantum, das sie uns wegen unserer Organisation als Unterschiedswesen abfordert, einen tiefen Gegensatz gegen die Kleinstadt und das Landleben, mit dem langsameren, gewohnteren, gleichmäßig fließenden Rhythmus ihres sinnlich-geistigen Lebensbildes." (Simmel 1903, 116 f.) An die „Steigerung des Nervenlebens", welche der Eintritt in die Moderne mit sich brachte und sich im Neurastheniediskurs und in dieser Störung spiegelte, dürfte sich der Mensch vielleicht im Laufe der Zeit gewöhnt haben, vielleicht auch nicht. Wir werden diese Überlegung dann wieder aufnehmen, wenn wir später der Frage nachgehen, wie der gegenwärtige Name für die nervöse Erschöpfung heißt. Spätestens dann, wenn eine Störung epidemieartig auftritt und es zu einem breiten, in der Öffentlichkeit geführten Hyperdiskurs kommt, tritt die Situation ein, dass die Störung bei Psychotherapeuten und Patienten aus der Mode kommt. Das bedeutet aber nicht, dass die Symptomatik verschwindet, sie sucht sich nur einen anderen Namen und gestaltet sich teilweise um, wie noch gezeigt werden soll.

Da Beards Neurastheniebegriff eine lange Liste von Symptomen enthielt und sehr verwaschen war, bildeten sich unterschiedliche Auslegungstraditionen heraus. (vgl. Shorter 1994, 374–382) In einer Auslegungstradition, und nur diese soll hier kurz erwähnt werden, herrschte die Idee vor, dass die Neurasthenie das männliche Gegenstück zur Hysterie sei. Neurasthenie und Hysterie waren nach dieser Tradition die gleiche Störung, der in beiden Fällen eine „abnorme Reizbarkeit" zugrunde lag. Im Falle der Neurasthenie handelte es sich dabei um eine „reizbare Schwäche" und im Falle der Hysterie um eine „enorme Reizbarkeit" (vgl. Shorter 1994, 376). Die New Yorker Ärztin Mary Jacobi bemerkte 1888 zur geschlechtsspezifischen Diagnostik: „Nicht selten differenziert man nach Geschlecht und Naturell des Patienten. Wenn es sich um eine Frau und namentlich um eine egoistische handelt, wird der Fall als Hysterie deklariert. Wenn es sich um einen Mann oder aber um eine liebenswürdige und unegoistische Frau handelt, wird der Fall unter Neurasthenie geführt." (ebd.)

Die Neurasthenie war eine sehr attraktive Diagnose für Patienten und für Psychiater. Der Hauptgrund für ihre Attraktivität lag darin, dass durch die Vorstellung, die Nerven seien krank bzw. geschwächt, den Patienten und deren Angehörigen ein diagnostisches „Feigenblatt" zur Verfügung gestellt wurde. (vgl. Shorter 1999, 175) Die Nerven sind im Falle der Neurasthenie nicht zerstört, sondern nur so gereizt, dass ihre Funktion gestört ist. Nach

Pierre Janet war das der „Beginn der Deutung von Funktionsstörungen." (Janet zit. n. Ehrenberg 2008, 54) Im Gegensatz zu einer psychischen Krankheit hielt man Nervenkrankheiten gegen Ende des neunzehnten Jahrhunderts nicht für eine erblich bedingte Degeneration, daher wurde die Diagnose, an einer Nervenkrankheit zu leiden, in unserem Falle eine Neurasthenie zu haben, nicht als Stigmatisierung empfunden (vgl. Shorter 1999, 175 f.). Bis zur psychogenen Deutung der Neurasthenie bedingt durch das Aufkommen der Psychoanalyse bot die Neurastheniediagnose den Patienten die entlastende Überzeugung, an einer organischen Nervenkrankheit zu leiden, wobei es sich nicht um eine „Läsionspathologie", sondern um eine „Funktionspathologie" handelt (Ehrenberg 2011, 74). Für die Psychiater war die Diagnose darum so attraktiv, weil ihnen die Behandlung von Neurosen die Möglichkeit bot, „den Irrenhäusern zu entfliehen und lukrative Privatpraxen für das gehobene Bürgertum einzurichten." (Shorter 1999, 175) Eine besonders boomende Neurastheniebehandlung war damals die „Weir-Mitchell-Ruhekur", die der amerikanische Nervenarzt Silas Weir Mitchell 1875 erfand. Die Ruhekur bestand vor allem darin, dass der Patient von der Außenwelt isoliert wurde, strikte Bettruhe einzuhalten war, eine überreiche Ernährung in Form einer Mastkur erfolgte und Elektrobehandlungen und Massagen appliziert wurden (vgl. Shorter 1999, 202 ff.). Die „Weir-Mitchell-Ruhekur" war sehr teuer, dauerte zwischen sechs Wochen und drei Monaten und eignete sich ausgezeichnet für Privatsanatorien, die damals gerade entstanden und internationale Eliten anzogen. So wie die Neurasthenie in dem Augenblick den Atlantik überquerte, als in Europa amerikanische Lebensbedingungen einzogen bzw. Beards Buch übersetzt wurde, so erreichte in den 1880er-Jahren auch die „Weir-Mitchell-Ruhekur" den alten Kontinent. Um die Jahrhundertwende war die Ruhekur allerorts zur üblichen Behandlungsmethode gegen die Neurasthenie avanciert. (vgl. Shorter 1999, 203 f.) Der kanadische Historiker Edward Shorter meint, dass sich alles auf das Beste ergänzte: „der Boom der Privatkliniken Ende des 19. Jahrhunderts, die Diagnose Neurasthenie (die Hauptzielscheibe aller Ruhekuren) und das Aufkommen der psychiatrischen Privatpraxen (die allerdings noch nicht so genannt wurden)." (ebd.)

Wir fassen zusammen: Was für die Neurasthenie, diese Nervenschwäche, kennzeichnend war, ist der Umstand, dass auf der einen Seite organische Ursachen für diese Störung vermutet wurden, da die Funktion der Nerven gestört war, es gleichzeitig aber auch einen breiten Diskurs gab, dass gesellschaftliche Ursachen, die stressigen Umstände des modernen Lebens, einen so großen Einfluss auf die Seele und den Geist haben konnten, dass die Psyche gestört und krank wurde. Für Patienten war die Diagnose entlastend, weil sie nicht stigmatisierend war, den Erschöpfungssymptomen einen Namen gab und eine Möglichkeit bot, sich unter gesellschaftlich anerkannten Bedingungen „auszuruhen". Für Psychiater war die Diagnose finanziell lukrativ und eröffnete ihnen die Möglichkeit, jenseits des Irrenhauses in Privatkliniken und Privatpraxen eine „leichter gestörte" Klientel zu behandeln, die nebenbei auch noch zur internationalen Elite gehörte. Durch das Aufkommen der freudschen Idee, dass Neurosen einen psychogenen Ursprung haben, verlor die Neurasthenie in den Augen der Betroffenen, der Patienten und ihrer Angehörigen, irgendwie an Legitimität und büßte die soziale Entlastungsfunktion ein. Denn da die Neurasthenie nun einen psychologisch zu klärenden Ursprung hatte und nicht mehr allein durch eine organisch bedingte Nervenstörung zu erklären war, somit also wieder in den Bereich der psychischen Krankheiten eingeordnet wurde, war diese Diagnose fortan wieder Stigma-behaftet, denn was psychisch bedingt war, das galt als „eingebildet" (vgl. Schäfer 2002, 573 f.). Der zweite Grund, warum die Neurasthenie unpopulär und unattraktiv wurde, ist darin zu sehen, dass es zu einem Hyperdiskurs kam und sie als Modediagnose, Modeerscheinung verschrien wurde. In vielen westlichen Ländern, vor allem aber in den USA, Kanada, Großbritannien und Australien ist der Neurastheniebegriff gegenwärtig ungebräuchlich. „In Osteuropa, insbesondere in Jugoslawien *(Ex-Jugoslawien, Anm. d. Verf.)* und Russland, vor allem aber in den fernöstlichen Ländern Japan und China findet dagegen der Neurastheniebegriff auch gegenwärtig als Diagnose breite Anerkennung und regelmäßige Verwendung." (Schäfer 2003, 575)

4.2. Modediagnose Burnout. Erschöpfung am Ende der Moderne

Hundert Jahre nach der Neurasthenie geht ein neues Gespenst um – das Gespenst des Burnout. Das Burnout-Syndrom ist in den letzten zehn Jahren zu einer hoch attraktiven und häufig gestellten Diagnose geworden. 2011 hat die mediale Berichterstattung zu Burnout einen Höhepunkt erreicht. Fast jede größere Tageszeitung und Wochenzeitung berichtete in einer Schwerpunktausgabe über Burnout. Ähnliches gilt für die deutschsprachigen Radio- und Fernsehsender. In nahezu jeder populären Talkshow haben sich mittlerweile prominente Musiker, Sportler und Manager geoutet und von ihrem persönlichen Erschöpfungszusammenbruch erzählt. Begriff, Diagnostik und Therapiemöglichkeiten des Burnout blieben dabei jedoch oft diffus, und Kritiker traten auf den Plan, die von Medienhype und einer Modeerscheinung sprachen, mit der sich die Erfolgreichen paradoxerweise geradezu zu schmücken scheinen.

In die medizinische Fachliteratur wurde der Begriff des Burnout 1974 vom deutsch-amerikanischen Psychologen und Psychoanalytiker Herbert J. Freudenberger mit der Publikation *Staff Burnout* eingeführt. Die drei Hauptmerkmale des Burnout sind laut Freudenberger: 1. Erschöpfung, 2. Depersonalisation bzw. Zynismus und 3. berufliche Überforderung und Leistungsverfall (Freudenberger 1974). Das erste Hauptmerkmal, die Erschöpfung, wird meistens als seelische Erschöpfung, als Überfordert- und Ausgelaugt-Sein bzw. Kraftlosigkeit erlebt, kann aber auch physische Müdigkeit mit umfassen. Beim zweiten Hauptmerkmal, der Depersonalisation, darf man nicht an die psychopathologische Störung des Ich-Zerfalls denken, wie sie zum Beispiel im Rahmen einer Psychose auftauchen kann, sondern an bedrohlich erlebte Entfremdungszustände, die mit Zynismus einhergehen. Der Betroffene erlebt sich von sich selbst, von der Arbeit und von nahestehenden Menschen entfremdet (vgl. Freudenberger 1974, Maslach & Jackson 1981, 1986; Schaufeli et al. 2008). Interessant ist in diesem Zusammenhang, dass ja bereits Karl Marx in den *Pariser Manuskripten* (1848) von einer dreifachen Entfremdung des Menschen durch pathologische Arbeitsbedingungen spricht.[42] Allerdings mit dem Unterschied, dass Marx die Ätiologie der Entfremdung so denkt, dass es Arbeitsknechte gibt, die von ihren Herren ausgebeutet und verheizt werden und nicht wie im Falle des Burnout die Selbstausbrennung, eine Art Selbstverknechtung, ein neuer Trend zur „Selbstausbeutung“ (Burisch 2006, 25 f.) die Ursache der Entfremdung ist.

Der dritte Leidensbereich, der mit dem Burnout-Syndrom verbunden ist, umfasst nicht nur objektivierbare Leistungsreduktionen und berufliche Überforderungen, sondern vor allem auch das subjektiv erlebte „Nicht-mehr-Können“. Wie die meisten psychischen Störungen entwickelt sich das Burnout-Syndrom nicht von heute auf morgen zum Vollbild der Burnout-Erkrankung, sondern verläuft in verschiedenen Phasen. In den zwölf von

42 Vgl. diese Arbeit Abschnitt VIII, Kapitel 1.

Freudenberger und North beschriebenen Phasen sind die drei vorher genannten Hauptmerkmale unterschiedlich stark ausgeprägt (vgl. Freudenberger u. North 1992). Am Beginn der Burnout-Entwicklung stehen oft ein ausgeprägter Idealismus bzw. Perfektionismus und der Wunsch, sich beruflich zu beweisen, der dann zwanghaft wird (Phase 1). Durch den vermehrten Arbeitseinsatz (Phase 2) kommt es zur subtilen Vernachlässigung der eigenen Bedürfnisse (Phase 3), und um sich arbeitsfähig zu halten, kommt es zur Verdrängung von Konflikten und zu Kompensationshandlungen. In der Folge treten dann die ersten gesundheitlichen Probleme in Form von Müdigkeit und Erschöpfung auf (Phase 4). Wer sich ausbeutet und zu verlieren beginnt, dessen Wahrnehmung stumpft ab, dessen Grundwerte kommen abhanden und werden umgedeutet (Phase 5). In der fünften Phase werden die zwischenmenschlichen Beziehungen, in denen sich der Betroffene befindet, in Mitleidenschaft gezogen, und es tritt das auf, was als Beziehungs-Burnout beschrieben wurde. Die verstärkte Verleugnung der durch die Arbeitsmanie entstandenen Probleme führt dann zu Zynismus, Bitterkeit, Härte gegen sich und andere und zur zunehmenden Isolation (Phase 6). Rückzug, emotionale Verflachung, Zunahme der Isolation, Selbstmedikationsstrategien durch Alkohol, Medikamente, Drogen setzen ein (Phase 7). Von deutlich beobachtbaren Verhaltensänderungen (Phase 8), dem Verlust des Gefühls für die eigene Persönlichkeit und Selbstentfremdungsempfindungen (Phase 9), dem Gefühl der inneren Leere und Sinnlosigkeit mit auftretenden Phobien und Panikattacken (Phase 10) bis hin zu Selbstmordgedanken und Depressionen (Phase 11) und schließlich dem totalen psychischen und physischen Erschöpfungszusammenbruch (Phase 12) kann der Verlauf des Burnout-Syndroms reichen. In den Frühstadien des Burnout (Müdigkeit, Erschöpfung) kann man noch nicht von einer Erkrankung im engeren Sinn sprechen. Im voll ausgeprägten Spätstadium, in dem sich u. a. eine Depressionssymptomatik zeigt und sich psychosomatische Folgebeschwerden aller Art einstellen können, ist ohne Zweifel eine Krankheit zu diagnostizieren (vgl. Freudenberger u. Richelson 1980; Musalek 2012, 25; Poltrum et al. 2012d).

Was die Ätiologie des Burnout anbelangt, ist die Diagnose im Sinne ihres Erfinders oder Entdeckers ursprünglich auf die Arbeit, genauer Lohnarbeit, bezogen gewesen. Pathologisch übermäßiges Arbeiten führt zu den oben genannten Symptomen. In diesem Zusammenhang ist es interessant, zu fragen, ob man das Burnout-Syndrom als komorbide Störung der Arbeitssucht oder die Arbeitssucht als komorbide Störung des Burnout-Syndroms begreifen muss. Wahrscheinlich ist die Frage, was hier die Grunderkrankung und was die Komorbidität ist, nicht wirklich zu beantworten, da es sich um eine Wechselwirkung handelt. (vgl. Musalek 2012, 27–30)

In der breiten Öffentlichkeit besteht gegenwärtig die Tendenz, dass der Begriff des Burnout in einem erweiterten Sinn für jede Form des unspezifischen Leidens, Überlastet-, Überreizt- und Erschöpft-Seins gebraucht wird, ohne dass die Arbeitsmanie als ätiologischer Faktor mitgedacht wird. Da die Burnout-Störung im engeren Sinne zweifelsohne mit einem pathologisch gewordenen Verhältnis zur Arbeit zu tun hat, gibt es prinzipiell drei mögliche Fragerichtungen. Erstens, die für die psychotherapeutische Behandlung wahrscheinlich wichtigste Frage, welche Anteile an der Störung die Persönlichkeitsstruktur des Patienten hat. Zweitens ist es sinnvoll, arbeits- und organisationspsychologische Diagnosen zu stellen. Möglicherweise liegt nämlich die Ursache einer manifest gewordenen Burnout-Erkrankung nicht so sehr beim erschöpft zusammengebrochenen Individuum, sondern an einer arbeits- und organisationspsychologisch zu deutenden Pathologie des Unternehmens, in dem der Betroffene arbeitet. Sind vielleicht Defizite und Missstände der Betriebsführung, der Arbeitsverteilung, der Leistungsanforderung, des Betriebsklimas, Arbeitsorganisationsmängel, betriebsinterne Wertkonflikte etc. dafür mitverantwortlich zu machen, dass manch ein Arbeitender verheizt wird und sich ins Burnout treiben lässt? Ein Thema, mit dem sich z.B. die Arbeitspsychologin Christina Maslach sehr intensiv beschäftigt hat (Maslach 1981, 1986, 2001; vgl. auch Musalek 2012, 19 f.). In den meisten Fällen handelt es sich dabei um eine komplexe Wechselwirkung zwischen „ungesunden" Anforderungen der zusehends schneller werdenden modernen Arbeitswelt und Merkmalen der betroffenen Person. Die betreffende Person, um es salopp zu sagen, ruft bei der Arbeitsverteilung ständig „Hier", und das Unternehmen, das viel Arbeit, vielleicht auch zu viel Arbeit zu verteilen hat, hängt die Arbeitslast, die gut von zwei Arbeitern bewältigt werden könnte, aus Profitmaximierungsdruck dann lieber einer Person um, wenn der betreffende Arbeiter ohnehin schon ständig „Hier" schreit. Wenn eine Erkrankung den Status einer Modediagnose bekommt, und das ist bei der Burnout-Störung zweifelsohne der Fall, dann zeigt sich in dieser Störung ein Bereich, der die psychologische Diagnostik übersteigt, die ja primär problemlösungs- und behandlungsorientiert ist. Daher ist drittens im Zusammenhang mit der epidemieartigen Verbreitung der Burnout-Störung eine Frage zu stellen, die zur philosophischen Diagnostik gehört: Welche Pathologie des gegenwärtigen Zeitgeistes zeigt sich in der epidemieartigen Verbreitung der Burnout-Erkrankung? Ähnlich wie die Neurasthenie vor 100 Jahren als Reaktion auf die mit der Moderne entstandene Reizüberflutung interpretiert wurde – das Nervensystem war durch die Zunahme der mit den modernen Lebensbedingungen entstandenen Reize überreizt – lässt sich der epidemieartige Anstieg der Burnout-Störung als Reaktion auf die Lebensbedingungen am Ende der Spätmoderne erklären. Beide, Neurasthenie und Burnout, wären als Überlastungsreaktionen sehr vieler Subjekte auf die Beschleunigung des Lebenstempos am Beginn und die Veränderungen der Zeitstruktur am Ende der Moderne zu sehen. Eine philosophische Diagnostik kommt nicht umhin, diese tiefenätiologischen Zusammenhänge aufzuzeigen. Neurasthenie und Burnout sind epochale Namen für Beschleunigungsschübe und Erschöpfungsreaktionen, beide somit „Beschleunigungspathologien" und „geschwindigkeitsinduzierte[s] Krankheitsbilder" (Rosa 2005, 83 u. 388).

Neurasthenie und Burnout weisen viele Parallelen auf. Symptomatologisch stehen psychische und physische Erschöpfung, die Unfähigkeit, geistige und körperliche Arbeit zu verrichten, Rückzugsbedürfnisse, Empfindlichkeit gegenüber dem Wetter, gegenüber Lärm und Licht, gegenüber der Anwesenheit anderer Menschen, sensorische und seelische Überreiztheit, psychosomatische Reaktionen aller Art, Entfremdungszustände bis hin zu Depressionszuständen und die ganze Palette unspezifischer Symptome, wie sie eben für Erschöpfungszustände typisch sind, im Vordergrund. Ätiologisch sind beide psychogen verursacht, und die ganze Spannbreite an psychogenen Dynamiken könnte hier aufgezählt werden. Tiefenätiologisch bzw. philosophisch-diagnostisch gesprochen, handelt es sich bei beiden Störungen um eine Beschleunigungspathologie. Im einen Fall um die Beschleunigung des Lebens und die „Steigerung des Nervenlebens" am Beginn der Moderne und im anderen Fall um die Reaktion auf einen *erneuten* „großen Beschleunigungsschub am Übergang vom 20. zum 21. Jahrhundert", der ja von einigen Autoren konstatiert wird (vgl. Rosa 2005, 83 f.; Literatur in Anm. 42). Was den Verlauf und die Behandlung der Störung anbelangt, sind Ruhe und Reduktion der überdosiert erlebten Reize die Therapie der Wahl, das zeigt die historische Erfahrung mit der „Weir-Mitchell-Ruhekur" ebenso wie die Therapieprogramme moderner Burnout-Kliniken, die ebenfalls auf die Überzeugung setzen: „Mit der Ruhe kommt die Kraft" (vgl. Kröher 2011). Eine weitere Parallele zwischen Neurasthenie und Burnout ist die Attraktivität der Diagnose für Patienten und Behandelnde. Patienten wird eine Diagnose zur Verfügung gestellt, die nicht stigmatisierend wirkt und durch die hohe gesellschaftliche Akzeptanz eine ideale Rückzugs-, Erholungs- und Genesungsmöglichkeit bietet. Die Neurasthenie war darum nicht stigmatisierend, weil die Überzeugung herrschte, es sei eine organische Störung der Nerven vorhanden und der Betroffene wurde unverschuldet durch die Schwäche seiner Nerven getroffen. Die Burnout-Störung ist vor allem darum nicht stigmatisierend, weil in der Öffentlichkeit die Meinung vorherrscht, der ausgebrannte Arbeiter habe sein Bestes gegeben, und Arbeit in der Leistungsgesellschaft einen sehr hohen Stellenwert hat. Wer ausgebrannt ist und alles gegeben hat, der hat sich das Recht auf Ruhe und Genesung „verdient". Beide Diagnosen sind von der Gesellschaft, der Kultur und dem jeweiligen Zeitgeist legitimiert.

Die epidemieartige Verbreitung der Neurastheniediagnose korrelierte um die vorletzte Jahrhundertwende mit dem gleichzeitigen Auftauchen von Privatkliniken und dem Entstehen psychiatrischer Privatpraxen, in denen sich häufig Neurastheniker fanden. Das spricht dafür, dass diese Diagnose auch bei den Behandelnden attraktiv war. Im Falle der Burnout-Erkrankung, die vorzugsweise in Privatpraxen oder in aus dem Boden schießenden luxuriösen Burnout-Privatkliniken behandelt wird, dürfte die Attraktivität der Diagnose auch damit zusammenhängen, dass derzeit bei vielen Behandelnden noch der Eindruck vorherrscht, dass es sich beim Burnout um eine Störung primär der Erfolgreichen, Leistungsfähigen und Kapitalträchtigen handelt. Als die Neurastheniediagnose Ende des 19. Jahrhunderts dann auch allmählich auf die Arbeiterschicht angewandt wurde und primär dadurch epidemieartigen Charakter bekam, verschwand sie allmählich von der Bildfläche (vgl. Schäfer 2002, 574; Shorter 1994, 389). Im Falle der Burnout-Störung dürfte sich eine ähnliche Entwicklung abspielen, denn die Diagnose ist längst schon bei den erschöpften Individuen der ökonomisch schwächeren Schichten angekommen, und Allgemeinmediziner finden und sehen diese Störung mittlerweile überall. Das ist auch der Moment, in dem sich gegenwärtig die Politik zu Wort meldet und immer öfter verlautbart, wie hoch die Kosten sind, die psychische Störungen – insbesondere auch die Burnout-Erkrankung – verursachen. Die letzte Parallele zwischen Neurasthenie und Burnout ist die, dass ab dem Zeitpunkt der epidemieartigen Verbreitung einer Störung Kritiker auf den Plan treten, die von einer Modeerscheinung sprechen und diese Kritik allmählich zum Untergang der Diagnose führte bzw. führen wird. Denn wenn ein Diskurs zum Hyperdiskurs avanciert, eine Erscheinung zur Modeerscheinung wird, dann kann das zur Mode gewordene Zeichen – das psychogen verursachte Krankheitszeichen – im allgemeinen Aufmerksamkeitswettbewerb der Symptome irgendwann nicht mehr reüssieren. So wie die zehntausendste Frau mit ihrem hundertsten Ohnmachtsanfall im viktorianischen Zeitalter wahrscheinlich niemanden mehr beunruhigte, weder deren privates Umfeld, das in jedem Raum des Haushaltes Fläschchen mit Riechsalz zur Wiedererweckung der Ohnmächtigen bereitgestellt hatte, noch die Wissenschaft – und der medialen Berichterstattung maximal ein Gähnen entlockte –, so werden Symptome, wenn sie epidemieartig auftreten, irgendwann nicht mehr ernst genommen. Der andere Grund, warum psychogene Symptome je nach epochaler Konstellation entstehen, epidemieartig werden oder auch nicht, ab einem gewissen Zeitpunkt einer Modulation unterliegen, sich andere Namen suchen oder einfach nur verschwinden, hängt mit der kulturellen Legitimation von Symptomen zusammen. Würde in der Postmoderne eine Frau von heute auf morgen plötzlich nicht mehr gehen können, eine hysterische Lähmung oder Blindheit zeigen, dann hätte sie gute Chancen, als Simulantin denunziert zu werden. Nicht so sehr aus dem Grund, weil es heutzutage prinzipiell nicht mehr möglich ist, dass sich eine psychogene Problematik durch diese Symptomatik Luft verschafft, sondern, weil es schlichtweg aus der Mode ist und man mit dieser Symptomgestaltung maximal als Rarität und Reminiszenz an vergangene Zeiten und Symptomatiken wahrgenommen werden würde. Nach der Demonstration ihrer Symptome und der Vorstellung der Patientin in einer klinischen Vorlesung würde ihr der behandelnde Universitätspsychiater dankend und anerkennend die Hand schütteln und sie nach Hause schicken. Die Patientin wäre gezwungen, ihr Leid und ihre Beschwerden anders zu modellieren, so zu modellieren, dass die Symptome auf der Höhe der Zeit sind. Aus der Hysterie, die sich einst durch Ohnmachtsanfälle, Lähmungen oder Blindheit entladen hat, würde vielleicht eine Anorexie werden. „Denn das Unbewußte möchte sich nicht lächerlich machen und ist deshalb darauf bedacht, in medizinischer Hinsicht auf der Höhe der Zeit zu sein." (Shorter 1994, 101)

4.3. Symptompool. Legitimation der Symptome durch die Kultur

Der kanadische Medizinhistoriker Edward Shorter hat sich in einer Reihe sehr spannender Untersuchungen mit der Geschichte psychosomatischer Symptome beschäftigt (vgl. Shorter 1994, 1999a). Eine seiner leitenden Fragen ist dabei die, ob es einen Zusammenhang zwischen dem historischen „Wandel der Krankheitskonzepte" und dem historischen „Wandel der Symptomatik" bei psychosomatisch zu nennenden Krankheiten gibt (vgl. Shorter 1994, 31). Shorter geht davon aus, dass es so etwas wie eine „iatrogene Symptomgestaltung" (Shorter 1994, 54) gibt, dass also die über die Medizin, die Kultur, die Gesellschaft und den Zeitgeist vermittelte Vorstellung von Legitimität und Illegitimität von Symptomen darüber mitentscheidet, welche Symptome in der jeweiligen Zeit ernst genommen werden und welchen kaum Beachtung zuteilwird. Die kulturell codierte iatrogene Symptomgestaltung entscheidet in einer Art unbewusstem Kollektivbewusstsein darüber mit, in welche Richtung Patienten ihr psychisches Leiden oder Unwohlsein zu modellieren haben. Die Kultur bestimmt mit, welche Symptome produziert werden und welche, da sie aus der Zeit und Mode gekommen sind, aufgrund eines kollektiven Aufmerksamkeitsmangels, Desinteresses und einer kollektiv gewordenen Symptom-Illegitimität aussterben. Kulturell anerkannte Krankheitskonzepte und die von Patienten produzierten Symptome, die beide einem historischen Wandel unterliegen, bedingen und gestalten einander gegenseitig.

Eine Zeit, die alles Sein als Geschaffen-Sein (vgl. Heidegger 1938, 90) von einem höchsten Wesen deutet, und diese Weltdeutung durch mächtige Inszenierungen in gotischen Kathedralen eindrücklich demonstriert, kann gar nicht anders, als psychische Defekte auf die Besessenheit durch einen bösen Dämon zurückzuführen. Dass die Therapie dann mit der Austreibung des Teufels und der Neueinverleibung eines guten Heilands zu tun hat, ist in einer Epoche, in der ein theologisches Weltbild herrscht, nur folgerichtig (vgl. Ellenberger 1970, 35–53; Peters 1977, 12–17). Dass diese kulturell verbreitete Krankheitstheorie und die dadurch suggerierte Symptomlegitimität auch dazu führt, dass die Patienten dementsprechende Symptome produzieren, ist nicht weiter verwunderlich. Ein Patient im Mittelalter hätte wahrscheinlich gar keine Chance gehabt, ernst genommen zu werden, wenn er sein psychisches Unwohlsein anders als durch hysterische Besessenheitsinszenierungen zur Sprache gebracht hätte. Unmöglich, dass er in einer Zeit, in der Nahrungsmittel knapp waren, sein Leiden z.B. in Form einer Anorexie mitgeteilt hätte, die es ja erst seit 1800 gibt (vgl. Shorter 1999a, 247).

Ähnliches gilt für das Paradigma der Nervenkrankheiten im 19. Jahrhundert. Die Neuentdeckung der Nervenkrankheiten hatte unmittelbare Auswirkungen auf die Symptomproduktion der Patienten. Wie Shorter zeigt, sind diese Zusammenhänge auch den damaligen kritischen Zeitgenossen aufgefallen. So berichtet z.B. ein schottischer Arzt im 19. Jahrhundert: „Vor mehr als dreißig Jahren erschien ein Traktat über Nervenkrankheiten aus der Feder meines weiland gelehrten und scharfsinnigen Lehrers Doktor Whytt. Vor dem Erscheinen dieses Buches hatten Leute von Welt nicht die leiseste Ahnung, dass sie so etwas wie Nerven besaßen. Indes ein Apotheker (=Allgemeinpraktiker) aus meiner Bekanntschaft, der das Buch überflogen hatte und der sich häufig keinen Rat wusste angesichts der Fragen seiner Patientinnen nach Art und Ursache ihrer Beschwerden, (macht ihnen neuerdings die Eröffnung:) ‚Gnädige Frau, Sie haben es an den Nerven.'" (Makittrick Adair bei Shorter 1994, 54)

Während die Symptome organischer Erkrankungen wahrscheinlich kaum einer kulturellen Gestaltung unterliegen – ein Leberschaden verursacht in der Antike, im Mittelalter und heute Gelbsucht – weist Shorter darauf hin, dass das bei psychogenen Symptomen anders ist, denn das kulturelle Umfeld, in dem eine Störung auftritt, stelle dem Unbewussten „Inszenierungsschablonen oder Modelle des Krankseins zur Verfügung." (Shorter 1994, 19) Die vielen möglichen Weisen, wie psychisches Leid und psychische Symptome erlebt, modelliert und inszeniert werden können, ergeben sich aus dem, was Shorter als „Symptompool" bezeichnet. Der Symptompool ist das „kollektive Gedächtnis der Kultur in Fragen des korrekten Verhaltens im Krankheitsfall". (ebd.) Shorter meint weiter, dass im Symptompool des Abendlandes „seit eh und je bestimmte Standardartikel dauernd auf Vorrat gehalten" werden (ebd.). Zum Standardartikel des abendländischen Symptompools gehören nach Shorter auch die Symptomatiken der Erschöpfungssyndrome. Da jede Epoche eine „tonangebende Vorstellung" davon habe, was als echte Krankheit gilt, und kein Kranker bei seiner „Symptomwahl illegitime Krankheitszeichen erwischen" möchte, um nicht zum Gespött zu werden und von seiner Mitwelt als Simulant bezeichnet zu werden, beziehe man sich in der Wahl der Symptome auf die in der jeweiligen Zeit vorherrschenden Krankheitsbilder, von denen als „ausgemacht gilt, daß sie legitime organische Leiden repräsentierten“ (ebd. 20). Wenn wie im Falle der Neurasthenie die Überzeugung vorherrschend wird, dass die Ursache der Störung nicht somatogen, sondern psychogen ist, dann führt das zum Verlust der Legitimität und zum Niedergang der Diagnose, was in Amerika und Europa dann ja auch der Fall war. Shorters sehr überzeugende Idee des „psychogenen Symptompools“ (ebd.), aus dem Patienten Symptome auswählen, die in der jeweiligen Zeit und Kultur als legitim erachtet werden – denn das „Unbewußte möchte ernst genommen und nicht der Lächerlichkeit preisgegeben werden“ (ebd. 174) –, muss um einen Aspekt ergänzt bzw. erweitert werden. Vermutlich ist es nicht nur die geglaubte Überzeugung der somatogenen Verursachung einer Störung, welche einer Diagnose die kulturelle Legitimität verleiht. Kulturelle Legitimität bekommt eine Diagnose wahrscheinlich auch dadurch, dass sie, wie im Falle des Burnout, den Nerv, die Wunde, das kollektiv Ungelöste der Zeit benennt – das gegenwärtig wohl im Prinzip Leistung (vgl. Ehrenberg 2008; Byung-Chul Han 2011), im Prinzip Selbstoptimierung (vgl. Sloterdijk 2009) und dem hyperaktiven Tätigsein (Türcke 2012) besteht. Ob die Arbeit in der Leistungsgesellschaft mit den Arbeitsbedingungen vergangener Zeiten vergleichbar ist, ob sich die Arbeitsdosis in der Postmoderne im Vergleich mit früheren Arbeitsverhältnissen erhöht hat oder nicht, ist weniger interessant als der Befund, dass sich gegenwärtig massenweise Menschen erschöpft fühlen und die Diagnose Burnout die von der Gesellschaft zur Verfügung gestellte legitime Diagnose für dieses Erschöpft-Sein darstellt. Zumindest ist die gesellschaftliche Anerkennung dieser Störung im Augenblick noch gewährleistet. Erschöpfungssymptome gehörten seit jeher zum Symptomkanon der abendländischen Gesellschaft und stellen einen „Standardartikel“ (Shorter 1994, 19) des Symptompools dar. Welchen Namen dieser Standardartikel bekommt, ob Neurasthenie, Chronic-Fatigue-Syndrome, Fibromyalgie, Multiple Chemische Sensitivität (vgl. Schäfer 2002, 570–582) oder Burnout, und welche legitimitätsstiftende Vorstellung damit verbunden wird, hat die philosophische Diagnostik zu klären.

Diagnosen haben neben ihrer Behandlungsrelevanz auch die Dimension, dass sie Symptomen die Absolution erteilen und über die jeweilige Kultur, in der sie erfunden und gebraucht werden, die Symptome unserer Patienten iatrogen mitgestalten. In diesem Sinne kann man Karl Kraus recht geben, der einmal gesagt haben soll: „Eine der am meisten verbreiteten Krankheiten ist die Diagnose.“

Fast jeder Psychotherapeut und Psychiater hat seine Lieblingsdiagnose. Verallgemeinernd und im Anklang an postmoderne Semiologen kann geschlossen werden: Diagnostische Diskurse sind nie nur repräsentativ, sondern jeder diagnostische Diskurs ist immer auch performativ. Diagnostische Diskurse bilden Störungen nicht nur ab. Psychiatrische Diagnosen sind nicht im Sinne der korrespondenztheoretischen Fassung der Wahrheit als Übereinstimmung zwischen Denken und Sein zu verstehen. Psychiatrische Diagnosen *finden* ihren Gegenstand nicht einfach nur vor, Diagnosen *erfinden* ihren Gegenstand immer auch mit. Diagnosen setzen ihren Gegenstand aber auch nicht in konstruktivistischer Manier in die Welt. Diagnosen sind keine Halluzinationen der Psychiatrie. Diagnosen beziehen sich auf gegebene, vordiagnostische Phänomene, die schon vor der Diagnosestellung durch unbewusst vermittelte Krankheitstheorien und Symptomlegitimationsvorstellungen der Kultur modelliert und in eine Richtung gelenkt worden sind.

Eine phänomenologische Ontologie müsste die Seinsweise psychiatrischer Diagnosen und den Seinsbereich, auf den sie sich beziehen, allererst bestimmen. Eine Arbeit, die vielversprechend wäre, gegenwärtig allerdings noch aussteht (vgl. Brücher u. Poltrum 2013).

Im Falle von epidemisch verbreiteten Diagnosen, die einen psychogenen Ursprung haben, so viel scheint gesichert zu sein, entscheidet die Kultur darüber mit, welche Symptome erlaubt, anerkannt und akzeptiert werden und welche als unmodern gelten. „Ur-Matrix aller Symptomgestaltung sind die kulturellen Normen für ‚Legitimität' und ‚Illegitimität' von Symptomen. Die Funktion des Arztes in der iatrogenen Symptomgestaltung ist lediglich die eines Agenten des kulturellen Milieus." (Shorter 1994, 168)

5. Entschleunigung, Verlangsamung und das Schöne als Therapeutikum

Wenn man als philosophischer Diagnostiker versucht Störungen zu entprivatisieren und den anonymen Geist der Zeit für eine Pathologie verantwortlich macht, dann ist die notwendige Konsequenz auch hier, dass nicht bei der Diagnose stehen geblieben wird, sondern ein Therapie- und Präventionsplan ausgearbeitet wird bzw. ein Therapeutikum und Prophylaktikum zur Korrektur der Pathologie, in diesem Falle der Pathologie des Zeitgeistes, gefunden wird. Liegt die Ursache einer Störung in der Beschleunigung des Lebenstempos, im ständigen Angetriebensein und der Steigerung der Aktionen innerhalb der verfügbaren Zeit, kurz, liegt der Grund für die kollektive Erschöpfung der Massen im Rasen der Gegenwart und im hyperaktiven Zucken der Zeichen, dann ist das Therapeutikum schnell gefunden: Langsamkeit und Entschleunigung statt Geschwindigkeit und Eile (vgl. Rosa 2005, 81), Muße und Musen statt dem Muss, Achtsamkeit anstelle von Betriebsamkeit und das Wiedererlernen der Kunst des Verweilens zur Korrektur der Hyperaktivität und des Aufmerksamkeitsdefizits (vgl. auch Byung-Chul Han 2009 u. 2011). Eine originelle Strategie der Entschleunigung und Verlangsamung des Lebenstempos, vielleicht eine Art erster Protest gegen Eile, Hetze und Hast, eine Übung zur Entdeckung der Langsamkeit wurde von Walter Benjamin in seinem Aufsatz über den Flaneur festgehalten. Der Flaneur ist ja der Prototyp des Zeitverschwenders, dem es gerade nicht um die schnellste Art des Fortkommens von A nach B geht, sondern um ein mäanderndes Gehen, das beim Gesehenen und dem während des Gehens Entdeckten verweilt. Eine Zeit lang, so berichtet Benjamin im Passagen-Werk, war es angeblich in Paris Mode, in den Passagen Schildkröten spazieren zu führen. „1839 war es elegant, beim Prominieren eine Schildkröte mit sich zu führen. Das gibt einen Begriff vom Tempo des Flanierens in den Passagen." (Benjamin 1982, 532) Wer keine Schildkröte bei der Hand hat oder sich nicht der Zeitlupengeschwindigkeit einer Schildkröte überantworten möchte, den kann man auf ein anderes Therapeutikum zur Entschleunigung und zur Prophylaxe des Burnouts aufmerksam machen. Der Gedanke an die Ewigkeit. Denn angesichts der Ewigkeit relativiert sich alles Zeitliche, alle Hast, jede Hetze und Eile und nichts wird so wichtig, als dass es unbedingt zur Erledigung drängt und das Subjekt, dass die Ewigkeit erfährt, zur Hyperaktivität motivieren würde. Da es gute Gründe gibt, das Aufkommen der Beschleunigung in der Moderne und ihre Steigerung in der Post- oder Spätmoderne als Zeichen eines Ewigkeitsverlustes zu deuten, ist es nur konsequent, den Ewigkeitsgedanken zu reanimieren und an die Möglichkeiten der Ewigkeitserfahrung zu erinnern. Die Zunahme der Aktivität bis hin zur Hyperaktivität erklärt sich im Lichte dieser Deutung als Versuch, die verloren gegangene Ewigkeit zu ersetzen, den Ewigkeitsverlust durch Steigerung der Aktivitäten in der Zeit zu kompensieren (vgl. Rosa 2005, 474). Der „transzendental obdachlos gewordene Mensch der Moderne" (Lukács 1971, 32) versucht zwei, drei Leben in einem Leben unterzubringen, denn nach dem Tod wartet nichts mehr, zumindest keine Ewigkeit und kein ewiges Leben. Damit wird das zeitgebundene Leben zur letzten Gelegenheit. (vgl. Gronemeyer 1993) Da es viele verschiedene Formen der Ewigkeit gibt, stellt sich die Frage, welcher Modus der Ewigkeit denn am geeignetsten wäre, das Hetzen und Hasten und den vielleicht unbewusst dahinterliegenden Hass auf das Leben zu korrigieren. Michael Theunissen, der sich mit dem „Erfahrungsgehalt des Ewigkeitsgedankens" und der „Freiheit von der Zeit durch das ästhetische Anschauen und Verweilen" beschäftigt hat (Theunissen 1991, 285–298) unterscheidet die Ewigkeit der Vergangenheit von der Ewigkeit der Zukunft und der Ewigkeit der Gegenwart (ebd. 294). Die in der Vergangenheit aufbewahrte Ewigkeit beschreibt die Tatsache, dass ein Ereignis, das einmal gewesen ist, in Ewigkeit so sein wird, wie es war. Eine Form der Ewigkeit, wie sie z.B. in einem der Schlusssätze des Filmes Casablanca aufscheint. Rick (Humphrey Bogart) und Ilsa Lund (Ingrid Bergman) waren einmal Liebende. Nachdem es in Paris durch die widrigen Umstände des zweiten Weltkrieges zur Trennung der Liebenden kam und sie sich in Casablanca wiederfanden, um sich kurz darauf erneut zu trennen, sagt Rick, Ilsa ob der erneut bevorstehenden Trennung tröstend: „Uns bleibt immer Paris." (vgl. Poltrum 2013 u. 2014) Dass Rick und Ilsa einmal Liebende waren, dass sie sich in Paris liebten, das wird in Ewigkeit so sein, das ist die Form der Ewigkeit, welche die Vergangenheit und die Erinnerung daran bereithält. Neben der in der Vergangenheit aufbewahrten Ewigkeit gibt es die Ewigkeit der Zukunft, wie Theunissen weiter ausführt. „Die christliche Botschaft verkündet ein ewiges Leben, das erst als zukünftiges sein kann, was es ist." (Theunissen 1991, 294)

Für die Frage nach einem geeigneten Therapeutikum zur Korrektur der Pathologie des Zeitgeistes, für die Suche nach einem geeigneten Medikament gegen die Eile der Zeit, ist vor allem die Form der Ewigkeit interessant, die sich einem über das Verweilen erschließt. Die Ewigkeit des Augenblicks. Es gibt Momente des Verweilens und Anschauens, in denen man so in der Gegenwart gehalten ist, dass man nicht mit dem Verstreichen der Zeit mitgeht, sondern verweilend im dargebotenen Ereignis aufgeht (vgl. Theunissen 1991, 288). Die großen Mystiker sprachen alle davon, dass es Erlebnisse gibt, in denen man erfährt, dass die verstreichende Zeit nichts anderes ist als das Ticken der Ewigkeit (vgl. Huxley 1949, 233–253). Diese Erfahrung hat eine Verwandtschaft und viel mit der Erfahrung zu tun, die wir durch das ästhetische Erlebnis, z.B. durch die Erfahrung der Kunst oder durch die Erfahrung der

Schönheit machen können. Denn bei einer Sache verweilen und „in der Zeit aufgehen" wollen und können wir primär dann, wenn uns das sich Zeigende und sich ereignende Sein in den Bann nimmt und unsere Sinne einlädt, nicht vorschnell einem anderen Eindruck als dem Gegebenen zu folgen. Je schöner ein Augenblick ist, desto geeigneter scheint er, dass der Einladung zum Verweilen Folge geleistet wird, und durch diesen Augenblick dann die Ewigkeit der Gegenwart hindurchblickt und das Rad der Zeit für kurze Momente zum Stehen kommt. „Die Kunst", sagt Schopenhauer, „reißt das Objekt der Kontemplation heraus aus dem Strome des Weltlaufs und hat es isoliert vor sich: (…) sie bleibt daher bei diesem Einzelnen stehn: das Rad der Zeit hält sie an." (Schopenhauer 1818, 252; vgl. auch Theunissen 1991, 289) Was für die Kunst gilt, dass sie zum Verweilen und „Aufgehen in der Zeit" einlädt, das lässt sich umso mehr von der Schönheit sagen. Betrachtet man die Metaphysiktradition, welche die Schönheit noch nicht primär von der menschlichen Subjektivität her dachte, sondern von dem, was das Schöne erschließt und zu erfahren gibt, dann wird sichtbar, dass die Transzendenz, das Übersinnliche und das Ewige über die Schau der Schönheit erschlossen wird. Auch wenn es kaum mehr möglich ist, diese vergangene Tradition wiederzubeleben, bürgt diese Tradition doch für eine Erfahrung, die sich auch phänomenologisch am Schönen ausweisen lässt, dass nämlich durch das Schöne eine ganz besondere Weise der Gegenwart erfahrbar wird und diese Erfahrung ein versöhnendes Verweilen bei den Dingen möglich macht.

Da der Diskurs über das Schöne gegenwärtig mit mehreren Vorurteilen belastet ist, tut man gut daran, die Vormeinungen bezüglich der Erfahrung des Schönen in Form einer phänomenologischen Epoché einzuklammern. Erstens wird heute häufig argumentiert: Da Schönheit im Auge des Betrachters liegt und subjektiv ist, lässt sich durch die ästhetische Erfahrung keine allgemeingültige Erkenntnis gewinnen. Zweitens wird darauf verwiesen, dass sich Schönheitsideale im Laufe der Geschichte verändern und z.B. die Modelle der Barockzeit (siehe: Rubens) sich erheblich von den heutigen Laufstegmodels unterscheiden. Was schön ist, so wird geschlossen, ist subjektiv und historisch relativ. Drittens wird behauptet, Schönheitsideale hätten etwas Terroristisches, denn all jene, die nicht in das Idealbild fallen, werden indirekt durch den vergleichenden Blick auf das Ideal diskriminiert und abgewertet. Viertens, wird schließlich geschlossen, werde man durch die Beschäftigung mit dem Schönen geblendet, diese lenke nur vom Übel und den

Missständen der Gegenwart ab, es sei sogar in einem gewissen Sinn unethisch, sich angesichts des Schrecklichen und des Elends in der Welt mit dem Schönen zu beschäftigen. Die vier Argumente stimmen unter der Prämisse der neuzeitlichen Subjektphilosophie, die das Schöne vom Menschen her denkt. Im Ausgang der hermeneutischen Phänomenologie Heideggers muss man der Gegenwart die Diagnose „Subjektivierung des Schönen" (Gadamer 1960), „Schönheitsvergessenheit" (Poltrum 2005) und „Marginalisierung des Schönen" (Pöltner 2008) vorhalten. Ein Blick in die Geschichte zeigt, dass in der Antike und im Mittelalter das Schöne und die Kunst nicht ästhetisch, sondern metaphysisch verortet wurden. Natürlich braucht es die menschliche Subjektivität, den Menschen, um das Schöne zu erleben, aber daraus zu schließen, dass es auch der Mensch ist, der die Dinge durch seinen Blick schön macht, das ist der Fehlschluss, der heute allzu oft zu hören ist. „Psychologische wie transzendentalphilosophische Auskünfte in subjektanalytischer Richtung versagen. Denn Schönes ist nicht schön, weil ich es erlebe. Aus Bedeutung verleihenden Akten und Erlebnisformen originiert nichts Schönes. Es wäre ein Trugschluß zu meinen, weil Schönheit erlebt werden kann, müsse es selbst nur etwas Erlebnishaftes sein. Es muß schon etwas schön sein, erst dann kann es *als* schön erlebt werden. Innerseelische Gesetzlichkeiten und Faktoren, die beim Schönheitserleben ins Spiel kommen, können gewiß aktanalytisch herausgearbeitet werden. Nur sind damit noch nicht die Grundbedingungen des erlebbar Schönen gefunden. Schönes geht in der Gesetzlichkeit seines Erlebtwerdens nicht auf. Die Art seines Erlebtwerdens ist nicht der Grund für Schönseiendes." (Perpeet 1997, 16) Wenn man sich dann aber die Frage stellt, was denn durch die Erfahrung des Schönen erfahrbar wird und warum diese Erfahrung geeignet sein könnte, eine Korrektur am herrschenden Geist der Spätmoderne vorzunehmen, den wir in der Hyperaktivität und im Rasen der Zeit ausfindig machten, dann stößt man auf verschiedene Antworten. In der Erfahrung des Schönen kommen mehrere Dinge zur Ruhe und zum Stillstand. Was beruhigt wird, ist einmal der Wille zur Macht, der Wille zur Veränderung und Umgestaltung des Lebens, ein Wille, der immer mehr will und nach der Erreichung seines Zieles wieder etwas anderes will. Dies wäre das, was Schopenhauer aus der Erfahrung des Schönen heraus gesehen hat, dass nämlich die zeitliche Beruhigung des Willens durch das Erlebnis des Schönen möglich wird. In dem Moment, wo einem etwas Schönes begegnet, muss nichts verändert werden, die Dinge sind dann gut so, wie sie sind. Da diese Erlösung vom Willen aufgrund der Prämissen der Willensmetaphysik nur vorübergehend anhält, ist die ästhetische Kontemplation bei Schopenhauer nur eine temporale Erlösung vom Leiden am Willen, der sich längerfristiger und nachhaltiger gar nicht beruhigen kann und damit nur eine vorübergehende Befreiung vom Leiden am Dasein (vgl. Pöltner 2008, 166–174). Die Art und Weise, wie die Zeit in der Erfahrung der Schönheit zum Stillstand kommt, die eigenartige Präsenz des Schönheitserlebnisses, jenseits der Metaphysik des Willens gedacht, zeigt jedoch, dass das Schöne wirklich geeignet ist, nachhaltig Ruhe und Gelassenheit, ein Sich-Einlassen auf das Eigensein der Dinge zu bewirken. „Indem das Schöne sich in seinem Eigensein und Eigensinn darbietet und weder zu theoretischer, praktischer oder technischer Bewältigung auffordert, kommt die Zeit nicht im Hinblick auf ihre Planbarkeit, Meßbarkeit und Verfügbarkeit in den Blick. Die Zeit wird nicht mehr vom Innerzeitigen her vorgestellt, nicht im Hinblick darauf, *wofür* wir Zeit haben, sondern *das Zeithaben* selbst wird zum staunenerregenden Faktum: dies, daß wir Zeit haben, daß uns Zeit – Zeit zu sein – *gegeben* ist. Die Zeit gibt sich als Zeitgabe zu verstehen. Deshalb stimmt uns die Erfahrung mit Schönem dankbar – dankbar für die Erfahrung selbst, dafür daß wir solches überhaupt können, wir solches haben erfahren dürfen, eine Dankbarkeit, die sich letztendlich auf das Dasein selbst erstreckt. Wir sind dankbar für die Zeit, die uns gegeben wird.“ (Pöltner 2008, 250) Wenn Schönes erfahren wird, dann ist das diejenige Erfahrung, die vom selbst- oder fremdauferlegten Leistungszwang befreit und nicht zu einer „Steigerung von Handlungs- und Erlebnisepisoden pro Zeiteinheit“ führt, sondern im Gegenteil zur Entschleunigung, Langsamkeit und Gelassenheit den Dingen gegenüber motiviert. Denn ohne Ruhe und lange Weile, ohne Kontemplation und Verweilen, wäre das Schöne gar nicht zugänglich. Im Ereignis des Schönen gibt es dann aber keinen Grund mehr dafür, die Dinge und seine Mitmenschen nicht so sein zu lassen, wie sie sind. Wird das Schöne erlebt, dann kommt alles zur Ruhe und alles ist gut. Die Leuchtkraft, der Glanz, die Glut und das Feuer des Schönen, die kollektive Kultivierung dieser Erfahrung des Schönen, wäre somit geeignet, vor den Verbrennungen und den Gefahren des Ausbrennens durch das moderne, hastige Leben zu schützen.

Wenn der Beruf zur Hölle wird, was im Endstadium des Burnout der Fall ist, dann hat die Arbeit jeden Sinn verloren und das Leben des ausgebrannten, modernen Helden der Arbeit ähnelt dem Dasein vergangener Helden, die in der Unterwelt eine sinnlose Arbeit verrichten mussten. Sisyphos und die Danaiden, die beide von den Göttern bestraft wurden, waren gezwungen eine sehr belastende Tätigkeit zu verrichten. Sisyphos war dazu verdammt, einen Stein den Felsen hinaufzurollen, der kurz vor dem Ziel wieder den Berg hinunterrollte und den tragischen Helden zur sinnlosen Wiederholung seiner Arbeit zwang. Die Danaiden, die ebenfalls durch sinnlose Arbeit gedemütigt wurden, mussten Wasser in ein durchlöchertes Fass schöpfen und diese Tätigkeit in Ewigkeit verrichten. Es gibt einen einzigen Moment, so berichtet der Mythos, an dem die erschöpften Arbeiter der Unterwelt zur Ruhe und wieder zur Kraft kamen, vielleicht sogar für einen kurzen Augenblick selig waren. Als Orpheus seine Frau Euridike verloren hatte und durch seinen Trauergesang die Götter erweichte und Zutritt zum Hades erhielt, tritt er, lieblich und schön singend in die Unterwelt ein. Eine Art Siegeshymne, ein Wiedervereinigungsjubellied ob der bevorstehenden Begegnung mit Eurydike anstimmend, sang Orpheus überwältigend schön.[43] Dies Lied vernahmen Sisyphos und die Danaiden. Das sei der einzige Moment gewesen, in dem Sisyphos seine Arbeit vergaß, sich auf seinen Stein setzte und der Schönheit des orphischen Gesangs lauschte. Die Danaiden, so wird erzählt, hörten auf, Wasser in Fässer ohne Boden zu schöpfen, und erholten sich im Moment der kontemplativen Hingabe an die Schönheit der Musik von ihrer erschöpfenden Tätigkeit. Halten wir hier inne, verlangsamen und vergrößern wir den Moment, in dem der Akt der Arbeit, der perfektionistische Zwang, das vergebens vorgegebene Soll mit aller Gewalt zu erreichen, auch wenn es die totale Erschöpfung und den Zusammenbruch mit sich bringen könnte, in die Gelassenheit und ganz andere Gestimmtheit umschlägt, dass es etwas Spannenderes und Wichtigeres als die Arbeit gibt. Was geschieht in diesem Moment der guten und erlösenden Selbstvergessenheit, im Moment der Hingabe an die Schönheit während des gelingenden Verweilens und Nicht-Mitgehens mit der Zeit, was gelingt in diesem Nicht-Mitgehen mit dem, was die Zeit fordert, was passiert in diesem musischen „Aufgehen in der Zeit"? Was geschieht in dieser temporalen oder andauernden Erlösung vom Lastcharakter des Daseins? Wir wissen es nicht genau, aber offenbar ist in diesem Moment etwas wichtiger, viel wichtiger als die belastende Arbeit. Es ist die der Erfahrung der Schönheit innewohnende Eigentümlichkeit, dass im Moment der

43 Vgl. diese Arbeit Abschnitt VI, Kapitel 3.–6.

ästhetischen Kontemplation offensichtlich eine Distanz zur Last der Alltäglichkeit möglich wird und sich damit eine Gelassenheit einstellt, welche die Dinge so, wie sie sind, sein lässt und ein Loslassen des Belastenden und damit eine Entlastung bewirkt. Im Augenblick der Schönheit, so haben wir vorher argumentiert, ereigne sich die vorübergehende Freiheit von der Zeit und es zeige sich der Anblick der Ewigkeit. Während der Erfahrung des Schönen lässt sich sagen und bejahen, dass das, was jetzt ist, das sich zeigende Jetzt bleiben und nicht vergehen soll, es soll in Ewigkeit alles so sein, wie es jetzt ist. Das ist die Form der Ewigkeit, die sich in der Endlichkeit zeigt und angesichts dieser Ewigkeit relativieren sich alle Leistungsansprüche und Dinge, die verrichtet und bewerkstelligt gehörten, denn die Schönheit zeigt genau dies, dass es eine unvordenkliche Erfahrung gibt, die nicht durch Arbeit und Leistung zur Erscheinung gezwungen werden kann, dass es ein freudvolles und gutes Sich-Selbst-Feiern der Dinge gibt, das nur dann zu haben ist, wenn Ruhe, Muse, Kontemplation, das langsame und treue Verweilen beim Sein der Dinge geschieht. Vielleicht ein Verweilen, das nur für einen kurzen Augenblick währt, aber auf jeden Fall handelt es sich um einen nachhaltigen Augenblick, der die Vollkommenheit und Ordnung der Dinge zeigt. *Philosophische Psychotherapie* hat an diesen Augenblick zu erinnern.

Bibliografie

Abraham, K. (1909) Traum und Mythos. Eine Studie zur Völkerpsychologie, Franz Deutike: Leipzig u. Wien.

Achebach, G. (1987) Philosophische Praxis, Verlag für Philosophie: Köln.

Adorno, T. W. (1951) Kulturkritik und Gesellschaft, Suhrkamp Verlag: Frankfurt am Main.

Adorno, T. W. (1958-67) Gespräche mit Ernst Bloch, Max Horkheimer, Eugen Kogon, Elias Canetti, Lotte Lenya, Arnold Gehlen, Hans Mayer. Ausgewählt und herausgegeben von Stephan Krass. Carl-Auer-Systeme Verlag: Heidelberg.

Adorno, T. W. (1995) Ästhetische Theorie, Suhrkamp Verlag: Frankfurt am Main, 13. Auflage.

Albert, K. (1998) Hesiod. Theogonie. Texte zur Philosophie Band 1. Hrsg. und übers. v. K. Albert. Academia Verlag: Sankt Augustin.

Albrecht, H. (2011) Verkörperung im Schönen – Leben und Werk Frida Kahlos als Herausforderung für die Schmerztherapie, In: M. Musalek, M. Poltrum (Hg.), Ars Medica. Zu einer neuen Ästhetik in der Medizin, Parodos Verlag: Berlin.

Anthonovsky, A. (1997) Salutogenese. Zur Entmystifizierung der Gesundheit, übers. u. hg. v. A. Franka, DGVT Verlag: Tübingen.

Akhtar, S. (2000) Mental pain and the cultural ointment of poetry, In: Int. Journal of Psychoanalysis, 2000/81, 229-243.

Arendt, H. (1981) Vita activa oder vom tätigen Leben. Piper Verlag: München 1998, 10. Auflage.

Arlt, G. u. Zenka, T. (1992) Liebe und Erkenntnis. Zur Daseinsanalyse Ludwig Binswangers, In: R. Kühn, H. Petzold (Hg.), Psychotherapie & Philosophie. Philosophie als Psychotherapie?, Junfermann Verlag: Paderborn 1992.

Aurel, M. (2006) Selbstbetrachtungen, In: Die Philosophie der Stoa. Ausgewählte Texte, übersetzt und herausgegeben von W. Weinkauf, Reclam Verlag: Stuttgart.

Augustinus, A. (1985) Vom Gottesstaat (De Civitate Dei), Bd. 1., übers. v. W. Thimme, München, 2. Auflage.

Baatz, U. (1996) „Dieses Gefühl kann ich bei mir nicht entdecken.", Ozeanisches Bewusstsein und Religionskritik bei Freud, Rolland und Nietzsche. In: J. Figl (Hg.) Von Nietzsche zu Freud. Übereinstimmungen und Differenzen von Denkmotiven. WUV-Universitätsverlag: Wien.

Bachelard, G. (1987) Poetik des Raumes. Fischer Verlag: Frankfurt am Main.

Bachem, R. (1956) Dichtung als verborgene Theologie. Ein dichtungstheoretischer Topos vom Barock bis zur Goethezeit und seine Vorbilder. H. Bouvier u. Co. Verlag: Bonn.

Bacon, F. (1624) Neu-Atlantis, J. Klein (Hg.). Übers. v. G. Bugge. Reclam Verlag: Stuttgart 1995.

Badura, J. (2002) Die Suche nach Angemessenheit. Praktische Philosophie als ethische Beratung, Münster.

Ballhausen, T., Krenn, G., Marinelli, L. (Hg.), (2006), Psyche im Kino. Freud und der Film, Verlag Filmarchiv Austria: Wien 2006.

Balthasar, H. U. v. (1961) Herrlichkeit. Eine theologische Ästhetik, Band 1: Schau der Gestalt, Einsiedeln.

Batthány, D., Zosk, O. (Hg.), (2005) Viktor Frankl und die Philosophie, Springer: Wien/New York.

Batthány, A., Guttmann, D. (2006) Empirical Research on Logotherapie and Meaning-Oriented Psychotherapie. An Annotated Bibliography, in collaboration with PsychINFO, American Psychological Assoziation, Phoenix.

Bauer, R., et al. (2008) Abhängigkeitserkrankungen im Kontext der Tiefen Hirnstimulation – eine literaturgestützte systematische Auswertung, in: Fortschritte der Neurologie, Psychiatrie. Hrsg. v. G. R. Fink et al. Georg Thieme Verlag: Stuttgart/New York, Jg. 76, 396-401.

Baumgarten, A. (1739) Metaphysica, In: A. Gethmann-Siefert, Einführung in die Ästhetik, Wilhelm Fink Verlag: München 1995.

Behler, E. (1988) Derrida-Nietzsche. Nietzsche-Derrida, Ferdinand Schöningh: Paderborn.

Benjamin, W. (1982) Der Flaneur. In: ders.: Das Passagen-Werk. 2. Bände. Erster Band. Aufzeichnungen und Materialien. Edition Suhrkamp: Frankfurt am Main., 524–569.

Benn, G. (1966) In: I. Frenzel, Nietzsche. Rowohlt Verlag: Reinbek bei Hamburg 1966.

Berg, M. (1992) Philosophische Praxen im deutschsprachigen Raum. Eine kritische Bestandsaufnahme, Essen.

Berg-Cross, L., Jennings, P., Baruch, R. (1990) Cinematherapy: theory and application. Psychotherapy in Private Practice, 8: 135–156.

Bernegger, G., Musalek, M. (2011) Und Odysseus weinte. Ästhetische und narrative Elemente in der therapeutischen Beziehung, In: Ars Medica. Zu einer neuen Ästhetik in der Medizin, M. Musalek u. M. Poltrum (Hg.), Parodos Verlag: Berlin.

Bierwisch, M. (2003) Arbeit in verschiedenen Epochen und Kulturen. In: M. Bierwisch (Hg.). Die Rolle der Arbeit in verschiedenen Epochen und Kulturen. Akademie Verlag: Bonn.

Binswanger, L. (1962) Grundformen und Erkenntnis menschlichen Daseins, Ernst Reinhardt Verlag: Basel/München, 3. Auflage.

Birnbacher, D., Krohn, D. (Hg.), (2002) Das sokratische Gespräch, Stuttgart.

Bliersbach, G. (2002) Die Therapie im Kinosessel. Psychologie heute, 2: 36–41.

Blankenburg, W. (1965) Die Verselbständigung eines Themas zum Wahn, In: W. Blankenburg, Psychopathologie des Unscheinbaren. Ausgewählte Aufsätze, M. Heinze (Hg.), Parodos Verlag: Berlin 2007.

Blankenburg, W. (1967) Die anthropologische und daseinsanalytische Sicht des Wahns, In: W. Blankenburg, Psychopathologie des Unscheinbaren. Ausgewählte Aufsätze, M. Heinze (Hg.), Parodos Verlag: Berlin 2007.

Blankenburg, W. (1971) Der Verlust der natürlichen Selbstverständlichkeit. Ein Beitrag zur Psychopathologie symptomarmer Schizophrenien, Enke: Stuttgart.

Blankenburg, W. (2012) Der Verlust der natürlichen Selbstverständlichkeit. Ein Beitrag zur Psychopathologie symptomarmer Schizophrenien, Parodos Verlag: Berlin.

Bloch, E. (1923) Geist der Utopie. Bearbeitete Neuauflage der zweiten Fassung von 1923. Werkausgabe Band 3. Suhrkamp Verlag: Frankfurt am Main 1985.

Bloch, E. (1985) Das Prinzip Hoffnung. Werkausgabe Band 5. Suhrkamp Verlag: Frankfurt am Main.

Bloch, E. (2000) Ins Gelingen verliebt. Aphorismen und Lebensweisheiten. Hrsg. v. K. Weigand. Insel Verlag: Frankfurt a. Main/Leipzig.

Blumenberg, H. (1979) Arbeit am Mythos. Suhrkamp: Frankfurt a. Main.

Bollas, C. (1997) Der Schatten des Objekts. Das ungedachte Bekannte. Zur Psychoanalyse der frühen Entwicklung, Stuttgart, Klett-Cotta (Original: London 1987).

Bollnow, O. F. (2009) Schriften Band I., Das Wesen der Stimmungen, Königs-

hausen & Neumann: Würzburg.
Bormuth, M. (2007) Karl Jaspers als Pathograph Nietzsches, In: M. Bormuth, K. Podoll, C.
Spitzer (Hg.), Kunst und Krankheit: Studien zur Pathographie, Wallstein Verlag: Göttingen.
Boss, M. (1975) Grundriß der Medizin und der Psychologie. Ansätze zu einer phänomenologischen Physiologie, Psychologie, Pathologie, Therapie und zu einer daseinsgemäßen Präventiv-Medizin in der modernen Industriegesellschaft, Huber: Bern, 2. Auflage.
Boss, M. (1999) Grundriss der Medizin und Psychologie, Huber: Bern / Göttingen / Toronto / Seattle, 6. Auflage.
Böhme, G. (1992) Sinn und Gegensinn – über die Dekonstruktion von Geschichten, In: R. Kühn u. Hilarion Petzold (Hg.), Psychotherapie & Philosophie. Philosophie als Psychotherapie?, Junfermann Verlag: Paderborn.
Brücher, K., Poltrum, M. (Hg.), (2013) Psychiatrische Diagnostik. Zur Kritik der diagnostischen Vernunft, Parodos Verlag: Berlin.
Buchholz, M. B. (1999) Psychotherapie als Profession, Psychosozial-Verlag. Gießen.
Burisch, M. (1989) Das Burnout-Syndrom. Theorie der inneren Erschöpfung. Springer: Berlin/Heidelberg.
Burisch, M. (2006) Das Burnout-Syndrom. Theorie der inneren Erschöpfung. 2. Auflage. Springer: New York/Berlin/Heidelberg.
Bürger, P. (1974) Theorie der Avantgarde, Suhrkamp Verlag: Frankfurt am Main.
Callender, J. S. (2006) The Role of Aesthetic Judgments in Psychotherapy. John Hopkins University Press, 283–295.
Camus, A. (1959/1991) Der Mythos von Sisyphos. Ein Versuch über das Absurde. Rowohlt Verlag: Hamburg, 101.
Camus, A. (1991) Der Mythos von Sisyphos. Ein Versuch über das Absurde, übers. v. H. G.
Brenner u. W. D. Rasch, Rowohlt: Hamburg.
Caneppele, P., Balboni, A. L. (2006) Film als Heilmittel? Die Kino-Debatte in der medizinischen Welt während der Stummfilmzeit, In: T. Ballhausen, G. Krenn, L. Marinelli (Hg.), Psyche im Kino. Sigmund Freud und der Film, Verlag Filmarchiv Austria: Wien.
Cermak, I. (1993) Ich klage nicht. Begegnungen mit der Krankheit in Selbst-

zeugnissen schöpferischer Menschen. Diogenes Verlag: Zürich.
Cicero (2006) Über die Weissagung, in: Die Philosophie der Stoa. Ausgewählte Texte, übersetzt und herausgegeben von W. Weinkauf, Reclam Verlag: Stuttgart.
Clair, J. (2006) Melancholie. Genie und Wahnsinn in der Kunst. Hrsg. v. J. Clair. Katalog zur gleichnamigen Ausstellung in der Neuen Nationalgalerie Berlin (17. Februar - 7. Mai 2006). Verlag Hatje Cantz.
Comte, A. (1844) Das Drei-Stadien-Gesetz: Theologie, Metaphysik, Wissenschaft, aus: Rede über den Geist des Positivismus (Discours sur l'esprit positif; 1844). In: M. Riedel (Hg.) Geschichte der Philosophie in Text und Darstellung, 19. Jahrhundert. Reclam: Stuttgart 1991.
Condrau, G. (1974) Einführung in die Psychotherapie. Geschichte, Schulen und Methoden, München.
Condrau, G. (1998) Die therapeutische Beziehung zwischen einspringender und vorausspringender Fürsorge, In: Daseinsanalyse, Phänomenologische Anthropologie und Psychotherapie, hg. v. Internationale Vereinigung für Daseinsanalyse, Bd. 15/1/April, Zürich.
Condrau, G., Hicklin, A. (Hg.), Publikationen des wissenschaftlichen Journals DASEINSANALYSE. Phänomenologische Anthropologie und Psychotherapie, hg. v. Daseinsanalytischen Institut für Psychotherapie und Psychosomatik Zürich, 15 Jahrgänge, ab 2000 Jahrbuch für DASEINSANALYSE.
Curtius, E. R. (1967) Europäische Literatur und lateinisches Mittelalter. Kapitel 13. Die Musen. Francke Verlag: Bern/München.
Crothers, S. M. (1916) A literary clinic. Atlantic Monthly, 118: 291–301.
Dahlke, R. (2006) Depression. Wege aus der dunklen Nacht der Seele. Goldmann Verlag: München.
Decher, F. (1999) Die Signatur der Freiheit. Ethik des Selbstmords in der abendländischen Philosophie, Lüneburg.
Dermer, S. B., Hutchings, J. B. (2000) Utilizing movies in family therapy: Applications for individuals, couples, and families. The American Journal of Family Therapy, 28: 163–180.
Diethe, C. (2000) Vergiss die Peitsche. Nietzsche und die Frauen. Europa Verlag: Hamburg.
Dill, A. (1990) Philosophische Praxis. Eine Einführung, Fischer Verlag: Frankfurt am Main.

Dubiel, H. (2008) Tief im Hirn. Mein Leben mit Parkinson. Goldmann: München.
Ehrenberg, A. (2008) Das erschöpfte Selbst. Depression und Gesellschaft in der Gegenwart. Suhrkamp Verlag: Frankfurt am Main.
Ehrenberg, A. (2011) Das Unbehagen in der Gesellschaft. Übers. v. J. Schröder, Suhrkamp: Frankfurt am Main.
Engelhardt, D. v., Unger, F. (2006), (Hg.), Ästhetik und Ethik in der Medizin, Verlag und Datenbank für Geisteswissenschaften: Weimar.
Ellenberger, H. F. (1970) Die Entdeckung des Unbewußten. Geschichte und Entwicklung der dynamischen Psychiatrie von den Anfängen bis zu Janet, Freud, Adler und Jung. Diogenes Verlag: Zürich 1996.
Emrich, H. M., Schlimme, J. E. (2003) Heidegger in Psychiatrie, Psychoanalyse und Psychotherapie. Wieder das „Gestell" des Psychologischen, In: D. Thomä (Hg.), Heidegger-Handbuch. Leben-Wirkung-Werk, J. B. Metzler: Stuttgart/Weimar.
Emrich, H. M. (2011) Die Freude an der Schönheit und das Therapeutische in Schillers Ästhetik, In: Ars Medica. Zu einer neuen Ästhetik in der Medizin, M. Musalek u. M. Poltrum (Hg.), Parodos Verlag: Berlin.
Engels, F. (1845) Die Lage der arbeitenden Klasse in England. In: Marx Engels Werke. Band 2. Dietz: Berlin 1972.
Epiktet (2006) Handbüchlein der Moral, übers. u. hg. v. K. Steinmann, Reclam: Stuttgart.
Epikur (2000) Brief an Menoikeus, In: ders.: Klassiker der philosophischen Lebenskunst. Von der Antike bis zur Gegenwart, Goldmann: München.
Evans, M. (2001), (Hg.), Medical Humanities, BMJ Books: London.
Fassel, D. (1994) Wir arbeiten uns noch zu Tode. Die vielen Gesichter der Arbeitssucht. Droemersche Verlagsanstalt: München.
Feick, H. (1991) Index zu „Sein und Zeit", Max Niemeyer Verlag: Tübingen, 4. Auflage.
Feuerbach, L. (1841) Das Wesen des Christentums, in: L. Feuerbach, Gesammelte Werke Band 5., W. Schuffenhauer (Hg.), Akademie Verlag: Berlin 1974.
Ferenczi, S. (1919) Sonntagsneurosen. In: Sandor Ferenczi – Schriften zur Psychoanalyse. Band 1. M. Balint (Hg.). Fischer Verlag: Frankfurt am Main 1970. 260–265.
Figl, J. (1996), (Hg.), Von Nietzsche zu Freud. Übereinstimmungen und Dif-

ferenzen von Denkmotiven, Wiener Universitätsverlag: Wien.
Fink, E. (1957) Operative Begriffe in Husserls Phänomenologie, Zeitschrift für Philosophische Forschung, Vittorio Klostermann Verlag: Frankfurt am Main, Band 11., Heft 3 (Jul.-Sept. 1957).
Fischer, G. (2008) Logik der Psychotherapie. Philosophische Grundlagen der Psychotherapiewissenschaft, Asanger Verlag: Kröning.
Fischer, G. (2011) Psychotherapiewissenschaft. Einführung in eine neue humanwissenschaftliche Disziplin, Psychosozial-Verlag: Gießen.
Flaßpöhler, S. (2012) Der Hirnschrittmacher, In: Philosophie Magazin, F. Gerschel (Hg.), Nr. 6 (Oktober/November), 22–25.
Foucault, M. (1966) Die Heterotopien. Der utopische Körper. Suhrkamp Verlag: Frankfurt am Main 2005.
Foucault, M. (1973) Wahnsinn und Gesellschaft, übers. v. U. Köppen, Suhrkamp: Frankfurt am Main.
Foucault, M. (1976) Überwachen und Strafen. Die Geburt des Gefängnisses. Suhrkamp Verlag: Frankfurt am Main.
Foucault, M. (1989) Die Sorge um sich. Sexualität und Wahrheit 3. Suhrkamp Verlag: Frankfurt am Main.
Foucault, M. (2005) Die Geburt der Klinik. Eine Archäologie des ärztlichen Blicks. Fischer Verlag: Frankfurt am Main.
Frank, M. (1980) Das „wahre Subjekt" und sein Doppel. Jacques Lacans Hermeneutik, in: ders.: Das Sagbare und das Unsagbare, Suhrkamp: Frankfurt am Main.
Frank, M. (1982) Der kommende Gott. Vorlesungen über die Neue Mythologie, Teil I. Suhrkamp: Frankfurt am Main.
Frank, M. (1984) Was ist Neostrukturalismus, Suhrkamp: Frankfurt am Main.
Frank, M. (1988) Gott im Exil. Vorlesungen über die Neue Mythologie, Teil II. Suhrkamp: Frankfurt am Main.
Frankl, V. (1984) Der leidende Mensch. Anthropologische Grundlagen der Psychotherapie, Hans Huber: Bern, 2. Auflage.
Frankl, V. (1984a) Von der Autonomie zur Existenz: Kritik des Nihilismus, in: ders.: Der leidende Mensch. Anthropologische Grundlagen der Psychotherapie, Hans Huber: Bern, 2. Auflage.
Frankl, V. (1985), Der Mensch auf der Suche nach einem letzten Sinn, In: ders.: Logotherapie und Existenzanalyse. Texte aus sechs Jahrzehnten, Belz: Weinheim/Basel 2002.

Frankl, V. (1995) Was nicht in meinen Büchern steht. Lebenserinnerungen, Belz Verlag: Weinheim/Basel.
Frankl, V. (1996) Homo patiens (Versuch einer Pathodizee), in: ders.: Der leidende Mensch. Anthropologische Grundlagen der Psychotherapie, 2. Auflage.
Frankl, V. (1996) Der leidende Mensch. Anthropologische Grundlagen der Psychotherapie. Verlag Hans Huber: Bern.
Frankl, V. (1997) Der Wille zum Sinn, Piper Verlag: München, 4. Auflage.
Frankl, V. (1997a) Zehn Thesen über die Person, in: ders.: Der Wille zum Sinn, Piper Verlag: München, 4. Auflage.
Frankl, V. (1997b) Der unbewusste Gott. Psychotherapie und Religion, DTV: München, 4. Auflage.
Frankl, V. (1998) Ärztliche Seelsorge. Grundlagen der Logotherapie und Existenzanalyse, Fischer Verlag: Frankfurt am Main, 7. Auflage.
Frankl, V. (1999) Theorie und Therapie der Neurosen, Wilhelm Fink Verlag: München, 8. Auflage.
Frankl, V. (2002), Philosophie und Psychotherapie, in: ders.: Logotherapie und Existenzanalyse. Texte aus sechs Jahrzehnten, Belz: Weinheim/Basel.
Frankl, V. (2002a) Grundriß der Existenzanalyse und Logotherapie, in: ders.: Logotherapie und Existenzanalyse. Texte aus sechs Jahrzehnten, Belz: Weinheim und Basel 2002.
Frankl, V., Lapide, P. (2005) Gottsuche und Sinnfrage, Gütersloher Verlagshaus: Gütersloh.
Frenzel, I. (1966) Nietzsche. Rowohlt Verlag: Reinbek bei Hamburg.
Freud, A. (1936) Das Ich und die Abwehrmechanismen, Fischer Verlag: Frankfurt am Main 1994.
Freud, S. (1890) Psychische Behandlung. Seelenbehandlung. In: A. Mitscherlich u. a. (Hg.) Schriften zur Behandlungstechnik, Ergänzungsband. Fischer Verlag: Frankfurt am Main 1975.
Freud, S. (1896) Brief vom 2.4.1896, In: M. Kaiser-El-Safti, Der Nachdenker. Die Entstehung der Metapsychologie Freuds in ihrer Abhängigkeit von Schopenhauer und Nietzsche, Bouvier: Bonn 1987.
Freud, S. (1887-1904) Briefe an W. Fließ 1887-1904. Hg. v. J. M. Masson. Fischer Verlag: Frankfurt am Main 1999.
Freud, S. (1901) Zur Psychopathologie des Alltagslebens. In: Gesammelt Werke Bd. IV. Fischer Verlag: Frankfurt am Main 1961.

Freud, S. (1905) Der Witz und seine Beziehung zum Unbewußten. In: Gesammelte Werke Bd. VI. Fischer Verlag: Frankfurt am Main 2009.
Freud, S. (1916/17) Vorlesung zur Einführung in die Psychoanalyse, In: ders.: Studienausgabe Bd. I., A. Mitscherlich u. a. (Hg.), Frankfurt am Main 1969.
Freud, S. (1917) Vorlesungen zur Einführung in die Psychoanalyse. Gustav Kiepenheuer Verlag: Berlin 1955.
Freud, S. (1923) Das Ich und das Es, In: A. Mitscherlich u. a. (Hg.) Studienausgabe Bd. III. Psychologie des Unbewussten, Frankfurt a. Main. 1975.
Freud, S. (1924) Das ökonomische Problem des Masochismus, In: A. Mitscherlich u. a. (Hg.) Studienausgabe Bd. III. Psychologie des Unbewussten, Frankfurt a. Main. 1975.
Freud, S. (1926) Vorlesung zur Einführung in die Psychoanalyse, Leipzig/Wien/Zürich 1926, In: H. Marcuse, Triebstruktur und Gesellschaft, Frankfurt am Main 1979, 23.
Freud, S. (1927) Die Zukunft einer Illusion, In: S. Freud, Fragen der Gesellschaft. Ursprünge der Religion, Studienausgabe Band IX., A. Mitscherlich u. a. (Hg.), S. Fischer Verlag: Frankfurt am Main 1994.
Freud, S. (1929/1930) Das Unbehagen in der Kultur. In: A. Mitscherlich u. a. (Hg.) Studienausgabe Bd. IX, Fragen der Gesellschaft / Ursprünge der Religion. Fischer Verlag: 1974, 204.
Freud, S. (1955) Vorlesungen zur Einführung in die Psychoanalyse, Dritter Teil, Der Sinn der Symptome, Berlin.
Freud, S. (1971) „Die Widerstände gegen die Psychoanalyse“, In: „Selbstdarstellung“. Schriften zur Geschichte der Psychoanalyse, Fischer: Frankfurt am Main.
Freud, S. (1986) Gesammelte Werke, Bände I–XVIII, hg. v. Anna Freud, Frankfurt am Main, 4. Auflage.
Freud, S. (1986a) Ges. W. Bd. V.
Freud, S. (1986b) Ges. W. Bd. XI, 79.
Freud, S. (1986c) Ges. W. Bd. XV.
Freud, S. (1986d) Ges. W. Bd. XIII.
Freud, S. (1986e) Ges. W. Bd. XVII.
Freudenberger, H. J. (1974) „Staff Burnout“. Journal of Social Issuses 30 (1), 159–165.
Freudenberger, H. J., Richelson, G. (1980) Ausgebrannt. Die Krise der Erfolg-

reichen – Gefahren erkennen und vermeiden. Kindler: München.
Freudenberger, H. J., North, G. (1992) Burnout bei Frauen. Über das Gefühl des Ausgebranntseins. Krüger: Frankfurt am Main.
Fromm, E. (1956) Die Kunst des Liebens, Wilhelm Heyne Verlag: München 2003, 8. Auflage.
Fuchs, T. (2009) Das Gehirn ein Beziehungsorgan. Eine phänomenologisch-ökologische Konzeption. Verlag W. Kohlhammer: Stuttgart.
Funke, G., Kühn, R. (2005) Einführung in eine phänomenologische Psychologie, Verlag Karl Alber: Freiburg/München.
Gadamer, H.-G. (1960) Wahrheit und Methode. Grundzüge einer philosophischen Hermeneutik. J.C.B. Mohr: Tübingen 1965. zweite Auflage.
Gadamer, H.-G. (1964) Ästhetik und Hermeneutik, In: ders.: Ges. Werke, Bd. 8., Ästhetik und Poetik I, UTB Mohr Siebeck: Tübingen 1993.
Gadamer, H.-G. (1965) Wahrheit und Methode. Grundzüge einer philosophischen Hermeneutik, J.C.B. Mohr: Tübingen, 2. Auflage.
Gadamer, H.-G. (1993) Über die Verborgenheit der Gesundheit. Suhrkamp Verlag: Frankfurt am Main.
Gadamer, H.-G. (1993) Behandlung und Gespräch. In: ders.: Über die Verborgenheit der Gesundheit. Suhrkamp Verlag: Frankfurt am Main.
Gasser, R. (1997) Nietzsche und Freud. Monographien und Texte zur Nietzsche-Forschung, Band 38, E. Behler et al. (Hg.), Walter de Gruyter: Berlin/New York.
Gavalda, A. (2007) Presseheft zum Film, Seite 8, http://verleih.polyfilm.at/zusammen/Presseheft_zusammen.pdf (10.01.2010).
Gomperz, T., Berger, A. F. (1897), (Hg.) Aristoteles' Poetik, Verlag von Veit & Comp.: Leipzig.
Gordijn, B. (2004) Medizinische Utopien. Eine ethische Betrachtung. Vandenhoeck & Ruprecht: Göttingen.
Gödde, G. (1996) Nietzsche und Freud. Übereinstimmungen und Differenzen zwischen „Entlarvungs-„ und „Tiefenpsychologie", In: J. Figl (Hg.), Von Nietzsche zu Freud. Übereinstimmungen und Differenzen von Denkmotiven, J. Figl (Hg.), WUV-Universitätsverlag: Wien.
Gödde, G., Zirfas. J. (2007) Von der Muße zur „gleichschwebenden Aufmerksamkeit" – Therapeutische Erfahrungen zwischen Gelassenheit und Engagement, In: psycho–logik. Jahrbuch für Psychotherapie, Philosophie und Kultur, hg. v. R. Kühn u. K. H. Witte, Verlag Karl Alber: Freiburg/München.

Gödde, G., Zirfas, J. (2014) Lebenskunst im 20. Jahrhundert. Stimmen von Philosophen, Künstlern und Therapeuten, Wilhelm Fink Verlag: Paderborn.

Gödde, G., Pohlmann, W., Zirfas, J. (2015) Ästhetik der Behandlung. Beziehungs-, Gestaltungs- und Lebenskunst im psychotherapeutischen Prozess, Psychosozial-Verlag: Gießen.

Gödde, G., Pohlmann, W., Zirfas, J. (2015a) Einleitung. Das Sichtbarwerden des Unbewussten. Ästhetisches im psychotherapeutischen Prozess, In: Gödde et al. (2015) Ästhetik der Behandlung. Beziehungs-, Gestaltungs- und Lebenskunst im psychotherapeutischen Prozess, Psychosozial-Verlag: Gießen.

Grafl, F. (2008) Lust am Schauen & Freude am Lesen? Zur Rezeptionsästhetik zweier Medien – Nachdenken über Buch und Film, Medienimpulse, 64: 63–68.

Grawe, K., Donati, R., Bernauer, F. (1994) Psychotherapie im Wandel. Von der Konfession zur Profession, Hogrefe Verlag f. Psychologie: Göttingen.

Grawe, K. (2000) Psychologische Therapie, Hogrefe: Göttingen/Bern/Toronto/Seattle 2. Auflage.

Gronemeyer, M. (1993) Das Leben als letzte Gelegenheit. Sicherheitsbedürfnis und Zeitknappheit. Wissenschaftliche Buchgesellschaft: Darmstadt.

Gross, W. (1990) Sucht ohne Drogen. Arbeiten, Spielen, Essen, Lieben (…). Fischer Verlag: Frankfurt am Main.

Gross, R. (2012) Der Psychotherapeut im Film, Kohlhammer Verlag: Stuttgart.

Habermas, J. (1973) Erkenntnis und Interesse, Suhrkamp Verlag: Frankfurt am Main.

Habermas, J. (1986) Exkurs zu Schillers Briefen über die ästhetische Erziehung des Menschen, In: ders.: Der philosophische Diskurs der Moderne, Suhrkamp Verlag: Frankfurt am Main, 5. Auflage.

Habermas, J. (1988) Der philosophische Diskurs der Moderne. Zwölf Vorlesungen.Suhrkamp Verlag: Frankfurt am Main.

Habermas, J. (1995) Theorie des kommunikativen Handelns. Band 1, Handlungsrationalität und gesellschaftliche Rationalität. Suhrkamp Verlag: Frankfurt am Main.

Haber, K. (2003) (Hg.) Das Geheimnis der Matrix. Heyne: München.

Hadot, P. (1991) Philosophie als Lebensform, übers. v. I. Hadot u. C. Marsch,

Berlin 1991/Frankfurt 2002.
Hawel, M., Kritidis, G. (2006) (Hg.) Aufschrei der Utopie. Möglichkeiten einer anderen Welt. Offizin-Verlag: Hannover.
Hamlyn, D. (1992) Being a philosopher: the history of a practice, Routledge: London.
Han, Byung-Chul (2009) Duft der Zeit. Ein philosophischer Essay zur Kunst des Verweilens. Transcript: Bielefeld.
Han, Byung-Chul (2011) Müdigkeitsgesellschaft. Matthes & Seitz: Berlin.
Han, Byung-Chul (2015) Die Errettung des Schönen. S. Fischer Verlag: Frankfurt am Main.
Heuner, U. (2006) Klassische Texte zur Tragik, Parodos Verlag: Berlin.
Heidegger, M. (1923/24) Einführung in die Phänomenologische Forschung, In: ders.: Gesamtausgabe, Band 17., F.-W. v. Hermann (Hg.), Vittorio Klostermann Verlag: Frankfurt am Main 1994.
Heidegger, M. (1925) Prolegomena zur Geschichte des Zeitbegriffs, Gesamtausgabe Band 20. Vittorio Klostermann Verlag: Frankfurt am Main 1979.
Heidegger, M. (1927) Sein und Zeit. Max Niemeyer Verlag: Tübingen 1993. 17. Auflage.
Heidegger, M. (1931/32) Platons Lehre von der Wahrheit, In: ders.: Wegmarken, Vittorio Klostermann Verlag: Frankfurt am Main 1996, 3. Auflage.
Heidegger, M. (1936/37), Beiträge zur Philosophie. Gesamtausgabe Band 65: Vom Ereignis. Vittorio Klostermann Verlag: Frankfurt am Main 1994.
Heidegger, M. (1937) Die ewige Wiederkehr des Gleichen, In.: ders.: Nietzsche, Band 1., Günther Neske: Pfullingen 1961, 3. Auflage.
Heidegger, M. (1938) Die Zeit des Weltbildes, In: ders.: Holzwege. Vittorio Klostermann Verlag: Frankfurt am Main 1994.
Heidegger, M. (1940) Der europäische Nihilismus, In: ders: Nietzsche, Band 2., Günther Neske: Pfullingen 1989, 5. Auflage.
Heidegger, M. (1943) Nietzsches Wort „Gott ist tot“, In: ders.: Holzwege, Klostermann: Frankfurt am Main 1994, 7. Auflage.
Heidegger, M. (1946) Wozu Dichter? In: ders.: Holzwege. Vittorio Klostermann Verlag: Frankfurt am Main 1994.
Heidegger, M. (1946a) Brief über den Humanismus, In: ders.: Wegmarken, Vittorio Klostermann Verlag: Frankfurt am Main 1996, 3. Auflage.
Heidegger, M. (1952) Was heisst Denken? Max Niemeyer Verlag: Tübingen 1984.

Heidegger, M. (1953) Wer ist Nietzsches Zarathustra? In: ders.: Vorträge und Aufsätze, Verlag Günther Neske: Stuttgart 1994, 7. Auflage.

Heidegger, M. (1954) Aus der Erfahrung des Denkens. Verlag Günther Neske: Stuttgart 1996.

Heidegger, M. (1967) Phänomenologie und Theologie. Beilage zu den Hinweisen. In: ders.: Wegmarken. Vittorio Klostermann Verlag: Frankfurt a. Main 1996, 3. Auflage.

Heidegger, M. (1986), Vom Wesen der Wahrheit, Vittorio Klostermann: Frankfurt am Main, 7. Auflage.

Heidegger, M. (1988) Vom Wesen der Wahrheit. Zu Platons Höhlengleichnis und Theätet, Gesamtausgabe Band 34, Vittorio Klostermann Verlag: Frankfurt am Main.

Heidegger, M. (1989) Der Wille zur Macht als Kunst, In: ders.: Nietzsche Bd. I, Neske: Pfullingen, 5. Auflage.

Heidegger, M. (1992) Gelassenheit, Verlag Günther Neske: Pfullingen.

Heidegger, M. (1994) Zollikoner Seminare, hg. v. M. Boss, Vittorio Klostermann Verlag: Frankfurt am Main, 2. Auflage.

Heidegger, M. (1994a) Logos (Heraklit, Fragment 16), In: ders.: Vorträge und Aufsätze, Günther Neske: Pfullingen.

Heidegger, M. (1994b) Der Ursprung des Kunstwerks, Nachwort, in: ders.: Holzwege, Klostermann: Frankfurt am Main, 7. Auflage.

Hegel, G. W. F. (1796/1797) Mythologie der Vernunft. Hegels „älteste Systemprogramm des deutschen Idealismus". Hrsg. v. C. Jamme u. H. Schneider. Suhrkamp: Frankfurt am Main 1984.

Hegel, G. W. F. (1992) Vorlesungen über die Ästhetik, Werke 13, Suhrkamp: Frankfurt am Main.

Held, K. (1990) Einleitung. In: Edmund Husserl. Die Phänomenologische Methode. Ausgewählte Texte I. Reclam: Stuttgart.

Helting, H. (1999) Einführung in die philosophische Dimension der psychotherapeutischen Daseinsanalyse, Aachen.

Henckmann, W. (2005) „Geistige Person" bei Viktor E. Frankl und Max Scheler, In: Viktor Frankl und die Philosophie, hg. v. D. Batthány u. O. Zsok, Springer: Wien/New York.

Hesiod (ca. 700 v. Chr.) Werke und Tage. Griechisch/Deutsch. In: Ders. übers. u. hrsg. v. O. Schönberger. Reclam Verlag: Stuttgart 2007, 11 f.

Hesley, J. W., Hesley, J. G. (1998) Rent two films and let's talk in the morning:

Using popular movies in psychotherapy, Wiley: New York.
Heuner, U. (2008) Wer herrscht im Theater und Fernsehen? Parodos: Berlin.
Holbach, P. T. (1978) System der Natur oder von den Gesetzen der physischen und der moralischen Welt, übers. v. F. G. Voigt, Frankfurt am Main.
Hoellen, B. (1986) Stoizismus und rational-emotive Therapie (RET). Ein Vergleich, Pfaffenweiler.
Holm-Hadulla, R. M. (1997) Die psychotherapeutische Kunst. Hermeneutik als Basis therapeutischen Handelns, Vandenhoeck & Ruprecht: Göttingen.
Holm-Hadulla, R. M. (2008) Leidenschaft. Goethes Weg zur Kreativität. Eine Psychobiographie. Vandenhoeck & Ruprecht: Göttingen.
Holzhey-Kunz, A. (1999) Die Daseinsanalyse von Sein und Zeit als Grundlage einer hermeneutischen Psychopathologie, In: Siebzig Jahre Sein und Zeit, Wiener Tagung zur Phänomenologie 1997, Peter Lang: Frankfurt am Main.
Holzhey-Kunz, A. (2001) Leiden am Dasein. Die Daseinsanalyse und die Aufgabe einer Hermeneutik psychopathologischer Phänomene, Passagen: Wien, 2. Auflage.
Holzhey-Kunz, A. (2002) Das Subjekt in der Kur. Über die Bedingungen psychoanalytischer Psychotherapie, Passagen: Wien.
Homer (8. Jh. v. Chr.) Odyssee, Achter Gesang, Verse 83–95, übers. v. J. H. Voß, siehe: http://gutenberg.spiegel.de/buch/1822/20.
Hölderlin, F. (1794) Seyn, Urtheil. In: J. Ch. F. Hölderlin, Theoretische Schriften. Mit einer Einleitung hrsg. v. Johann Kreuzer. Felix Meiner Verlag: Hamburg 1998.
Hölderlin, F. (1797) Hyperion. Erstes Buch. In: Hölderlin, Werke und Briefe. Band 1, Gedichte, Hyperion. Hrsg. v. F. Beißner u. J. Schmidt. Insel Verlag: Frankfurt am Main 1982.
Hölderlin, F. (1798/1800) Empedokles. In: Hölderlin, Werke und Briefe. Band 2, Gedichte, Hyperion. Hrsg. v. F. Beißner u. J. Schmidt. Insel Verlag: Frankfurt am Main 1982.
Hölderlin, F. (1800) Das untergehende Vaterland. In: Ch. F. Hölderlich, Theoretische Schriften. Mit einer Einleitung hrsg. v. Johann Kreuzer. Felix Meiner Verlag: Hamburg 1998.
Hölderlin, F. (1982) Der Gott der Jugend, In: ders.: Werke und Briefe, Bd. 1, hg. v. F. Beissner u. J. Schmidt, Frankfurt am Main.

Hölderlin, F. (1982a) Werke und Briefe, Bd. 1, hg. v. F. Beissner u. J. Schmidt, Frankfurt am Main.

Holger, H. (2001) Massenphänomen Arbeitssucht. Historische Hintergründe und aktuelle Entwicklungen einer neuen Volkskrankheit. Atlantik-Verlag: Bremen.

Honneth, A. (1994) Kampf um Anerkennung. Zur moralischen Grammatik sozialer Konflikte, Suhrkamp Verlag: Frankfurt am Main.

Honneth, A. (2005) Verdinglichung, Suhrkamp Verlag: Frankfurt am Main.

Honneth, A. (2007) Pathologien der Vernunft. Geschichte und Gegenwart der Kritischen Theorie, Suhrkamp Verlag: Frankfurt am Main.

Horkheimer, M., Adorno, Th. W. (1969) Dialektik der Aufklärung. Philosophische Fragmente. Fischer Verlag: Frankfurt am Main.

Hume, D. (1984) Die Naturgeschichte der Religionen. Über Aberglauben und Schwärmerei. Über die Unsterblichkeit der Seele. Über Selbstmord, übers. u. hg. v. L. Kreimheindl, Hamburg.

Husserl, E. (1907) Die Idee der Phänomenologie. Fünf Vorlesungen. Hrsg. v. P. Janssen. Text nach Husserliana Bd. II. Felix Meiner Verlag: Hamburg 1986.

Husserl, E. (1965) Philosophie als strenge Wissenschaft, Klostermann: Frankfurt am Main.

Husserl, E. (1992) Die Krisis der europäischen Wissenschaften und die transzendentale Phänomenologie, In: E. Ströker (Hg.), Edmund Husserl, Gesammelte Schriften, Band 8., Felix Meiner Verlag: Hamburg.

Husserl, E. (1993) Logische Untersuchungen, Bd. I u. II in drei Teilen, Max Niemeyer Verlag: Tübingen, 6. Auflage.

Hutterer-Krisch, R. (Hg.), Fragen der Ethik in der Psychotherapie, Wien/New York 2001.

Huxley, A. (1949) Die ewige Philosophie. Philosophia perennis. Eine Anthologie und Interpretation großer mystischer Texte aus drei Jahrtausenden. übers. v. H. R. Conrad. Hans-Nietsch-Verlag: Freiburg 2008.

Janicaud, D. (2001) Heidegger en France, Bd. I, Récit: Paris.

Jaspers, K. (1932) Philosophie. 3 Bd., Zitat in: Bd. I., Berlin 1932. In: Karl Jaspers, Von der Weite des Denkens. Eine Auswahl aus seinem Werk, hg. v. Hans Saner, Piper: München/Zürich 2008.

Jaspers, K. (1935) Nietzsche. Einführung in das Verständnis seines Philosophierens, Walter de Gruyter: Berlin/New York 1981.

Jaspers, K. (1948) Allgemeine Psychopathologie. Springer Verlag: Berlin/Heidelberg. 5. unveränderte Auflage.

Jaspers, K. (1950) Einführung in die Philosophie. Zwölf Radiovorträge, Zürich 1950, In: Karl Jaspers, Von der Weite des Denkens. Eine Auswahl aus seinem Werk, hg. v. Hans Saner, Piper: München/Zürich 2008.

Jaspers, K. (1994) Philosophie II, Existenzerhellung, Piper: München/Zürich 1994, 201–255.

Jelinek, E. (1985) Oh Wildnis, oh Schutz vor ihr. Prosa. Rowohlt: Reinbek bei Hamburg.

Jelinek, E. (1987/1988) Wolken.Heim. Reclam: Stuttgart.

Jung, C. G. (1954) Über die Archetypen des kollektiven Unbewussten. In: ders.: Gesammelte Werke Bd. 9/1. Walter-Verlag: Düsseldorf 1995.

Jung, C. G. (1972) Probleme der Psychotherapie, Walter: Olten/Freiburg.

Kant, I. (1781) Kritik der reinen Vernunft 1, Werkausgabe Band III., W. Weischedel (Hg.),Suhrkamp Verlag: Frankfurt am Main, 1992, 12. Auflage.

Kant, I. (1790) Kritik der Urteilskraft, Werkausgabe Band X., W. Weischedel (Hg.), Suhrkamp Verlag: Frankfurt am Main, 1996, 14. Auflage.

Kant, I. (1974) Kritik der praktischen Vernunft, hg. v. W. Weischedel, Suhrkamp: Frankfurt am Main.

Kant, I. (1992) Kritik der reinen Vernunft, Werkausgabe, Bd. III, hg. v. W. Weischedel, Suhrkamp: Frankfurt am Main, 12. Auflage.

Kant, I. (1996) Kritik der Urteilskraft, hg. v. W. Weischedel, Suhrkamp: Frankfurt am Main 14. Auflage.

Kaiser-El-Safti, M. (1987) Der Nachdenker. Die Entstehung der Metapsychologie Freuds in ihrer Abhängigkeit von Schopenhauer und Nietzsche, Bouvier Verlag: Bonn.

Kerr, J. (2011) Eine gefährliche Methode. Freud, Jung und Sabina Spielrein. Übers. v. C. Broermann und U. Schäfer. Rowohlt Verlag: Reinbek bei Hamburg.

Kessler, F., Lenk, S. (2006) „Die Anwendung der Kinematographie auf Gemütskranke". LE MYSTÈRE DES ROCHES DE KADOR (1912), In: T. Ballhausen, G. Krenn, L. Marinelli (Hg.), Psyche im Kino. Freud und der Film, Verlag Filmarchiv Austria: Wien 2006.

Khantzian, E. J. (1996) Die Selbstmedikationshypothese für Suchtstörungen, In: M. Krausz, C. Haasen (Hg.), Langzeitperspektiven süchtigen Verhaltens, Lambertus-Verlag: Freiburg im Breisgau.

Kiedaisch, P. (1995) Lyrik nach Auschwitz? Adorno und die Dichter, Reclam: Stuttgart.

Kierkegaard, S. (1843) Entweder – Oder, Teil I und II, Deutscher Taschenbuch Verlag: München 2005.

Kierkegaard, S. (1849) Die Krankheit zum Tode. Eine christliche psychologische Entwicklung zur Erbauung und Erweckung von Anti-Climacus. Übers. v. L. Richter. Europäische Verlagsanstalt: Hamburg 1984.

Kekes, J. (1988) The examined life, London 1988.

Kekes, J. (1989) Moral Tradition and Individuality, Princeton 1989.

Kekes, J. (2002) The Art of Life, Cornell Univ. Press, Ithaca 2002.

Koestenbaum, P. (2003) The philosophic consultant. Revolutionizing organizations with ideas, San Francisco, Calif. (Josse&Bass/Pfeiffer) 2003.

Köhlmeier, M. (2000) Sagen des klassischen Altertums. Piper Verlag: München/Zürich.

Kolakowski, L. (1973) Die Gegenwärtigkeit des Mythos. Piper: München.

Körtner, U. H. J. (2004) Grundkurs Pflegeethik, Facultas Verlag: Wien 2004.

Krämer, K. (1995) Integrative Ethik, Suhrkamp: Frankfurt am Main.

Kröher, M. O. R. (2011) Burnout-Kliniken. Mit der Ruhe kommt die Kraft. In: Spiegel Online, vom 9.12.2011, siehe: http://www.spiegel.de/karriere/berufsleben/burnout-kliniken-mit-der-ruhe-kommt-die-kraft-a-801882.htm (überprüft am 1.9.2012).

Kroll, F.-L. (1998) Utopie als Ideologie. Geschichtsdenken und politisches Handeln im Dritten Reich. Ferdinand Schöningh Verlag: Paderborn.

Kutter, P. (2007) Prolog, In: T. Piegler, Mit Freud im Kino. Psychoanalytische Filminterpretationen, Psychosozial-Verlag: Gießen 2008.

Kupke, C. (2003) Die andere Zeit des melancholischen Leidens. Ein philosophischer Beitrag zur Psychopathologie. In: M. Heinze et al. (Hg.). Das Maß des Leidens. Klinische und theoretische Aspekte seelischen Krankseins. Königshausen und Neumann: Würzburg 2003. 79–112.

Kupke, C. (2009) Der Begriff Zeit in der Psychopathologie. Parodos: Berlin.

Kurz, W. (2005) Philosophie für helfende Berufe. Verlag Lebenskunst: Tübingen.

Kühn, R. (1991) Sinn–Sein–Sollen. Beiträge zu einer phänomenologischen Existanzanalyse in Auseinandersetzung mit dem Denken Viktor E. Frankls, Jundhans: Darford/Cuxhaven, 3. erweiterte Auflage 1995.

Kühn, R. (1992) Leiblichkeit als Lebendigkeit. Michel Henrys Lebensphänomenologie absoluter Subjektivität als Affektivität, Alber: Freiburg/München.

Kühn, R. (1994), Existenz und Selbstaffektion in Therapie und Phänomenologie, Passagen Verlag: Wien.

Kühn, R. (1994a) Studien zum Lebens- und Phänomenbegriff (Transzendentalphilosophie heute 6), Junghans: Cuxhaven.

Kühn, R. (1996), Leben als Bedürfen. Eine lebensphänomenologische Analyse zu Kultur und Wirtschaft (Ethische Ökonomie, Beiträge zur Wirtschaftsethik und Wirtschaftskultur, Bd. 2). Physica-Springer: Heidelberg.

Kühn, R. (2003) Radikalisierte Phänomenologie (Heidegger, Lévinas, Derrida, Marion), Reihe der Österreichischen Gesellschaft für Phänomenologie Bd. 8, Lang: Wien.

Kühn, R. (2003a) Geburt in Gott. Religion, Metaphysik, Mystik und Phänomenologie, Alber: Freiburg/München.

Kühn, R. (2004) Gabe als Leib in Christentum und Phänomenologie, Echter Verlag: Würzburg.

Kühn, R., Funke, G. (2005), Einführung in eine phänomenologische Psychologie (Seele, Existenz und Leben Bd. 1), Alber: Freiburg/München.

Kühn, R., Stachura, R. (2005a), Patho-genese und Fülle des Lebens. Eine phänomenologisch-psychotherapeutische Grundlegung (Seele, Existenz und Leben Bd. 2), Alber: Freiburg/München.

Kühn, R. et al. (2006), Existenzanalyse und Lebensphänomenologie – Berichte aus der Praxis (Seele, Existenz und Leben Bd. 3), Alber: Freiburg/München.

Kühn, R. (2008) Ästhetische Existenz heute. Zum Verhältnis von Leben und Kunst (Seele, Existenz und Leben, Bd. 4), Alber: Freiburg/München.

Küpper, J., Menke, Ch. (2003) Dimensionen ästhetischer Erfahrung, Suhrkamp Verlag: Frankfurt am Main.

Lahav, R. (1996) What is philosophical in philosophical counselling? In: Journal of Applied Philosophy 12 (3).

Lacan, J. (1978) Écrits techniques de Freud, Paris 1975, zit. nach: Jacques Lacan, Freuds technische Schriften, übers. v. W. Hamacher, Olten/Freiburg, Kap. I.30, I.136 u. 37, 50

Lampropoulos, G. K., Kazantzis, N., Dane, F. P. (2004) Psychologists' use of motion pictures in clinical practice. Professional Psychology: Research and Practice, 35: 535–541.

Längle, A. (2001) Viktor Frankl. Ein Porträt, Piper: München/Zürich.

Langenbach, M. (1999) Ethik in der Psychotherapie, Göttingen 1999.

Lang, H. (1993) Die Sprache und das Unbewusste. Jacques Lacans Grundlegung der Psychoanalyse, Suhrkamp: Frankfurt am Main 1993. 2. Auflage.

Lang, H. (2000) Das Gespräch als Therapie. Suhrkamp Verlag: Frankfurt a. Main.

Lang, H. (2000a) Hermeneutik und psychoanalytische Therapie, In: ders.: Das Gespräch als Therapie, Suhrkamp: Frankfurt am Main 2000.

Lang, H. (2000b) Sprache – das Medium analytischer Psychotherapie, In: ders.: Das Gespräch als Therapie, Suhrkamp: Frankfurt am Main 2000.

Lang, H. (2000c) Psychotherapie als Kunst, In: ders.: Das Gespräch als Therapie, Suhrkamp: Frankfurt am Main 2000.

Lang, H. (2000d), Strukturale Psychoanalyse, Suhrkamp: Frankfurt am Main 2000.

Laplanche, J. (1998) Die Psychoanalyse als Anti-Hermeneutik, in: Psyche 7/1998, 605–618.

Lasch, C. (1978) Das Zeitalter des Narzißmus, übers. v. G. Burmundt, München 1980.

Lavant, Ch. (1995) Kreuzzertretung, Gedichte, Prosa, Briefe. Hrsg. v. Kerstin Hensel. Reclam Verlag: Leipzig.

Lavant, Ch. (1996) Die Schöne im Mohnkleid. Otto Müller Verlag: Salzburg/Wien.

Lehofer, M. et al. (2011) Burnout und Depression. Ein Leitfaden zur Prävention. Früherkennung und Behandlung. Experten-Statement. In: Internationale Zeitschrift für ärztliche Fortbildung. Hg. v. Update Europe – Gesellschaft zur Förderung der ärztlichen Fortbildung und medizinischen Forschung. Wien: Nr. 9./Juni 2011. ISNN 1726-0027.

Liessmann, K. P. (1999) Philosophie der modernen Kunst. Eine Einführung, Wiener Universitätsverlag: Wien.

Lohmann, G. (1993) Zur Rolle von Stimmungen in Zeitdiagnosen, In: Zur Philosophie der Gefühle, H. Fink-Eitel u. G. Lohmann (Hg.), Suhrkamp Verlag: Frankfurt am Main.

Lorenzer, A. (1986) Die Kontroverse Bloch–Freud. Eine versäumte Auseinandersetzung zwischen Psychoanalyse und Historischem Materialismus. In: H.-M. Lohmann (Hg.) Die Psychoanalyse auf der Couch. Fischer Verlag: Frankfurt a. Main.

Lorenzer, A. (2000) Sprachzerstörung und Rekonstruktion. Vorarbeiten zu einer Metatheorie der Psychoanalyse, Suhrkamp: Frankfurt am Main, 5. Auflage.

Lukas, E. (2004) „Blick zurück im Zorn"? Der Rückschaufehler und seine Bedeutung für die Psychotherapie. In: dieselbe: Spirituelle Psychologie. Quellen sinnvollen Lebens. Kösel–Verlag: München.

Lukas, E. (2005), Ein psychiatrisches und ein psychotherapeutisches Credo, In: D. Batthány und O. Zosk (Hg.), Viktor Frankl und die Philosophie, Springer: Wien/New York 2005.

Lukács, G. (1923) Die Verdinglichung und das Bewusstsein des Proletariats. In: ders.: Geschichte und Klassenbewusstsein. Studien über marxistische Dialektik. Luchterhand Verlag: Neuwied/Berlin 1970.

Lukács, G. (1971) Die Theorie des Romans. Luchterhand: Neuwied/Berlin.

Löwith, K. (1952) Weltgeschichte und Heilsgeschehen. Die theologischen Voraussetzungen der Geschichtsphilosophie. Verlag W. Kohlhammer: Stuttgart/Berlin/Köln 1990.

Löwith, K. (1956) Nietzsches Philosophie der ewigen Wiederkehr des Gleichen, Kohlhammer Verlag: Stuttgart.

Löwith, K. (1990) Weltgeschichte und Heilsgeschehen, Kohlhammer Verlag: Stuttgart, 8. Auflage.

Lyotard, J. F. (1982) Das postmoderne Wissen. Ein Bericht. Hrsg. v. Peter Engelmann. Passagen Verlag: Wien 1994.

Machlowitz, M. (1976) Workoholism. Yale.

Mainberger, G. K. (1996) Rhetorische Techne (Nietzsche) in der psychoanalytischen Technik (Freud). Prolegomena zur Rationalität der Psychoanalyse, In: Von Nietzsche zu Freud. Übereinstimmungen und Differenzen von Denkmotiven, J. Figl (Hg.), WUV-Universitätsverlag: Wien.

Mangin, D. (1999) Cinema therapy: How some shrinks are using movies to help their clients cope with life and just feel better. http://www.salon.com/health/feature/1999/05/27/film_therapy/index.html (10.01.2010).

Mannheim, K. (1929) Ideologie und Utopie. Vittorio Klostermann Verlag: Frankfurt am Main 1995.

Marcuse, H. (1979) Schriften. Bd. 5. Triebstruktur und Gesellschaft. Ein philosophischer Beitrag zu Sigmund Freud, Suhrkamp Verlag: Frankfurt am Main.

Marcuse, H. (1980) Das Ende der Utopie. Suhrkamp Verlag: Frankfurt am Main.

Marcuse, H. (2000) Kunst in der eindimensionalen Gesellschaft, In: ders.: Kunst und Befreiung, Nachgelassene Schriften, hg. v. Peter-Erwin Jansen, zu Klampen: Lüneburg.

Marten, R. (1993) Lebenskunst, Wilhelm Fink Verlag: München.

Marquard, O. (1987) Transzendentaler Idealismus, romantische Naturphilosophie und Psychoanalyse, Verlag für Philosophie: Köln.

Marquard, O. (1989) In: Historisches Wörterbuch der Philosophie, hg. v. Joachim Ritter, Bd. 7, Schwabe & Co Verlag: Basel/Stuttgart.

Marinoff, L. (1999) Plato not Prozac, New York (Harper Collins) = dt.: Bei Sokrates auf der Couch. Philosophie als Medizin der Seele, DTV: München 2002.

Marx, K. (1844) Ökonomisch-philosophische Manuskripte. In: Karl Marx, Friedrich Engels Werke. Ergänzungsband. Schriften. Manuskripte. Briefe bis 1844. Erster Teil. Dietz Verlag: Berlin 1969.

Marx, K. (1843/44) Zur Kritik der Hegelschen Rechtsphilosophie, In: K. Marx, Die Frühschriften, S. Landshut (Hg.), Kröner Verlag: Stuttgart 1971.

Marx, K., Engels, F. (1848) Manifest der Kommunistischen Partei. Reclam Verlag: Stuttgart 1993.

Marx, K., bei Engels, F. (1882/1890) Der einzige erhaltene Hinweis auf diese Aussage von Marx findet sich in einem Brief von Engels an Eduard Bernstein vom 2.-3. November 1882. vgl. Marx Engels Werke 35., S. 388 und in abgeänderter Form in einem weiteren Brief an Conrad Schmidt vom 5. August 1890. vgl. Marx Engels Werke 37., S. 436. Version an Bernstein: „Ce qu'il y a de certain c'est que moi, je ne suis pas Marxiste." „Eines ist sicher (was mich betrifft), ich bin kein Marxist." Version an Schmidt: „Tout ce que je sais, c'est que je ne suis pas Marxiste." „Alles, was ich weiß, ist, dass ich kein Marxist bin." Quelle: Wikipedia. Marxismus. Anm. 2. (überprüft am 18.4.2011).

Marx, R. (2004) Burnout. In: R. Brosch u. R. Mader (Hg.). Sucht und Suchtbehandlung. Problematik und Therapie in Österreich. LexisNexis ARD Orac Verlag: Wien 2004.

Maslach, C., Jackson, S. E. (1981) The Measurement of Experienced Burnout. Journal of Occupational Behavior 2.

Maslach, C., Jackson, S. E. (1986) The Maslach Burnout Inventory Manual. Consulting Psychologists Press: Palo Alto.

Maslach, C., Leiter, M. (2001) Die Wahrheit über Burnout. Springer: Wien.

Meißner, U. E. (2005) Die „Droge“ Arbeit. Unternehmen als „Dealer“ und als Risikoträger. Personalwirtschaftliche Risiken der Arbeitssucht. Peter Lang Verlag: Frankfurt am Main.

Menninghaus, W. (2005), Adonis, Narcissus und schöne Schwäne. In: ders.: Hälfte des Lebens. Versuch über Hölderlins Poetik. Suhrkamp: Frankfurt am Main.

Menninghaus, W. (2006) Kunst als ‚Beförderung des Lebens'. Perspektiven transzendentaler und evolutionärer Ästhetik, Carl Friedrich von Siemens Stiftung: München.

Menninghaus, W. (2007) Das Versprechen der Schönheit. Suhrkamp Verlag: Frankfurt am Main.

Miller, A. (1988) Das ungelebte Leben und das Werk eines Lebensphilosophen, In: dies.: Der gemiedene Schlüssel, Frankfurt am Main, 9–78.

Morus, T. (1516) Utopia. Übers. v. G. Ritter. Reclam Verlag: Stuttgart 1997.

Musalek, M. (2009) Spectrum Psychiatrie. Hrsg. v. M. Musalek. MedMedia Verlag: Wien 4/2009.

Musalek, M., Poltrum, M. (2011) Ars Medica. Zu einer neuen Ästhetik in der Medizin, Parodos Verlag: Berlin.

Musalek, M. (2012) Zur Ideengeschichte des Burnout – Eine Introduktion. In: M. Musalek, M. Poltrum (Hg.) M. Glut und Asche – Burnout. Neue Aspekte der Diagnostik und Behandlung, Parodos: Berlin, 11–34.

Müller, U. (2009) Tiefenhirnstimulation des Nucleus Accumbens bei therapieresistenter Alkoholabhängigkeit – erste Erfahrungen. In: M. Klein et al. (Hg.) Suchttherapie. Prävention, Behandlung, wissenschaftliche Grundlagen, Supplement (2. Deutscher Suchtkongress, 16.-19. September 2009). Georg Thieme Verlag: Stuttgart, 22.

Mück, H., Knezevic, D., Mück, B. (2001) Filmtherapie – Cinetherapie. http://www.dr-mueck.de/HM_Innovationen/ HM_Filmtherapie/HM_Filmtherapie.htm (10.01.2010).

Nagl, L., Vetter, H., Leupold-Löwenthal, H. (1997), (Hg.), Philosophie und Psychoanalyse, Psychosozial-Verlag: Gießen.

Nehamas, A. (1998) The Art of Living, Univ. of Calif. Pr.: Berkley 1998.

Nietzsche, F. (1880-82) Nachgelassene Fragmente 1880–1882, In: F. Nietzsche, Kritische Studienausgabe Band 9., G. Colli u. M. Monitnari (Hg.), DTV de Gruyter: Berlin/New York 1980, 11 (197).

Nietzsche, F. (1882) Die fröhliche Wissenschaft. A. Kröner Verlag: Stuttgart

1986, 199.
Nietzsche, F. (1883-85) Zarathustra. Zarathustras Vorrede. Reclam Verlag: Stuttgart, 10 f.
Nietzsche, F. (1884-88a) Der Wille zur Macht I. Versuch einer Umwertung aller Werte, Nietzsche Werke, Taschenbuchausgabe Band IX., Alfred Kröner Verlag: Leipzig 1922, siehe auch: www.gutenberg.spiegel.de/buch/6029/3.
Nietzsche, F. (1884-88b) Der Wille zur Macht I. Versuch einer Umwertung aller Werte, Nietzsche Werke, Taschenbuchausgabe Band IX., Alfred Kröner Verlag: Leipzig 1922, siehe auch: www.gutenberg.spiegel.de/buch/6029/5.
Nietzsche, F. (1886) Die fröhliche Wissenschaft. Alfred Kröner Verlag: Stuttgart 1986.
Nietzsche, F. (1886a) Menschliches Allzumenschliches II., In: G. Stenzel (Hg.), Nietzsches Werke in zwei Bänden, Buchgemeinschaft Donauland: Wien.
Nietzsche, F. (1888) Der Fall Wagner, In: G. Colli u. M. Montinari (Hg.), KSA Bd. 6 dtv/de Gruyter: Berlin/New York 1988.
Nietzsche, F. (1888a) Ecce Homo, In: G. Colli u. M. Montinari (Hg.), KSA Bd. 6, dtv/de Gruyter: Berlin/New York 1988.
Nietzsche, F. (1888b) Nietzsche contra Wagner, In: In: G. Colli u. M. Montinari (Hg.), KSA Bd. 6, dtv/de Gruyter: Berlin/New York 1988.
Nietzsche, F. (1888c) Die Geburt der Tragödie, Reclam Verlag: Stuttgart 2004.
Nietzsche, F. (1956) Nachlaß der Achtzigerjahre, Werke, Bd. 3, hg. v. K. Schlechta, München.
Nietzsche, F. (1980) Nachgelassene Fragmente 1887–1889, in: F. Nietzsche, Kritische Studienausgabe Band 13., G. Colli u. M. Monitnari (Hg.), DTV de Gruyter: Berlin/New York.
Nietzsche, F. (1985) Götzendämmerung, Insel Verlag: Frankfurt am Main.
Nietzsche, F. (1988), Kritische Studienausgabe (KSA), Bd. I, hg. v. G. Colli u. M. Montinari, dtv/de Gruyter: Berlin/New York 1988, 2. Auflage.
Nietzsche, F. (1988a), Die Geburt der Tragödie, KSA Bd. I, hg. v. G. Colli u. M. Montinari, dtv/de Gruyter: Berlin/New York 1988.
Nietzsche, F. (1988b), Nachgelassene Fragmente 1887–1889, Kritische Studienausgabe, Bd. 13, hg. v. G. Colli u. M. Montinari, München/Berlin/New York 1988, 500.

Nietzsche, F. (1988c) Der Antichrist, In: F. Nietzsche, Kritische Studienausgabe Band 6., G. Colli u. M. Montinari (Hg.), DTV de Gruyter: Berlin/New York.

Nietzsche, F. (1989) In: M. Heidegger, Nietzsche, Bd. 1, Günther Neske: Pfullingen 1989, 5. Auflage.

Nietzsche, F. (1993) Jenseits von Gut und Böse, Reclam: Stuttgart.

Nietzsche, F. (1993a) Zur Genealogie der Moral, Zweite Abhandlung: Schuld, schlechtes Gewissen und Verwandtes, Reclam: Stuttgart.

Nietzsche, F. (1994) Gedichte, R. Kray u. K. Riba (Hg.), Insel Verlag: Frankfurt am Main.

Nietzsche, F. (2007) In: Friedrich Nietzsche. Von Wille und Macht, S. Günzel (Hg.), Insel Verlag: Frankfurt am Main.

Oats, W. (1971) Confessions of a workaholic. New York: Abingdon.

Paden, R. (1998) Defining philosophical counselling, in: Journal of Applied Philos. 12 (1).

Paulitsch, K. (2004) Praxis der ICD-10-Diagnostik. Ein Leitfaden für Psychotherapeuten und Psychologinnen, Facultas: Wien.

Peňa Aguado, M. I. (1994) Ästhetik des Erhabenen. Burke, Kant, Adorno, Lyotard, Passagen: Wien.

Perpeet, W. (1997) Vom Schönen und von der Kunst. Bonn.

Peters, U. H. (1977) Übertragung und Gegenübertragung. Geschichte und Formen der Beziehungen zwischen Psychotherapeut und Patient. Kindler Verlag: München.

Piegler, T. (2008a) Wie im Himmel, In: ders.: Mit Freud im Kino. Psychoanalytische Filminterpretationen, Psychosozial-Verlag: Gießen.

Piegler, T. (2008b) American Beauty, In: ders.: Mit Freud im Kino. Psychoanalytische Filminterpretationen, Psychosozial-Verlag: Gießen.

Pieper, A. (1990) Ein Seil geknüpft zwischen Tier und Übermensch. Philosophische Erläuterungen zu Nietzsches erstem „Zarathustra“. Klett-Cotta: Stuttgart. 303–312.

Platon (22a-25d) Timaios. In: Platon, Sämtliche Werke. Band 4, Timaios, Kritias, Minos, Nomoi. Hrsg. v. U. Wolf. Übers. v. H. Müller u. F. Schleiermacher. Rowohlt Verlag: Hamburg 1994.

Platon (205c) Symposion. In: Platon. Sämtliche Werke, Band 2. Übers. v. F. Schleiermacher. Rowohlt Verlag: Hamburg 2006.

Platon (245a) Phaidros. In: Platon. Sämtliche Werke. Band 2. Übers. v. F.

Schleiermacher. Rowohlt Verlag: Hamburg 2006.
Platon (250d) Phaidros. In: Platon. Sämtliche Werke. Band 2. Übers. v. F. Schleiermacher. Rowohlt Verlag: Hamburg 2006.
Platon (Philebos) Sämtliche Werke, Bd. 3, Philebos, hg. v. Burghard König, übers. v. Friedrich Schleiermacher, Rowohlt: Reinbeck bei Hamburg 1994.
Platon (Phaidros) übers. v. Kurt Hildebrandt, Reclam: Stuttgart 1994.
Platon (Gastmahl) Das Gastmahl, übers. v. Kurt Hildebrandt, Reclam: Stuttgart 1994.
Platon (Politeia) In: M. Heidegger, Platons Lehre von der Wahrheit, In: ders.: Wegmarken, Vittorio Klostermann Verlag: Frankfurt am Main 1996, 3. Auflage.
Platon (Politeia 509 b) In: Platon. Sämtliche Werke. Band 2., übers. v. F. Schleiermacher. Rowohlt Verlag: Hamburg 2006.
Platon (1993) Apologie 39 e – 40 a, In: ders.: übers. v. M. Fuhrmann, Reclam Verlag: Stuttgart.
Platon (1994) Nomoi 803 c, In: Platon, Sämtliche Werke Band 4, U. Wolf (Hg.), übersetzt von H. Müller u. F. Schleiermacher, Rowohlt Verlag: Reinbek bei Hamburg.
Platon (1998) Das Gastmahl oder Von der Liebe, übertragen und eingeleitet von K. Hildebrandt, Reclam Verlag: Stuttgart.
Pohlenz, M. (1992) Die Stoa. Geschichte einer geistigen Bewegung, Vandenhoeck & Ruprecht: Göttingen 1992, 7. Auflage.
Polt-Heinzl, E. (2004) Nachwort. In: E. Jelinek, Wolken.Heim. Reclam Verlag: Stuttgart.
Poltrum, M. (2005) Schönheit und Sein bei Heidegger, Passagen Verlag: Wien.
Poltrum, M. (2007) Ästhetik und Anästhetik. Das Schöne als Therapeutikum, in: psycho-logik. Jahrbuch für Psychotherapie, Philosophie und Kultur, Bd. 2., hg. v. R. Kühn u. K. H. Witte, Verlag Karl Alber: Freiburg/München.
Poltrum, M. (2008) Jugend im Wandel der Zeit. Streifzüge durch das 20. und 21. Jahrhundert. In: Suizidprophylaxe, Theorie und Praxis. Hrsg. v. H. Wedler, M. Wolfersdorf und R. Fartacek. Gastherausgeber: Ch. Haring. S. Roderer Verlag: Regensburg, Jg. 35, Heft 2.
Poltrum, M. (2008) Philosophische Aspekte der Suizidalität, In: M. Musalek (Hg.), Spectrum Psychiatrie 2/08, Med-Media Verlag: Wien.

Poltrum, M., Musalek, M. (2008) Philosophische Therapie und therapeutische Philosophie. Philosophische Reflexion als Medikation der „metaphysischen Obdachlosigkeit". In: Wiener Zeitschrift für Suchtforschung, Philosophie und Sucht, Hg. v. Anton Proksch Institut Wien u. Ludwig Boltzmann Institut für Suchtforschung, M. Poltrum (Gastherausgeber), Wien.

Poltrum, M. (2009) Philosophie als kognitive Selbstmedikation und noetische Ressource. Die abendländischen Schatzkisten als Arzneimittel gegen die Sucht. In: Psychopraxis, Zeitschrift für praktische Psychiatrie und Grenzgebiete. Springer: Wien/New York 2009/5.

Poltrum, M. (2009/1) Existenzanalytische Kinotherapie. Filme als Balsam der Seele. In: Wiener Zeitschrift für Suchtforschung. Rausch, Kultur, Ekstase. Hrsg. v. Anton Proksch Institut Wien u. Ludwig Bolzmann Institut für Suchtforschung, M. Poltrum u. M. Tauss (Gastherausgeber). Wien Jg. 32.

Poltrum, M. (2009/5) Philosophie als kognitive Selbstmedikation und noetische Ressource. Die abendländischen Schatzkisten als Arzneimittel gegen die Sucht. In: Psychopraxis, Zeitschrift für praktische Psychiatrie und Grenzgebiete. Springer: Wien/New York.

Poltrum, M. (2010) Klinische Philosophie. Logos Ästhetikus und Philosophische Therapeutik. Parodos Verlag: Berlin.

Poltrum, M. (2011) Eutopie. Dystopie. Kolonie. Utopisches Denken in der Psychotherapie. In: M. Musalek u. M. Poltrum (Hg.), Ars Medica. Zu einer neuen Ästhetik in der Medizin, Parodos Verlag: Berlin.

Poltrum, M. (2012) Ästhetik als Therapeutik. Das Schöne als Stimulans des Lebens, In: Charlotte Annerl (Hg.), e-Journal Philosophie der Psychologie, Wien: Nr. 16/2012, www.jp.philo.at.

Poltrum, M. (2012a) Editorial, Rausch. Wiener Zeitschrift für Suchttherapie, Poltrum et al. (Hg.), Pabst Science Publishers Verlag: Lengerich 2012, Heft 2.

Poltrum, M. (2012b) Nüchterne Trunkenheit und drogenfreie Ekstase. Der Rausch als Therapeutikum der Sucht bei Nietzsche und Platon, In: Rausch. Wiener Zeitschrift für Suchttherapie, M. Poltrum et al. (Hg.), Pabst Science Publishers Verlag: Lengerich 2012, Heft 2.

Poltrum, M. (2012c) Beschleunigung des Lebenstempos – Arbeit und Burnout. Zur Pathologie der Spätmoderne. In: M. Musalek, M. Poltrum (Hg.) Glut und Asche – Burnout. Neue Aspekte der Diagnostik und Behandlung. Parodos: Berlin, 77-113.

Poltrum, M. et al. (2012d) Burnout – Ein Gespenst geht um in Europa!? Phänomenologie, Diagnostik, arbeitspsychologische Aspekte und Behandlung. In: Der Hausarzt. Praxis-Magazin für Primärversorgung. Styria Multi Media Corporate GmbH & Co KG: Wien – Mai/2012.

Poltrum, M. (2013) Musen und Sirenen. Ein Essay über das Leben als Spiel, Pabst Science Publishers Verlag: Lengerich 2013.

Poltrum, M. (2013a) Rausch und Ekstase. Ein Weg in die Sucht, In: Spectrum Psychiatrie 2/2013, Hg. v. M. Musalek, MedMedia Verlag: Wien.

Poltrum et al., M. (Hg.) (2013b) Rausch. Wiener Zeitschrift für Suchttherapie, Themenschwerpunkt: Sex und Sucht, Pabst Science Publishers Verlag: Lengerich/Berlin, Heft 1 2013.

Poltrum et al., M. (Hg.) (2013c) Editorial und die Fotographien von Christian Saupper, In: Rausch. Wiener Zeitschrift für Suchttherapie, Themenschwerpunkt: Arbeit und Sucht, Arbeitssucht, Burnout, Pabst Science Publishers Verlag: Lengerich/Berlin, Heft 2 2013 (im Druck).

Poltrum, M. (2014) „Uns bleibt immer Paris" – Ewigkeit und Endlichkeit der Liebe in Casablanca, In: Doering, S., Möller, H., (Hg.), Mon Amour trifft Pretty Woman. Liebespaare im Film, Springer Verlag: Heidelberg/New York 2014, 185–200.

Poltrum, M., Heuner, U. (2015) Ästhetik als Therapie. Therapie als ästhetische Erfahrung. Festschrift zum 60. Geburtstag von Michael Musalek, Parodos: Berlin.

Poltrum, M. (2015a) Liebe im Therapeutenfilm – Liebesfilme in der Therapie, In: Poltrum, M., Heuner, U., (Hg.), Ästhetik als Therapie. Therapie als ästhetische Erfahrung. Festschrift zum 60. Geburtstag von Michael Musalek, Parodos: Berlin 2015, 86–109.

Powell, M. E., Newgent, R. A., Lee, S. M. (2006) Group cinematherapy: Using metaphor to enhance adolescent self-esteem. The Arts in Psychotherapy, 33: 247–253.

Pöggeler, O. (1960) Schopenhauer und das Wesen der Kunst. In: Zeitschrift für Philosophische Forschung 14.

Pöggeler, O. (1963), Der Denkweg Martin Heideggers. Verlag Günther Neske: Pfullingen.

Pöltner, G. (2002) Grundkurs Medizin-Ethik, Facultas Verlag: Wien.

Pöltner, (2003) G. Ethische Probleme im Bereich der Psychotherapie, In: Da-

seinsanalyse 19/2003, 67–80.
Pöltner, G. (2008) Philosophische Ästhetik, Kohlhammer Verlag: Stuttgart.
Poppelreuter, S. (1996) Arbeitssucht. Integrative Analyse bisheriger Forschungsansätze und Ergebnisse einer empirischen Untersuchung zur Symptomatik. Wehle: Witterschlick/Bonn.
Poppelreuter, S. (2013) Arbeitssucht – (k)ein alter Hut – Alte Fundstellen und neue Fakten zur Arbeitssucht, In: M. Poltrum et al. (Hg.), Rausch. Wiener Zeitschrift für Suchttherapie, Themenschwerpunkt: Arbeit und Sucht, Arbeitssucht, Burnout, Pabst Science Publishers Verlag: Lengerich/Berlin, Heft 2 2013 (im Druck).
Prechtl, P. (1991) Husserl zur Einführung. Junius: Hamburg.
Pritz, A., Teufelhart, H. (1996) Psychotherapie – Wissenschaft vom Subjektiven, In: Pritz, A., Teufelhart, H. (Hg.), Psychotherapie – eine neue Wissenschaft vom Menschen, Springer Verlag: Wien/New York, 1–18.
Pries, C. (Hg.), (1989) Das Erhabene. Zwischen Grenzerfahrung und Größenwahn, Acta humaniora, Weinheim.
Raabe, P. (2001) Philosophical Counseling: theory and practice,Westport/Conn. (Praeger).
Raabe, P. (2002) Issues in Philosophical Counseling, Westport (Praeger).
Rabow, P. (1954) Seelenführung. Methodik der Exerzitien in der Antike, München 1954.
Rank, O. (1922) Der Mythos von der Geburt des Helden. Versuche einer psychologischen Mythendeutung. Turia & Kant: Wien/Berlin 2008.
Rée, P. (1885) Die Entstehung des Gewissens, Verlag Adamant Media Corporation 2001.
Reddemann, L. (2006) Imagination als heilsame Kraft. Zur Behandlung von Traumafolgen mit ressourcenorientierten Verfahren. Klett-Cotta Verlag: Stuttgart.
Renger, A.-B. (1999) Mythos Narziß. Texte von Ovid bis Jacques Lacan. Reclam Verlag: Leipzig.
Rentsch, T. (2003) Fundamentalontologie als Hermeneutik der Endlichkeit, In: D. Thomä (Hg.), Heidegger Handbuch. Leben-Werk-Wirkung, J. B. Metzler Verlag: Stuttgart/Weimar.
Richter, H.-E. (2005) Der Gotteskomplex. Die Geburt und die Krise des Glaubens an die Allmacht des Menschen. Psychosozial-Verlag: Gießen.
Ricœur, P. (1974) Die Interpretation. Ein Versuch über Freud, übers. von Eva

Moldenhauer, Suhrkamp: Frankfurt am Main.

Ricœur, P. (1986) Lectures on Ideology and Utopia. Hrsg. v. G. H. Taylor. Columbia Univ. Press: New York.

Ricœur, P. (1988) Zeit und Erzählung. Band I-III, Fink: München.

Rieken, B., Sindelar, B., Stephenson, T. (2011) Psychoanalytische Individualpsychologie in Theorie und Praxis. Psychotherapie, Pädagogik, Gesellschaft. Springer-Verlag: Wien.

Rieken, B. (2013) Überlegungen zur Akademisierung der Psychotherapie – am Beispiel der Sigmund-Freud-Privatuniversität Wien. In: Zeitschrift für Individualpsychologie 38, Heft 3 (2013), 285–302.

Rieken, B., Gelo, O.C.G., (2015) *Homo Faber* and the Relationship Between Cause and Effect as *Causa Efficiens*, In: Gelo, O.C.G., Pritz, A., Rieken, B., (Hg.), Psychotherapy Research. Foundations, Process and Outcome, Springer Verlag: Wien/Heidelberg/New York 2015.

Rilke, R. M. (1922) Die Sonette an Orpheus. In: ders.: Die Gedichte, Insel Verlag: 1996.

Ritter, J. (1971), Historisches Wörterbuch der Philosophie, Bd. 1 A–C, Schwabe & Co Verlag: Basel/Stuttgart

Ritter, J. (1972) Historisches Wörterbuch der Philosophie, Bd. 2 D–F, Schwabe & Co Verlag: Basel/Stuttgart.

Robinson, B. E. (2000) Wenn der Job zur Droge wird. Ein Leitfaden für Workoholics, ihre Partner, Kinder und Therapeuten. Walter Verlag: Düsseldorf/Zürich.

Röd, W. (1980) Die Säkularisierung der Reich-Gottes-Idee bei Hegel und Marx. Salzburg.

Röd, W. (2002) Friedrich Nietzsche, In: W. Röd (Hg.), Die Philosophie des ausgehenden 19. und des 20. Jahrhunderts 3., Lebensphilosophie und Existenzphilosophie, C. H. Beck.

Röttgers, K. (1992) Die Erzählbarkeit des Lebens, In: R. Kühn u. Hilarion Petzold (Hg.), Psychotherapie & Philosophie. Philosophie als Psychotherapie?, Junfermann Verlag: Paderborn.

Rosa, H. (2005) Beschleunigung. Die Veränderung der Zeitstruktur in der Moderne. Suhrkamp Verlag: Frankfurt am Main.

Rosenkranz, K. (1996) Ästhetik des Hässlichen, Reclam: Leipzig, 2. Auflage.

Roudinesco, E. (1993) J. Lacan. Esquisse d'une vie, histoire d'un système de pensée, Paris 1993 ; (dt. Jacques Lacan, Köln 1996).

Rouvillois, F. (1998) Ed. L'utopie. Garnier-Flammarion: Paris.
Rouvillois, F. (2009) Arte TV, Philosophie – Utopie. R. Enthoven empfängt F. Rouvillois. Sendung vom 12. Oktober 2009, siehe: www.arte.tv.
Ruschmann, E. (1999) Philosophische Beratung, Kohlhammer: Stuttgart.
Safranski, R. (2004) Schiller oder Die Erfindung des Deutschen Idealismus, Carl Hanser Verlag: München/Wien.
Safranski, R. (2006/2007) Nietzsche. Biografie seines Denkens, Spiegel Verlag: Hamburg.
Salomé, L. A. (1966) In: I. Frenzel, Nietzsche. Rowohlt Verlag: Reinbek bei Hamburg 1966.
Saner, H. (1999) Über Liebe, Tod und Musik im Orpheus-Mythus. In: A. Hicklin (Hg.) Daseinsanalyse. Phänomenologische Anthropologie und Psychotherapie, Festschrift Prof. Dr. med. et phil. Gion Condrau zum 80. Geburtstag gewidmet. Sonderausgabe von Band 15. Erlenbach.
Saner, H. (2000) Der Schatten des Orpheus. Lenos Verlag: Basel.
Sarbin, T. (1986), (Ed.), Narrative Psychology. The Storied Nature of Human Conduct. New York.
Sartre, J.-P. (1952) Das Sein und das Nichts. Versuch einer phänomenologischen Ontologie. T. König (Hg.). übers. v. H. Schöneberg u. T. König. Rowohlt Verlag: Reinbek bei Hamburg 1993.
Schaeffler, R. (1991) Der „Gruß des Heiligen" und die „Frömmigkeit des Denkens". Heideggers Beitrag zu einer Phänomenologie der Religion. In: G. Pöltner (Hg.), Heideggers Beitrag zur Gottesfrage, Böhlau: Wien/ Köln.
Schaufeli, W. B., Taris, T. W., Rhenen, W. van (2008) Workoholism, Burnout, and Work Engagement: Three of a Kind or Three Different Kinds of Employee Well-being? Applied Psychology 57, 173–203.
Schäfer, M. L. (2002) Zur Geschichte des Neurastheniekonzepts und seiner modernen Varianten Chronic-Fatigue-Syndrome, Fibromyalgie sowie Chemische Sensitivität. In: Fortschritte der Neurologie. Georg Thieme Verlag: Stuttgart.
Scheler, M. (1915) Zum Phänomen des Tragischen. In: Abhandlungen und Aufsätze. Erster Band. Verlag der Weissen Bücher: Leipizig.
Scheler, M. (1916) Der Formalismus in der Ethik und die materiale Wertethik. M. S. Frings (Hg.) Bouvier Verlag: Bonn 2000, 7. Auflage.
Schelling, F. W. J. (1800) System des transzendentalen Idealismus. In: F. W. J. Schelling, Texte zur Philosophie der Kunst. Hrsg. v. W. Beierwaltes. Re-

clam: Stuttgart 1991.
Schelling, F. W. (1991) System des transzendentalen Idealismus, In: ders.: Texte zur Philosophie der Kunst, Reclam: Stuttgart.
Schiller, F. (1994) Kallias oder über die Schönheit, Reclam: Stuttgart.
Schiller, F. (1795) Über die ästhetische Erziehung des Menschen in einer Reihe von Briefen, Reclam Verlag: Stuttgart 1997.
Schiller, F. (1997) Über die ästhetische Erziehung des Menschen, Reclam: Stuttgart.
Schiller, F. (2004) Sämtliche Werke in 5 Bänden, Band V., Carl Hanser Verlag: München/Wien.
Schlegel, F. (1795) Studien des klassischen Altertums. Über die Diotima. In: Kritische Friedrich-Schlegel-Ausgabe. Erste Abteilung. Hrsg. v. Ernst Behler. Band 1. Ferdinand Schöningh: Paderborn/München/Wien/Zürich.
Schlegel, F. (1800) In: Ernst Behler (Hg.), Kritische Friedrich-Schlegel-Ausgabe. Erste Abteilung. Kritische Neuausgabe. Band 2. Paderborn/München/Wien/Zürich 1967.
Scheer, B. (1997), Einführung in die Philosophische Ästhetik, Darmstadt.
Schmid, W. (1998) Philosophie der Lebenskunst. Eine Grundlegung, Suhrkamp: Frankfurt am Main.
Schmid, W. (2000a) Die Geburt der Philosophie im Garten der Lüste, Suhrkamp: Frankfurt am Main.
Schmid, W. (2000b) Auf der Suche nach einer neuen Lebenskunst.Die Frage nach dem Grund und die Neubegründung der Ethik bei Foucault, Suhrkamp: Frankfurt am Main.
Schmid, W. (2002) In: Neue Zürcher Zeitung, Januar 2002, Portfoliobeilage bzw. vgl. dazu auch: www.lebenskunstphilosophie.de.
Schmid, W. (2005) Schönes Leben? Einführung in die Lebenskunst, Suhrkamp: Frankfurt am Main.
Schmidt, M. (2004) Ekstatische Transzendenz. Binswangers Phänomenologie der Liebe und die Aufdeckung der sozialontologischen Defizite in Heideggers ‚Sein und Zeit', Königshausen + Neumann: Würzburg.
Schmidt, H. J. (1994) „Du gehst zu Frauen?" – Zarathustras Peitsche – ein Schlüssel zu Nietzsche oder einhundert Jahre Lärm um nichts? In: R. Eichberg, H.-M. Gerlach u. H. J. Schmidt (Hg.). Nietzscheforschung Band 1. Akademie-Verlag: Berlin. 111–134.

Schneider, C. (1969) Kulturgeschichte des Hellenismus (Bd. 2), Beck: München.

Schopenhauer, A. (1818) Die Welt als Wille und Vorstellung. DTV-Verlag: München 2002.

Schopenhauer, A. (1844) Die Welt als Wille und Vorstellung. Zürcher Ausgabe. Werke in zehn Bänden. Band IV. Diogenes: Zürich 1977.

Schopenhauer, A. (2002) Die Welt als Wille und Vorstellung. Gesamtausgabe, München, 2. Auflage.

Schott, B. (1974) Geist, In: J. Ritter (Hg.), Historisches Wörterbuch der Philosophie, Band 3: G-H, Schwabe & Co Verlag: Stuttgart.

Sedmak, C. (2005) Die Sinnfrage als Movens philosophischer Reflexion, in: Dominik Batthyány und Otto Zosk (Hg.), Viktor Frankl und die Philosophie, Springer: Wien/New York 2005.

Seneca, L. A. (1993) Briefe an Lucilius, Brief Nr. 70, 15, in: ders.: Philosophische Schriften, übers. v. O. Apelt, Hamburg.

Seneca (2006) Die Notwendigkeit der Philosophie, In: Die Philosophie der Stoa. Ausgewählte

Texte, Übersetzt und herausgegeben von W. Weinkauf, Reclam Verlag: Stuttgart.

Sennett, R. (1974) Verfall und Ende des öffentlichen Lebens: die Tyrannei der Intimität, übers. v. R. Kaiser, Frankfurt am Main 1983.

Seitter, W. (1992) Zur Analyse nach Jacques Lacan, in: Rolf Kühn, Hilarion Petzold (Hg.), Psychotherapie & Philosophie. Philosophie als Psychotherapie?, Junfermann: Paderborn 1992.

Sharp, C., Smith, J. V., Cole A. (2002) Cinematherapy: Metaphorically promoting therapeutic change. Counselling Psychology Quarterly, 15: 269–276.

Shorter, E. (1994) Moderne Leiden. Zur Geschichte der psychosomatischen Krankheiten. Übers. v. K. Neff. Rowohlt Verlag: Reinbek bei Hamburg.

Shorter, E. (1999) Geschichte der Psychiatrie. Übers. v. Y. Badal. Alexander Fest Verlag: Berlin.

Shorter, E. (1999a) Von der Seele in den Körper. Die kulturellen Ursprünge psychosomatischer Krankheiten. Übers. v. K. Neff. Rowohlt Verlag: Reinbek bei Hamburg.

Shusterman, R. (1997) Practicing Philosophy. Pragmatism and the Philosophical Life, New York (Routledge).

Simmel, G. (1903) Die Großstädte und das Geistesleben. In: ders.: Aufsätze und Abhandlungen 1901–1908. Band I. Gesamtausgabe Band 7. R. Kramme et al. (Hg.). Suhrkamp Verlag: Frankfurt am Main 1995.
Simmel, G. (1993) Nietzsche und Kant, In: G. Simmel, Gesamtausgabe, O. Rammstedt (Hg.), Gesamtausgabe Band 8., Aufsätze und Abhandlungen 1901–1908 Bd. 2., Hg. v. A. Cavalli u. V. Krech, Suhrkamp Verlag: Frankfurt am Main.
Sloterdijk, P. (1993) Weltfremdheit, Suhrkamp Verlag: Frankfurt am Main.
Sloterdijk, P. (1999) Regeln für den Menschenpark. Ein Antwortschreiben zu Heideggers Brief über den Humanismus. Suhrkamp Verlag: Frankfurt a. Main.
Sloterdijk, P. (2009) Du mußt dein Leben ändern. Suhrkamp Verlag: Frankfurt am Main.
Spielberg, H. (1985) Die Rolle der Phänomenologie in Viktor Frankls Logotherapie und Existenzanalyse, in: Alfried Längle (Hg.), Wege zum Sinn. Logotherapie als Orientierungshilfe, Piper: München/Zürich.
Spiter, R. (1983) Introduction, Manual statistique et diagnostique des troubles mentaux, Masson: Paris, 3. Auflage.
Springer, A. (2013) Zur Problematik der Suchtdiagnostik, In: K. Brücher, M. Poltrum (Hg.), Psychiatrische Diagnostik. Zur Kritik der diagnositschen Vernunft, Parodos Verlag: Berlin.
Stendhal (2007) Über die Liebe, Insel Verlag: Frankfurt am Main.
Steinert, H. (2010) Max Webers unwiederlegbare Fehlkonstruktionen. Die protestantische Ethik und der Geist des Kapitalismus. Campus Verlag: Frankfurt am Main.
Storch, W. (2006) Mythos Orpheus. Texte von Vergil bis Ingeborg Bachmann. Reclam Verlag: Leipzig.
Straub, J. (1998), (Hg.) Erzählung, Identität und historisches Bewußtsein. Suhrkamp: Frankfurt am Main.
Szondi, P. (1961) Versuch über das Tragische, Insel-Verlag: Frankfurt am Main.
Tauss, M. (2011) Medizin und Menschenbild zwischen Biologie und Transzendenz – Aldous Huxleys utopisches Vermächtinis aus heutiger Sicht, In: M. Musalek, M. Poltrum (Hg.), Ars Medica. Zu einer neuen Ästhetik in der Medizin, Parodos Verlag: Berlin.
Teischel, O. (2007) Die Filmdeutung als Weg zum Selbst. Einführung in die

Filmtherapie. Norderstedt: Books on Demand.

Theunissen, M. (1991) Freiheit von der Zeit. Ästhetisches Anschauen als Verweilen. In: ders.: Negative Theologie der Zeit. Suhrkamp Verlag: Frankfurt am Main.

Thurnher, R. (2002) Sören Kierkegaard. In: Geschichte der Philosophie. Band XIII. Die Philosophie des ausgehenden 19. und des 20. Jahrhunderts, Lebensphilosophie und Existenzphilosophie. Hrsg. v. R. Thurnher, W. Röd u. H. Schmidinger. C.H. Beck Verlag: München.

Tongeren, P. van (2008) Vom „Arzt der Cultur" zum „Arzt und Kranken in einer Person ". Eine Hypothese zur Entwicklung Nietzsches als Philosoph der Kultur(en), In: A. U. Sommer (Hg.), Nietzsche – Philosoph der Kultur(en)?, Walter de Gruyter: Berlin/New York.

Tani, T. (2006) „Klinische Philosophie" und das Zwischen, In: R. Kühn u. K. H. Witte (Hg.), psycho–logik 1. Jahrbuch für Psychotherapie, Philosophie und Kultur, Alber: Freiburg/München.

Türcke, C. (2012) Hyperaktiv! Kritik der Aufmerksamkeitsdefizit Kultur. Verlag C. H. Beck: München.

Verdenius, W. J. (1972) Notes on the Proem of Hesiod's Theogony, in: Mnemosynse (25). A Journal of Classical Studies (1972).

Vetter, H., Nagl, L. (Hg.), (1988) Die Philosophen und Freud, Wiener Reihe, Oldenbourg: Wien/München.

Vetter, H. (1992) Heideggers Denken und die Psychotherapie, In.: Psychotherapie & Philosophie. Philosophie als Psychotherapie?, Junfermann Verlag: Paderborn.

Vogt, I. (1982) Alkoholismus, Industrialisierung und Klassenkonflikte. In: G. Völger u. K. Welck (Hg.). Rausch und Realität. Drogen im Kulturvergleich. Band 1. Rowohlt Verlag: Reinbek bei Hamburg.

Volz, P. D. (1990) Nietzsche im Labyrinth seiner Krankheit. Eine medizinisch biographische Untersuchung, Königshausen & Neumann: Würzburg.

Vöhler, M., Linck, D. (Hg.) (2009) Grenzen der Katharsis in den modernen Künsten, Transformationen des aristotelischen Modells seit Bernays, Nietzsche und Freud, Verlag Walter de Gruyter: Berlin.

Waldenfels, B. (1992) Einführung in die Phänomenologie. Wilhelm Fink: München.

Wallner, F. (1996) Eine neue Ontologie für Psychotherapien, In: Pritz, A., Teufelhart, H. (Hg.), Psychotherapie – eine neue Wissenschaft vom Men-

schen, Springer Verlag: Wien/New York, 341–357.
Weber, M. (1920) Gesammelte Aufsätze zur Religionssoziologie I. Tübingen: J.C.B. Mohr. S. 1–206.
Weber, M. (1934) Die protestantische Ethik und der Geist des Kapitalismus. Tübingen: J.C.B. Mohr.
Wiesenhütter, E. (1979) Die Begegnung zwischen Philosophie und Tiefenpsychologie, Wissenschaftliche Buchgesellschaft: Darmstadt.
Wittgenstein, L. (1993) Werkausgabe, Bd. 1, Tractatus logico-philosophicus, Tagebücher 1914–1916, Philosophische Untersuchungen, Suhrkamp: Frankfurt am Main, 9. Auflage.
Welsch, W. (1993): Das Ästhetische. Eine Schlüsselkategorie unserer Zeit? In: Welsch, W. (Hg.): Die Aktualität des Ästhetischen, München.
Wolz, B. (2005) E-motion picture magic. A movie lover's guide to healing and Transformation. Centennial: Glenbridge Publishing Ltd.
Wolz, B. (2008) And the Oscar goes to … Sigmund Freud! http://www.springermedizin.at/fachbereiche-a-z/p-z/psychiatrie-undpsychotherapie/?full=835 (10.01.2010).
Wucherer-Huldenfeld, A. K. (1994) Zur Genealogie der Moral und der persönlichen Identität bei Freud, In: ders.: Ursprüngliche Erfahrung und personales Sein. Ausgewählte philosophische Studien I., Böhlau Verlag: Wien/Köln/Weimar.
Wucherer-Huldenfeld, A. K. (1994) Ursprüngliche Erfahrung und personales Sein. Ausgewählte philosophische Studien I. Anthropologie, Freud, Religionskritik. Böhlau Verlag: Wien/Köln/Weimar.
Wucherer-Huldenfeld, A. K. et al. (2001) Daseinsanalyse, Einführung in Theorie und Praxis, Österreichisches Daseinsanalytisches Institut: Wien, April 2001.
Wunderlich, W. (2007) Mythos Sirenen. Texte von Homer bis Dieter Wellershoff. Hrsg. v. W. Wunderlich. Reclam Verlag: Stuttgart.
Xenophanes (DK 21 B16) u. (DK 21 B15) in der Übersetzung von Diels und Kranz. In: Die Vorsokratiker I, Griechisch/Deutsch. Reclam Verlag: Stuttgart 1991.
Zimmermann, S., (2014) Liebesfilme in der Cinematherapie. Reflexionen über Liebe und Liebeserfahrungen nach der Darbietung von Liebesfilmen. Unveröffentlichte Bachelorarbeit am Department für Psychologie der Sigmund Freud Privat Universität Wien.

Zirfas, J. (2015) Grenzen und Tragweite der ästhetischen Erfahrung. Perspektiven für Psychoanalyse und Psychotherapie, In: Gödde, G. et al. (Hg.), Ästhetik der Behandlung. Beziehungs-, Gestaltungs- und Lebenskunst im psychotherapeutischen Prozeß, Psychosozial-Verlag: Gießen.

Žižek, S. (1991) Liebe Dein Symptom wie Dich selbst! Jacques Lacans Psychoanalyse und die Medien. Merve Verlag: Berlin.

Zur, O. (2005): Cinema therapy: Harnessing the power of movies for therapeutic gain, http://www.zurinstitute.com/cinematherapy_clinicalupdate.html (10.01.2010).

Zweig, S. (1925) Der Kampf mit dem Dämon. Hölderlin. Kleist. Nietzsche, Fischer Taschenbuch Verlag: Frankfurt am Main 2009, 2. Auflage.

Bildstrecke: Le mystère des roches de kador, Léonce Perret, 1912

(Quelle: *Le mystère des roches de kador* live @ stadtkino Basel.mov http://www.youtube.com/watch?v=SYLjxp5CAPk)

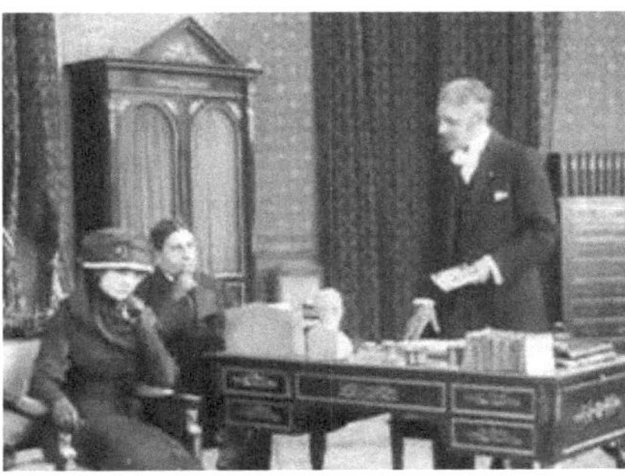

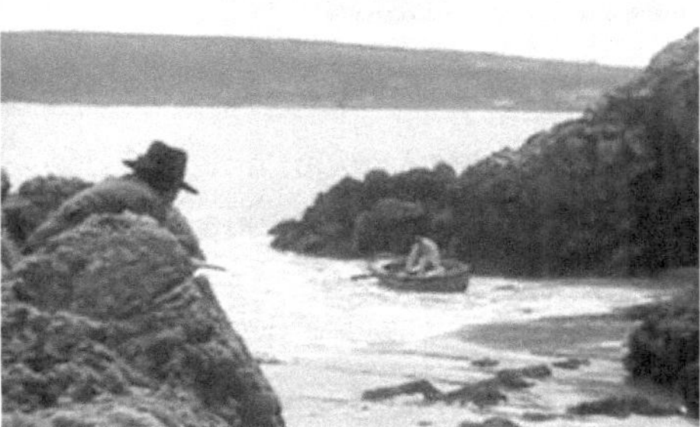

Bild links: Testamentsverkündung: Die minderjährige Suzanne de Lormel erbt das Vermögen ihres verstorbenen Onkels. Dessen Vetter Ferdinand de Kéranic wird bis zu Suzannes Volljährigkeit als ihr Vormund und Vermögensverwalter eingesetzt. Aus Geldnot beschließt er zunächst, Suzanne zu heiraten, doch sie lehnt das ab. Nach diesem misslungenen Versuch plant de Kéranic ein Attentat.

Bild rechts: Suzanne ist zum Zeitpunkt der Testamentsverkündung glücklich in Kapitän Jean d'Erquy verliebt (Mann im Boot). Ihr Vetter bittet ihn in einem gefälschten Brief, der mit Suzannes Namen gezeichnet ist, zu einem Rendezvous bei den Kador-Felsen. Er lauert dem Kapitän auf und schießt auf ihn. Auch Suzanne wird durch einen Trick zum Strand gelockt und fällt durch K. o.-Tropfen, die ihr zuvor verabreicht wurden, in Ohnmacht.

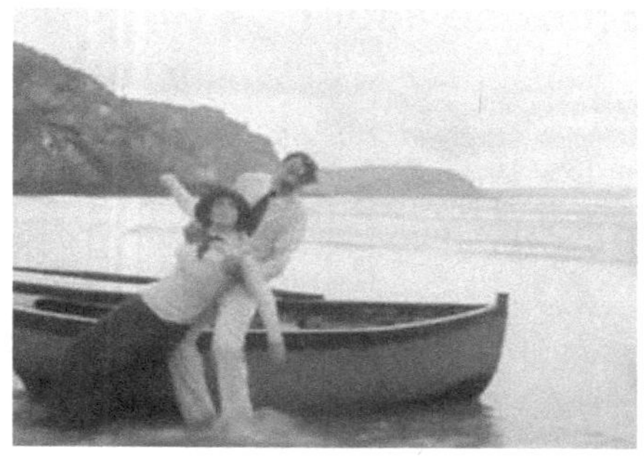

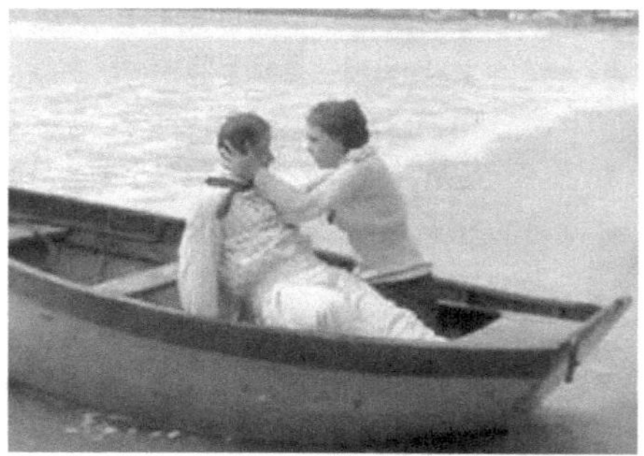

Bild links: Der Kapitän überlebt das Attentat, er kommt verwundet zu sich. Nun findet er die bewusstlos am Strand liegende Suzanne. Mit letzter Kraft schleppt er sie ins Boot und will Hilfe holen. Erschöpft bricht er schließlich zusammen und wird ohnmächtig.
Bild rechts: Einige Zeit später kommt Suzanne zu sich und sieht, dass ihr Geliebter verwundet ist und blutet. Vermutlich glaubt sie, er wäre tot. Schockiert fällt Suzanne erneut in Ohnmacht. Wenig später werden beide gefunden und ins Krankenhaus gebracht.

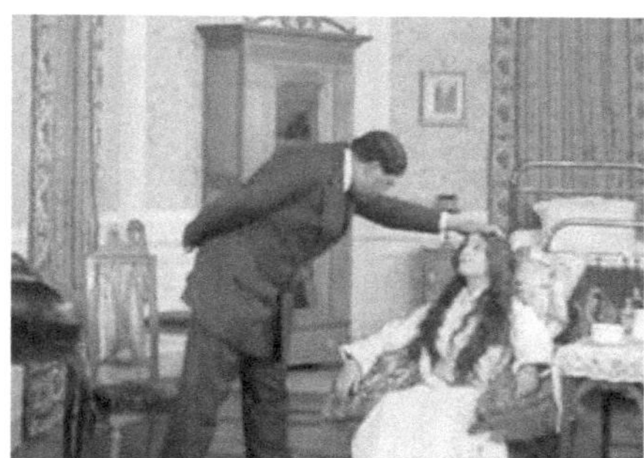

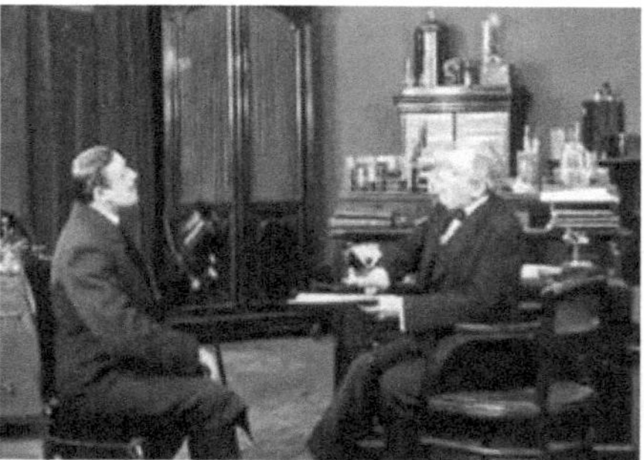

Bild links: Seit diesem Trauma ist Suzanne in einen Stupor verfallen und der Vetter scheint am Ziel, denn im Testament heißt es, dass das Vermögen im Falle des Todes oder einer schweren Erkrankung Suzannes im Besitz des Vetters bleibt.
Bild rechts: Der genesene Geliebte, Kapitän Jean d'Erquy, kann und will Suzanne nicht vergessen. Er sucht einen Pionier der Kinotherapie auf und erzählt ihm die ganze Geschichte. Dieser zeigt dem Kapitän ein Paper, über das er unlängst referiert hat. Wir lesen: „Mitteilungen der ‚Medizinischen Gesellschaft' in Paris über die Erfahrungen, die Professor Williams mit der

Anwendung der Kinematographie auf Gemütskranke gemacht hat. Diese wunderbare Erfindung, bisher von einer geringen Anzahl von Ärzten angewandt, wird sich bald einen führenden Platz in der Medizin erwerben."

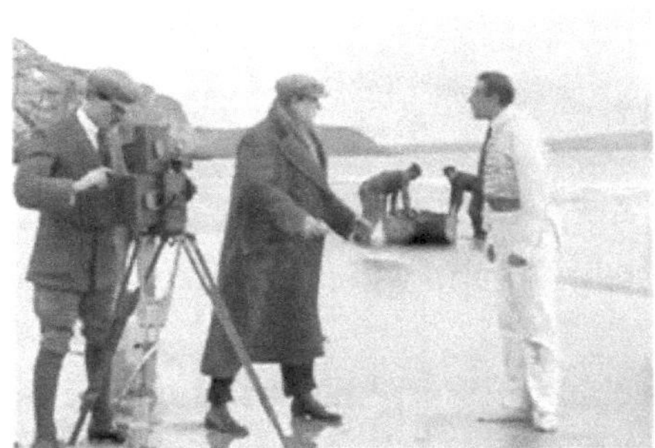

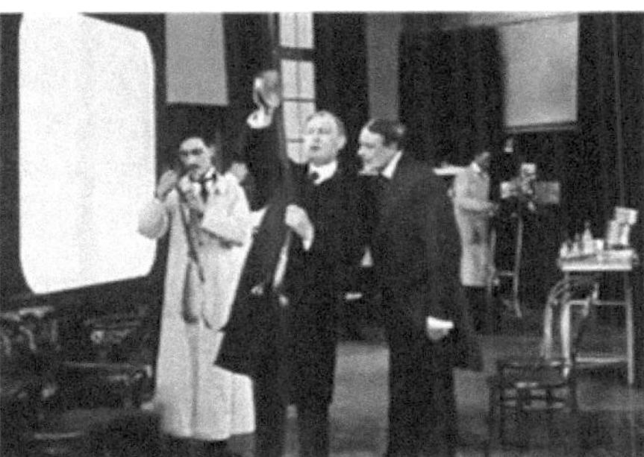

Bild links: Gemäß der Idee, den Film als „Weckamin" einzusetzen, wird die erste filmtherapeutische Medikation entwickelt. Am Strand bei den Kador-Felsen wird nachgestellt und gefilmt, was passiert ist.
Bild rechts: Der Film ist gelungen und enthält die Szenen, die sich vor dem schrecklichen Moment, der Suzanne traumatisiert hat, abgespielt hatten. Der Anblick des Schrecklichen lässt Menschen erstarren, das wissen wir seit dem Mythos der Medusa.

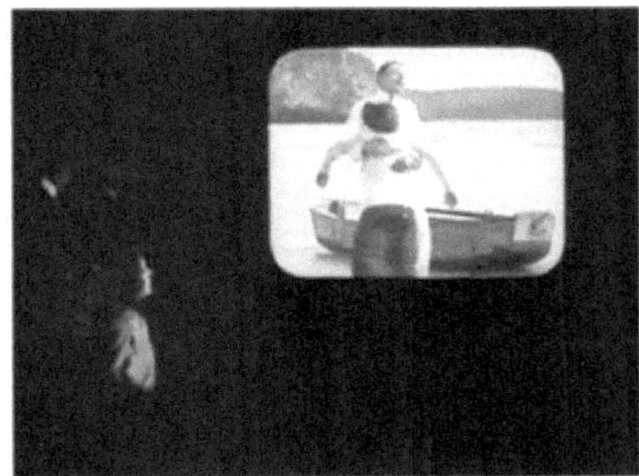

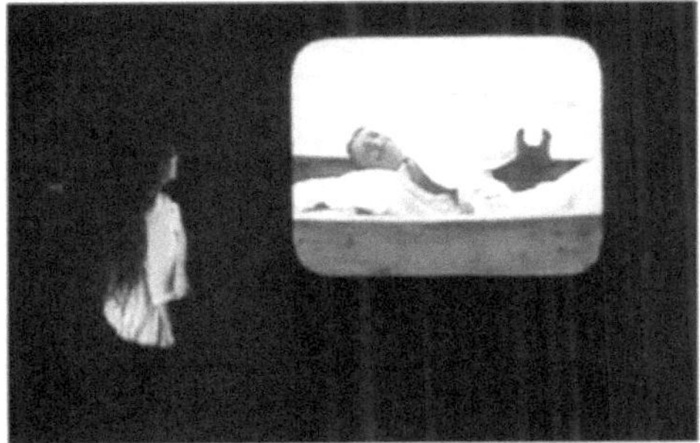

Bild links: Der erstarrten Suzanne wird nun gezeigt, was ihr aufgrund der K.-o.-Tropfen und ihrer Bewusstlosigkeit entgangen ist.
Bild rechts: Reiz und Rührung der erlebten und nacherzählten Geschichte berühren und bewegen die Traumatisierte.

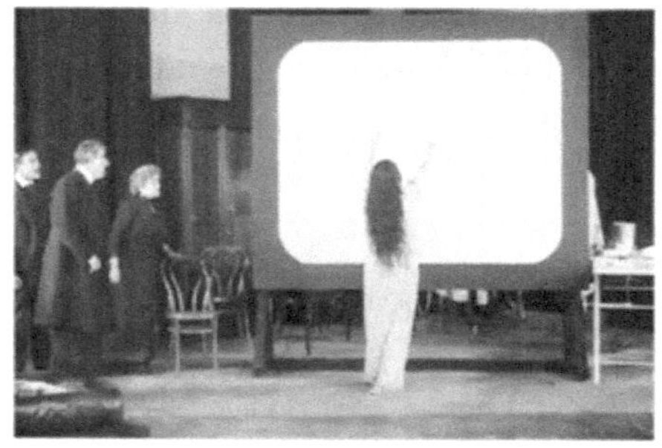
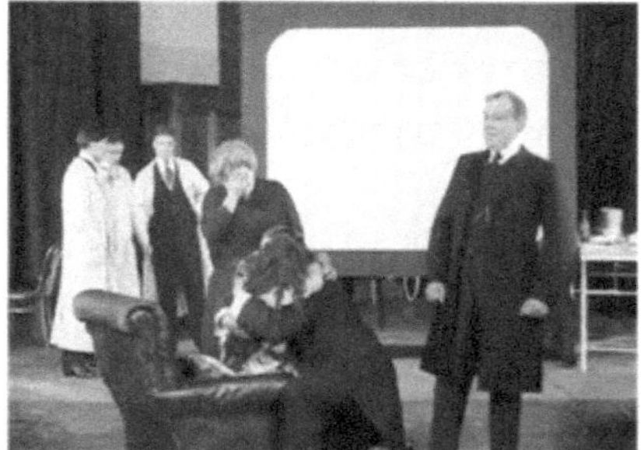

Bild links: Das Licht geht an. Suzanne steht auf und will nach ihrem Geliebten greifen.
Bild rechts: Die Liebenden umarmen sich. Professor Williams ist ob der gelungenen therapeutischen Intervention ungemein stolz. Oberschwester Hildegard ist vom Happy End der Geschichte zutiefst zu Tränen gerührt. Der Film: ein Medikament.